U0134232

"十四五"时期国家重点出版物出版专项规划项目

崩漏

中医常见及重大疑难病证专辑文献研究丛书

丛书总主编　王春艳　贾　杨

丛书总主审　张如青

主　编　王春艳　陈　静

主　审　胡国华　黄素英

上海科学技术出版社

图书在版编目（ＣＩＰ）数据

崩漏 / 王春艳，陈静主编. -- 上海 ：上海科学技
术出版社，2023.1
　（中医常见及重大疑难病证专辑文献研究丛书 / 王
春艳，贾杨总主编）
　ISBN 978-7-5478-6011-3

　Ⅰ．①崩…　Ⅱ．①王…　②陈…　Ⅲ．①崩漏—研究
Ⅳ．①R271.12

　中国版本图书馆CIP数据核字(2022)第221140号

本套丛书由上海市进一步加快中医药事业发展三年行动计划(2018—
2020)项目"中医常见病证专辑文献研究"[项目编号：ZY(2018—2020)-
CCCX-3001]资助出版。

崩漏

主编　王春艳　陈　静

上海世纪出版(集团)有限公司
上海科学技术出版社　出版、发行
(上海市闵行区号景路 159 弄 A 座 9F - 10F)
邮政编码 201101　　www.sstp.cn
山东韵杰文化科技有限公司印刷
开本 787×1092　1/16　印张 14
字数 210 千字
2023 年 1 月第 1 版　2023 年 1 月第 1 次印刷
ISBN 978 - 7 - 5478 - 6011 - 3/R · 2667
定价：99.00 元

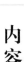

本书为"中医常见及重大疑难病证专辑文献研究丛书"中的一种,围绕崩漏历代经典古籍文献展开论述。崩漏,是指妇人非月经期阴道大量出血,或下血淋漓不断者。本书包括上、下两篇,上篇为崩漏历代文献精粹,包括经典医论、特色方剂、外治法、药膳疗法;下篇为崩漏历代名家经验,包括近现代名医医论医话、历代医案。本书旨在从古籍文献中挖掘整理、系统分析历代医家诊治崩漏的学术和实践精华,从古籍文献中寻找理论根基和临床实践的源泉。

本书可供中医临床工作者、中医文献研究者、中医院校师生及中医爱好者参考阅读。

内
容
提
要

中医药发展已上升为国家战略，《中华人民共和国中医药法》规定："国家采取措施支持对中医药古籍、著名中医药专家的学术思想和诊疗经验以及民间中医药技术方法的整理、研究和利用。"《中医药事业中长期发展规划(2016—2030)》明确："实施中医药传承工程，全面系统继承历代各家学术理论、流派及学说，全面系统继承当代名老中医药专家学术思想和临床诊疗经验，总结中医优势病种临床基本诊疗规律。"《中共中央 国务院关于促进中医药传承创新发展的意见》指出："挖掘和传承中医药宝库中的精华精髓。加强典籍研究利用，编撰中华医藏，制定中医药典籍、技术和方药名录，建立国家中医药古籍和传统知识数字图书馆。"习近平总书记多次提到要"深入发掘中医药宝库中的精华"，而中医药古籍文献正是这一宝库的真实载体和精华所在。

尤其《中医药"十四五"发展规划》还明确："开展国家中医优势专科建设，以满足重大疑难疾病防治临床需求为导向，做优做强骨伤、肛肠、儿科、皮肤科、妇科、针灸、推拿及脾胃病、心脑血管病、肾病、肿瘤、周围血管病等中医优势专科专病，巩固扩大优势，带动特色发展。制定完善并推广实施一批中医优势病种诊疗方案和临床路径，逐步提高重大疑难疾病诊疗能力和疗效水平。"可见系统开展历代医家诊治各类疑难杂病、常见病的学术思想、临床经验、流派特色的挖掘研究和转化应用已成行业共识，必将迎来一个研究高潮，其中文献研究更是理论策源的根基，不可缺少，至关重要，将中医古今文献的挖掘研究与当代临床实践紧密结合,也必将成为未来中医药事业发展的一条重要路径。

上海市中医文献馆自1956年建馆以来从未间断对历代名医名著的临床经验挖掘研究,本丛书是在既往工作经验基础上,立足于对当代临床常见病及重大疑难病证的古籍文献的系统性、综合性挖掘研究,实乃创新之举。其目标是对历代名家关于当代临床多发病及重大疑难病证的古籍文献进行全方位、系统性归类整理和分析研究。

本丛书从整理挖掘历代中医药文献(包括从中医书籍、期刊、讲义、未刊抄本等)入手,对历代医家的医论医话、经典发微、医史研究、典型医案、临床经验等进行挖掘,对其中的学术观点、有效方剂、用药特色、辨证思维、加减化裁、特色技术、适宜技术等加以挖掘汇聚、分类整理和比较研究。各分册内容大体包括疾病概述、专病病因病机、专病辨证论治、专病特色方药、专病其他特色疗法(针法、灸法、外治法、推拿按摩、民间偏验方、食疗养生方、治未病与康复),以及专病历代名家经验(包括历代名医医论医话、历代名医经典医案)。各分册根据各自特点或增加个性化章节2~3章。

本丛书包括《喘证》《臌胀》《肿瘤》《崩漏》《胎漏胎动不安》《绝经前后诸证》《不寐》《腰痛》《胁肋痛》《青盲》《丹毒》《口疮》《湿疹》《瘾疹》《小儿疳证》《小儿惊风》等内外妇儿伤等各科疾病的16个分册,在当代中医药常见病及重大疑难病证文献研究方面具有代表性,总计300余万字,丛书及各分册主审均为相关领域的文献研究专家与临床专家,有效确保了本丛书的编撰质量。

本丛书承续上海市中医文献馆在建馆之初组织编写的《中医专病专辑》丛书及其在全国产生广泛影响的历史经验,创新编写体例,突出名医—名流—名著—名术—名方—特色方药的经验传承,突出特色诊疗技术和理论创新,与时俱进;利用现代检索等研究手段,聚焦于医家诊疗中具有特色优势的专病诊疗经验,从历代文献中挖掘整理、系统分析提炼临证精华。通过文献研究进行全方位、系统性归类整理和比较研究,从古籍文献中寻找理论根基和临床实践的源泉,力争做到古今文献深度融合、药物和非药物疗法结合、内服外用方药结合、繁简用方用药结合、名医医论医话与典型医案结合、原文和编者按有机结合、文献与临床研究相结合。

作为上海市中医药三年行动计划项目的重要成果,本丛书的研究编写始终坚持研究与传播相结合、项目建设与人才培养结合、馆内外专家结合。以成果为导向,目的是培养一批具有较高学术水平的中医临床文献研究人员和中医临床专家,突破文献馆研究资源的局限,将中医临床文献研究的主编和编委队伍向馆外优秀中医文献研究机构和各大临床机构的骨干专家拓展,通过团结合作有效提升项目的参与度,提高研究成果的质量。

文献是中医药宝库精华的重要传播载体,是挖掘宝库精华的根基所在和理论创新源泉。希望通过本丛书的出版,进一步深化与提升中医药临床文献研究的底蕴和价值,为构筑起一座沟通融合中医文献与临床之间的桥梁做出积极探索。

编　者
2022 年 8 月

一、本书所辑录文献资料截止到当代。

二、凡编者认为有一定学术价值，或言之有理而自成一家，对当代中医临证有参考价值的文献资料，均依原文，在每章节下按大致编写年代录入，其他有雷同者不赘录。

三、本书按经典医论、特色方剂、外治法、药膳疗法、近现代医家医论医话、历代医案进行分类编排整理。

四、部分所引用古籍内容，酌加编者按。

五、引用文献由于版本不同，难尽一致，故将主要引用书目附于书末，以备读者稽考。

六、本书所载犀角等中药材，根据国发〔1993〕、卫药发〔1993〕59号文，属于禁用之列，均以代用品代替，书中所述犀角等相关内容仅作为文献参考。

编写说明

上篇　崩漏历代文献精粹 ………… 001

第一章　经典医论 ………… 002
第一节　病名概述 ………… 002
第二节　病因病机 ………… 003
一、从虚论 ………… 003
二、从热论 ………… 005
三、从瘀论 ………… 005
四、综论 ………… 005
第三节　辨证论治 ………… 007

第二章　特色方剂 ………… 027
第一节　经典名方 ………… 027
第二节　单验方 ………… 041
第三节　当代名方 ………… 047
第四节　中成药 ………… 061

第三章　外治法 ………… 063
第一节　针灸 ………… 063
第二节　穴位敷贴 ………… 066

目
录

第三节　熏洗法 ……………………………………… 067

第四节　纳药法 ……………………………………… 068

第五节　推拿法 ……………………………………… 068

第四章　药膳疗法 …………………………… 070

下篇　崩漏历代名家经验 ……………… 075

第五章　近现代医家医论医话 ………… 076

一、陈韶舞 …………………………………………… 076

二、卓雨农 …………………………………………… 077

三、王鳌 ……………………………………………… 078

四、哈荔田 …………………………………………… 079

五、丁蔚然 …………………………………………… 081

六、罗元恺 …………………………………………… 082

七、孟铭三 …………………………………………… 085

八、丁光迪 …………………………………………… 085

九、庞泮池 …………………………………………… 089

十、何子淮 …………………………………………… 090

十一、班秀文 ………………………………………… 091

十二、张志远 ………………………………………… 092

十三、蔡小荪 ………………………………………… 093

第六章　历代医案 ……………………………… 095

第一节　古代医案 …………………………………… 095

一、张子和案 ………………………………………… 095

二、汪石山案 ………………………………………… 095

三、薛立斋案 ………………………………………… 095

四、陆肖愚案 ………………………………………… 097

五、孙文垣案 ……………………………… 098

六、裴兆期案 ……………………………… 098

七、王仲坚案 ……………………………… 099

八、程茂先案 ……………………………… 099

九、张飞畴案 ……………………………… 099

十、李用粹案 ……………………………… 100

十一、叶天士案 …………………………… 100

十二、薛雪案 ……………………………… 101

十三、徐灵胎案 …………………………… 102

十四、沈金鳌案 …………………………… 102

十五、魏玉璜案 …………………………… 102

十六、孔云湄案 …………………………… 103

十七、吴篪案 ……………………………… 104

十八、齐秉慧案 …………………………… 105

十九、何书田案 …………………………… 106

二十、王汝言案 …………………………… 106

二十一、江汝洁案 ………………………… 106

二十二、易思兰案 ………………………… 107

二十三、谢映庐案 ………………………… 108

二十四、蒋宝素案 ………………………… 109

二十五、戚云门案 ………………………… 110

二十六、王旭高案 ………………………… 110

二十七、费晋卿案 ………………………… 111

二十八、王士雄案 ………………………… 112

二十九、顾鬐六案 ………………………… 112

三十、王润园案 …………………………… 113

三十一、陈莲舫案 ………………………… 114

三十二、薛瘦吟案 ………………………… 115

三十三、柳谷孙案 ………………………… 116

三十四、张乃修案 ………………………… 117

三十五、方仁渊案 ………………………… 119

目
录

三十六、曹智涵案 ······ 121

三十七、沈尧封案 ······ 121

三十八、徐锦案 ······ 122

三十九、刘子维案 ······ 122

四十、陈廷儒案 ······ 122

四十一、孙采邻案 ······ 123

第二节 近现代医案 ······ 123

一、张锡纯案 ······ 123

二、丁甘仁案 ······ 124

三、蔡小香案 ······ 126

四、贺季衡案 ······ 126

五、巢渭芳案 ······ 129

六、范文虎案 ······ 129

七、金子久案 ······ 130

八、朱南山案 ······ 131

九、赵文魁案 ······ 131

十、张寿颐案 ······ 132

十一、周小农案 ······ 133

十二、恽铁樵案 ······ 135

十三、冉雪峰案 ······ 136

十四、叶熙春案 ······ 138

十五、王仲奇案 ······ 138

十六、施今墨案 ······ 141

十七、陈大年案 ······ 143

十八、汪逢春案 ······ 144

十九、温存厚案 ······ 145

二十、孔伯华案 ······ 145

二十一、蒲辅周案 ······ 147

二十二、蔡香苏案 ······ 150

二十三、岑观海案 ······ 151

二十四、张伯龙案 ······ 151

二十五、张汝伟案 152

二十六、钱伯煊案 153

二十七、王渭川案 155

二十八、丁叔度案 155

二十九、朱小南案 156

三十、秦伯未案 158

三十一、丁济万案 158

三十二、章次公案 159

三十三、韩百灵案 161

三十四、顾小痴案 162

三十五、刘云鹏案 163

三十六、刘奉五案 166

三十七、徐荣斋案 167

三十八、裘笑梅案 167

三十九、哈荔田案 168

四十、沈仲理案 169

四十一、吴国栋案 170

四十二、罗元恺案 172

四十三、祝谌予案 173

四十四、俞慎初案 173

四十五、李玉奇案 174

四十六、赵绍琴案 174

四十七、周鸣岐案 175

四十八、姚寓晨案 176

四十九、宋光济案 176

五十、何子淮案 178

五十一、班秀文案 180

五十二、朱南孙案 181

五十三、王子瑜案 183

五十四、何少山案 184

五十五、蔡小荪案 184

目
录

五十六、许润三案 ···································· 189

五十七、郑长松案 ···································· 191

五十八、柴松岩案 ···································· 194

五十九、彭景星案 ···································· 196

六十、黄绳武案 ······································ 197

参考书目 ···································· 200

崩 · 漏

崩漏历代文献精粹

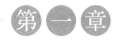

经 典 医 论

第一节 病 名 概 述

崩漏,是指妇人非月经期阴道大量出血,或下血淋漓不断者。前者称为"崩中""血崩",后者称为"漏下"。若经期延长达2周以上者,也属于崩漏范畴,称为"经崩"或"经漏"。《内经》有云:"阴虚阳搏谓之崩。"《诸病源候论》阐述谓:"非时而下,淋漓不断,谓之漏下;忽然暴下,谓之崩中,属经乱之甚也。"一般而言,起病急骤,出血量多,来势如山崩堤决者为崩;起病缓慢,出血量少,断续如屋中滴水者为漏。两者虽有缓急之分,但常可相互转化。久崩不止,气血耗伤,可以续延为漏;漏下不畅,病势骤进,亦可突变为崩。崩与漏虽有异,但崩为漏之甚,漏为崩之渐,两者常相转化,故概称崩漏。正如《济生方》所言:"崩漏之病,本乎证,轻者谓之漏下,甚者谓之崩中。"

先天肾气不足,少女肾气稚弱,围绝经期肾气渐衰;或早婚多产,房事不节,损伤肾气,若耗伤精血,则肾阴虚损,阴虚内热,热伏冲任,迫血妄行;或命门火衰,肾阳虚损,封藏失职,冲任不固,不能制约经血;或素体阳盛,或情志不遂,肝郁化火,或感受热邪,或过食辛辣助阳之品,火热内盛,热伤冲任,迫血妄行;或七情内伤,气滞血瘀,或感受寒热之邪,寒凝或热灼致瘀,瘀阻冲任,血不循经;或忧思过度,饮食劳倦,损伤脾气,中气下陷,冲任不固,血失统摄,均可致崩漏。其病理变化与年龄关系较为密切。

临证之时,需结合出血的量、色、质变化和全身证候辨明寒、热、虚、实为前提,根据病情的缓急轻重、出血的久暂,采用"急则治其标,缓则治其本"的原则,灵活运用塞流、澄源、复旧三法。明代方约之提出塞流、澄源、复旧治崩大法,至今仍为临床遵循。塞流即止血,暴崩之际,急当固气摄血,虚者补而止之,实者行而止之,热者清而止之,寒者温而止之。澄源即求因治本,谨守病机,正本清源,一般血止或血势稍缓后便需要辨证施治,崩漏由多种原因引起,针对引起崩漏的病因,采用清热凉血、补肾健脾、理气化瘀等法,使崩漏得到根本上的治疗。复旧即固本善后,崩漏血止之后,应理脾益肾,调整脏腑功能,以善其后,以恢复建立正常月经周期,多从调补肝脾肾三脏入手。治崩三法不可截然分割,塞流需澄源,澄源当固本。

第二节 病 因 病 机

一、从虚论

阴虚阳搏谓之崩。(《素问·阴阳别论》)

【按】该条文是对崩证的最早记载。王冰注释为"阴脉不足,阳脉盛搏,则内崩而血流下"。本条所述病机指出由于肾阴亏虚不能镇守胞络相火,相火偏盛,损伤血络,可暴崩下血。

漏下者,由劳伤血气,冲任之脉虚损故也。冲脉、任脉为十二经脉之海,皆起于胞内,而手太阳小肠之经也,手少阴心之经也,此二经主上为乳汁,下为月水。妇人经脉调适,则月下以时。若劳伤者,以冲任之气虚损不能制其经脉,故血非时而下,淋漓不断,谓之漏下也。(《诸病源候论·漏下候》)

冲任之脉虚损,不能约制其经血,故血非时而下,淋沥成漏也。五脏皆禀血气,虚则淋沥成漏,五脏伤损。五脏之色,随脏不同。若五脏皆虚损者,则漏,五色随血而下。(《诸病源候论·漏五色俱下候》)

崩中者,脏腑伤损,冲脉、任脉血气俱虚故也。冲任之脉为经脉之海,血气之行,外循经络,内荣脏腑。若无伤则脏腑平和而气调适,经下以时;若劳动过度,致脏腑俱伤,而冲任之气虚,不能约制其经血,故忽然暴下,谓之崩中。(《诸病源候论·崩中候》)

夫妇人崩中者,由脏腑伤损冲任二脉……冲任之气虚,不能约制其经血,故忽然而下,谓之崩中暴下。治宜大补气血之药,举养脾胃,微加镇坠心火之药,治其心,补阴泻阳,经自止矣。(《丹溪心法·崩漏八十九》)

妇人经行,多则六七日,少则四五日,血海自净。若迟至半月或一月尚淋漓不止,非冲任内虚,气不能摄血,即风冷外感,使血滞经络,故点滴不已,久则成经漏,为虚劳、血淋等症。若经行合房,以致血漏,尤为难治。

陈文昭补按:经行淋漓不止,大率劳伤冲任,以致气虚不能摄血者,十之七八。若外邪客于胞门,血滞血海,虽不甚多,渗入阴窍,淋漓有延至半月或一月者。然由风冷外邪者,必腹痛,此易辨也。至于经行合房,年少男、妇每患此,内则败血不出,外则积精相射,混于胞门,流入血海,使败精瘀血相搏,阴络既伤,遂成经漏,久而不已,变为虚劳。(《陈素庵妇科补解·调经门》)

女子未及二七天癸之期,而男子强与之合,或于月事适来未断之时,而男子纵欲不已,冲任内伤,血海不固,由斯二者,为崩为漏。妇人崩中之病,皆中气虚不能收敛其血,加以积热在里,迫血妄行,故令经血暴下而成崩,崩久不止,遂成下漏。(《万氏女科》卷之一)

夫妇人月水不断,或崩中不止者,由损伤经血,冲任脉虚故也。冲任之脉,为经脉之海,手太阳小肠之经也,手少阴心之经也,此二经为表里,主下为月水,若无损伤,则阴阳和平,而气血调通,经下依时。若劳动太过,多致脏腑俱伤,而冲任之气虚,不能约制其经血,故令月水不断,或忽然暴下,谓之崩中。凡月水不止,而合阴阳,则冷气上入于脏,则令人身体面目萎黄,亦令绝子不产也。若诊其寸口,脉微迟,尺脉微弦。寸口脉微迟为寒在上焦,两尺脉微弦,即小腹引腰脊痛者,血必下也。(《宋氏女科撮要·经漏血崩门》)

大凡女子,自天癸既通而后,气血调和,则经水如期不先不后,自无崩漏之患。若劳动过极,以致脏腑亏伤,而冲任二脉亦虚,不能约束其经血,使之如期而下。故或积久,或不须积久,忽然暴下,若山之崩,如器之漏,故曰崩漏。究其原,则有六大端:一由火热,二由虚寒,三由劳伤,四由气陷,五由血瘀,六由虚弱。(《妇科玉尺》卷五)

陈自明曰:妇人崩中,由脏腑伤损,冲任血气俱虚故也。冲任为经脉之海,血气之行,外循经络,内荣脏腑,若无伤损,则阴阳和平,而气血调适。若劳动过多,致脏腑俱虚,而冲任之气亦虚,不能约制其经血,故忽然暴下,或由阴阳相搏,为热所乘,攻伤冲任,血得热则流散,甚者至于昏闷,其脉数疾小为顺,洪大为逆。大法当调补脾胃为主。(《退思庐医书四种·女科精华》)

崩漏之疾,本乎一证,轻者谓之漏下,甚者谓之崩中。且平居妇人,经脉调适,冲任二脉,互相滋养,阴阳二气,不相偏胜,则月事以时下。倘若将理失宜,喜怒不节,疲极过度,大伤于肝,盖肝为血之府库,喜怒劳役,一或伤之,肝不能藏血于宫,宫不能传血于海,所以崩中漏下。漏下者,淋沥不断是也。崩中者,忽然暴下,乃漏证之甚者。其状或如豚肝,或成五色,与血俱下,又或如泔涕,如烂瓜汁,又或如豆羹汁,如蓝靛色,至有黑如干血相杂,亦有纯下瘀血者。此皆冲任虚损,喜怒劳役之过,致伤于肝而然也。久久不止,面黄肌瘦,虚烦口干,脐腹冷痛,吐逆不食,四肢虚困,甚则为胀为肿。诊其脉,寸口脉弦而大,弦则为减,大则为芤,减则为寒,芤则为虚,寒虚相搏,其脉为革,主半产漏下。又尺寸脉虚者漏血,漏血脉浮者不可治。(《重订严氏济生方·妇人门》)

二、从热论

若经候过多,遂至崩漏,色明如水下,得温则烦,甚者至于昏闷……此由阴阳搏,为热所乘,攻伤冲任,血得热则流散,譬如天暑地热,则经水沸溢,阳伤于阴,令人下血,当补其阴。(《妇人大全良方》卷一)

因脾胃虚损,不能摄血归源,或因肝经有火,血得热而下行,或因肝经有风,血得风而妄行,或因怒动肝火,血热而沸腾,或因脾经郁结,血伤而不归经,或因悲哀太过,胞络伤而下崩。(《女科撮要·经漏不止》)

三、从瘀论

妇人宿有癥病,经断未及三月,而得漏下不止……所以血不止者,其癥不去故也。(《金匮要略·妇人妊娠病脉证并治》)

【按】本段论述瘀血所致的崩漏。妇人素有癥病,瘀血阻滞胞宫,瘀则经血离经,导致漏下不止,治疗应首先治癥病。这也是有关漏下的最早记载。

《养生方》云:夫妇自共净讼,讼意未和平,强从,子脏闭塞,留结为病,遂成漏下,黄白如膏。(《诸病源候论·漏下五色俱下候》)

四、综论

血崩不是轻病,况产后有此,是谓重伤。恐不止,咸酸不节,而能致之多。因惊忧恚怒,脏气不平,或产后服断血药早,致恶血不消,郁满作坚,亦成崩中。(《妇人大全良方》卷二十)

经漏不止有三论:妇人脾胃虚损,致命门脉沉细而数疾,或沉弦而洪大有力,寸关脉亦然。皆由脾胃有亏,下陷于肾,与相火相合,湿热相搏,经漏不止,其色紫黑,如夏月腐肉之臭。中有白带者,脉必弦细,寒作于中;中有赤带者,其脉洪数疾,热明矣,必腰痛,或脐下痛。临经欲行,先见寒热往来,两胁急缩,兼脾胃证出见,或四肢困热,心烦不得眠卧,心下急,宜大补脾胃而升举血气,可一服而愈。或人故贵脱势,人事疏少,或先富后贫,心气不足,其火大炽,旺于血脉之中,又致脾胃饮食失节,火乘其中,形质肌肉容颜似不病者,此心病者不行于诊,故脾胃饮食不调,其证显矣,而经水不时而下,或适来适断,暴下不止,治当先说恶死之言劝谕,令拒死而心不动,以大补气血之药举养脾胃,微加镇坠心火之药治其心,补阴泻阳,经自止矣。《痿论》云:悲哀大甚,则胞络绝也,阳气内动,发则心下崩数溲血也。故《本病》曰:大经空虚,发则肌痹,传为脉痿,此之谓也。(《兰室秘藏》卷中)

崩漏不止,经乱之甚者也。盖乱则或前或后,漏则不时妄行。由漏而淋,由淋而崩,总因血病,而但以其微甚耳。《阴阳别论》曰:阴虚阳搏谓之崩。《百病始生篇》曰:阳络伤则血外溢,阴络伤则血内溢。故凡阳搏必属阴虚,络伤必致血溢。知斯二者,而崩淋之义及治疗之法,思过半矣。惟是阴虚之说,则但伤营气,无匪阴虚,而五脏之阴,皆能受病,故神伤则血无所主,病在心也;气伤则血无所从,病在肺也;意伤则不能统血、摄血,病在脾也;魂伤则不能蓄血、藏血,病在肝也;志伤则不能固闭真阴,病在肾也。所以五脏皆有阴虚,五脏皆有阳搏。故病阴虚者,单以脏气受伤,血因之而失守也。病阳搏者,兼以火居阴分,血得热而妄行也。(《景岳全书·妇人规》)

崩漏有虚又有热,热则流通虚溜泄;凡非时血行,淋漓不已,谓之漏下,忽然暴下,若山崩然,谓之崩中。有五色以应五脏。(《医学入门·妇人门》)

妇人经行之后,淋漓不止,名曰经漏。经血忽然大下不止,名为经崩。若其色紫黑成块,腹胁胀痛者,属热瘀;若日久不止及去血过多而无块痛者,多系损伤任冲二经所致。更有忧思伤脾,脾虚不能摄血者,有中气下陷,不能固血者;有暴怒伤肝,肝不藏血而血妄行者。临证之时,须详审其因,而细细辨之。(《医宗金鉴·妇科心法要诀》)

秦天一曰:崩如山冢卒崩,言其血之横决莫制也。漏如漏卮难塞,言其血之漫无关防也。《经》云:阴在内,阳之守也。气得之以和,神得之以安,毛发得之以润,经脉得之以行。身形之中,不可斯须离也。去血过多,则诸症丛生矣。原其致病之由,有因冲任不能摄血者,有因肝不藏血者,有因脾不统血者,有因热在下焦迫血妄行者,有因元气大虚不能收敛其血者,又有瘀血内阻,新血不能归经而下者。医者依此类推,于崩漏治法,思半矣。徐洄溪曰:崩漏必用补血大剂,而兼黑色之药,大概轻剂不能中病。(《退思庐医书四种·女科精华》)

第三节　辨 证 论 治

寸口脉弦而大,弦则为减,大则为芤,减则为寒,芤则为虚,寒虚相搏,此名曰革,妇人则半产漏下。

问曰:妇人年五十所,病下利,数十日不止,暮即发热,少腹里急,胀满,手掌烦热,唇口干燥,何也?师曰:此病属带下。何以故?曾经半产,瘀血在少腹不去。何以知之?其证唇口干燥,故知之。当以温经汤主之。(《金匮要略·妇人杂病脉证并治》)

问曰:五崩何等类?师曰:白崩者形如涕,赤崩者形如绛津,黄崩者形如烂瓜,青崩者形如蓝色,黑崩者形如衃血也。诊妇人漏血下赤白,日下血数升,脉急疾者死,迟者生。诊妇人漏下赤白不止,脉小虚滑者生,大紧实数者死。(《脉经》卷九)

又尺寸脉虚者,漏血,漏血脉浮,不可治也。(《诸病源候论·漏下候》)

诊其尺脉,急而弦大者,风邪入少阴,女子漏下赤白。又漏下赤白不止,脉小虚滑者生,脉大紧实数者死也。又漏血下赤白,日下血数斗,脉急疾者死,迟者生。(《诸病源候论·漏下五色俱下候》)

救急疗崩中下血数斗,气欲绝方。伏龙肝五升,人参一两,麝香二两,生姜四两。上四味切,以水一大斗,煮取二升,下药煎取一升半,更别研伏龙肝一鸡子许并香,纳汤中搅令调,分服。(《外台秘要》卷三十四)

【按】人参大补元气,摄血固脱。伏龙肝温中止血,麝香活血散结,生姜温中散寒。可治虚寒所致崩中。

夫产伤于经血,其后虚损未复,因劳役损动,而血暴崩下,遂淋沥不断,故谓之崩中。凡崩中,若小腹急满,为内有瘀血,不可断之,断终不能差,而加小腹胀满,为难治;若无瘀血,则可断也。(《太平圣惠方》卷七十九)

治崩中下血方。黄芩为细末,每服一钱,烧秤锤淬酒调下。崩中多是用

止血药、补血药,此治阳乘阴,前所谓天暑地热,经水沸溢者。(《普济本事方·妇人诸疾》)

【按】许叔微之前,治疗崩中下血多用收敛止血药。而许氏认为阴虚阳盛,血海蕴热也可致崩中下血,故用黄芩清热凉血,为后世治疗血热崩漏提供了理论依据。

第四十二问:阴崩阳崩,何以别之?答曰:夫血气之行,外行经络,内荣脏腑,皆冲任二脉之所主也。倘若劳伤过度,致腑脏俱伤,冲任经虚,不能约制其血,故忽然暴下,为之崩下。《经》云:三焦绝经,名曰血崩,受热而赤者,谓之阳崩。受冷而白者,谓之阴崩。其白者形如涕,赤者形如绛,黄者形如烂瓜,青者形如蓝色,黑者形如衃血,是谓五崩也。(《女科百问》卷上)

论曰:夫妇人崩中漏下者,由劳伤血气,冲任之脉虚损故也。冲脉、任脉为经脉之海,皆起于胞内。而手太阳小肠之经也,手少阴心之经也,此二经上为乳汁,下为月水。妇人经脉调适,则月水依时。若劳伤冲任,气虚不能制其经脉,血非时而下,淋沥而不断,谓之漏下也。

致五脏伤损,五脏之色,随脏不同。若五脏皆虚损者,则其色随血下。诊其脉,寸口弦而大,弦则为脏,大则为芤,脏则为寒,芤则为虚,虚寒相搏,其脉为牢,妇人即半产而漏下。又云:尺脉急而弦大,风邪入少阴之经,女子漏白下赤。又漏下赤白不止,脉小虚滑者生,脉大紧实数者死也。又漏血下赤白,日下血数斗,脉急疾者死,迟者生也。又云:尺寸脉虚者漏血。漏血脉浮,不可治也。

若经候过多,其色瘀黑,甚者崩下,吸吸少气,脐腹冷极则汗出如雨,尺脉微小。由冲任虚衰,为风冷客乘胞中,气不能固,可灸关元百壮。(《妇人大全良方·崩中漏下生死脉方论》)

妇人血崩而心痛甚,名曰杀血心痛,由心脾血虚也。若小产去血过多而心痛,甚者亦然。用乌贼骨炒为末,醋汤调下,妙。失笑散亦妙。

论曰:夫妇人崩中者,由脏腑伤损冲脉、任脉,血气俱虚故也。冲任之脉为经脉之海,血气之行,外循经络,内荣脏腑。若无伤损,则阴阳和平而气血调适,经下依时。若劳动过多,致脏腑俱伤,而冲任之气虚,不能约制其经血,故忽然暴下,谓之崩中暴下。诊其寸口脉微迟,尺脉微弦。寸口微迟,为寒在上焦,但吐尔。今尺脉微弦,如此即小腹痛,引腰脊痛者,必下血也。

若经候过多，遂至崩漏，色明如水下，得温则烦，甚者至于昏闷。其脉数疾小为顺，大甚者逆。此由阴阳搏，为热所乘，攻伤冲任。血得热则流散，譬如天暑地热，则经水沸溢，阳伤于阴，令人下血，当补其阴，宜服小蓟汤、阿茹陁丸。

张声道云：大率治血崩先用此。譬如治病，有积不先去之，徒服断下药，一时暂止，久则毒气愈深，甚至危殆。血崩乃经脉错乱，不循故道，淖溢妄行，一二日不止，便有结瘀之血，凝成窠臼；更以药涩住，转见增剧。宜先以五积散加醋煎，投一二服。次服灵脂散及顺气药，去故生新，自能平治，此切当之说。（《妇人大全良方·崩暴下血不止方论》）

东垣治法，洵不容易。但学者尤当寻思急则治标，用白芷汤调百草霜末，甚者用棕灰，后用四物加炒干姜调理。因劳用参芪带升补药，因寒用干姜，因热用黄芩。崩过多，先用五灵脂末一服。当分寒热，盖五灵脂能行能止，紫色成块者热也，四物加黄连之类。（《丹溪心法·崩漏》）

治疗之法：脾胃虚弱者，六君子汤加当归、川芎、柴胡；脾胃虚陷者，补中益气汤加酒炒芍药、山栀；肝经血热者，四物汤加柴胡、山栀、苓、术；肝经怒火者，小柴胡汤加山栀、芍药、丹皮；脾经郁火者，归脾汤加山栀、柴胡、丹皮；哀伤胞络者，四君子汤加柴胡、升麻、山栀。故东垣、丹溪诸先生云：凡下血症，须用四君子以收功。斯言有旨哉！若大吐血后，毋以脉诊，当急用独参汤救之。其发热潮热，咳嗽脉数，乃是元气虚弱，假热之脉也，尤当用人参之类。此等症候，无不由脾胃先损而患，故脉洪大，察其中有胃气，受补可救。设用寒凉之药，复伤脾胃生气，使血反不归源也。（《女科撮要·经漏不止》）

崩漏最为大病。年少之人，火炽血热，房事过多，经行交感，俱致斯疾。大都凉血固涩，升气益荣，而可愈也。中年以上人，及高年寡妇，多是忧虑过度，气血俱虚。此为难治，必须大补气血，养脾升胃固血，庶保十之三。若不早治，正如坯厦之难支也。盖血崩症有因虚，有因热。虚则下陷，热则流溢，视其缓急标本治之。缓用四物加条芩、附子，急用神效丸。有因血脏虚冷，宜四物加黄芩、阿胶、参、芪。东垣谓崩带下久，有属于寒，不可一论。（《古今医统大全·妇科心镜》）

经行后，已止五六日，忽然暴崩，此感风冷，余经留滞血海，故止而复来。

治法祛客寒，温经血，不可用涩药。

陈文昭补按：血崩，势甚危险。体弱者，必有头眩、目暗、冷汗、四肢厥逆。然经行已止五六日，忽然暴崩，此必前经行之时，为风冷所乘，余血阻滞血海，故令暴下。治法大补血气，加一二涩药以止之，再用一二辛温之药以散内寒，则补者自补，行者自行，虽体质素弱之人不至危殆。

妇人血崩，当辨虚实。实者清热凉血，兼补血药；虚者升阳补阴，兼凉血药。

陈文昭补按：血崩者，如山之崩，其势暴下而不止也。崩与漏不同，崩势急，漏势缓；崩则成块，漏者点滴；崩在一时，漏或延久。同一血崩症，有属虚寒者，有属实热者，有因怒动肝火而崩者，有因劳役过度而崩者，有阳虚下陷不能摄血而崩者，有瘀血久留胞门而忽然崩者，有湿热相乘者，有风热相搏者，有痰涎壅塞而卒然暴崩者，有大小新产后忽然崩下者，有合房太久后致伤胞络而崩者，有七七之后中年老妇忽然崩下者，当审其因而治之。

血崩症，虽有内伤、外感，总以《内经》"阴虚阳搏"为主，而更究其受病之因，因内伤者十之七八，因外感者十之二三，兼内伤外感者十之四五。《经》文所谓"阴者，尺脉也；阳者，寸脉也"。所谓阴虚者，肾水衰也；阳搏者，心火亢也。水亏火旺，水不能制火，心火独亢，迫血下行，而致暴崩。然有寒热之分，有阴阳之别，有心肝脾肺四脏之异，有外感风热寒湿之殊，有瘀血、痰积、房劳之不同，有老少、强弱、肥人、瘦人之迥别。

经水淋漓不止方论：妇人经行，多则六七日，少则四五日，血海自净。若迟至半月或一月，尚淋漓不止，非冲任内虚，气不能摄血，即风冷外感，使血滞经络，故点滴不已，久则成经漏，为虚劳、血淋等症。若经行合房，以致血漏，尤为难治。宜服棕蒲散（棕榈皮、蒲黄二味为君）。棕榈散：棕蒲二味俱炒黑存性，各二钱，归身酒炒，白芍炒，川芎，生地黄，丹皮，秦艽，泽兰，杜仲。补按：经行淋漓不止，大率劳伤冲任，以致气虚不能摄血者，十之七八。若外邪客于胞门，血滞血海，虽不甚多，渗入阴窍，淋漓有延至半月或一月者。然由风冷外邪者，必腹痛，此易辨也。至于经行合房，年少男、妇每患此，内则败血不出，外则积精相射，混于胞门，流入血海，使败精瘀血相搏，阴络既伤，遂成经漏，久而不已，变为虚痨。是方以棕灰炒黑蒲黄二味为君。棕皮性涩，蒲黄炒黑，其性亦涩，黑则从水化，以治淋漓，尤为上品。秦艽、泽兰以祛风，丹皮、黄芩以清热,四物加杜仲以补血,引入厥阴血分。愈后兼进补中益气汤。气旺则能摄血,升荣上达,使不下陷,而淋漓之症自除也。(《陈素庵妇科补解》)

妇人崩中之病,多因中气虚,不能收敛其血,加以积热在里,迫血妄行,故令经血暴下而成崩中。崩久不止,遂成漏下。(《万氏女科·崩漏章》)

十灰散:藕节、莲蓬、艾叶、棕榈、大小蓟根、侧柏、干姜、油发、干漆。以上十味,各烧存性,为灰,等分,和匀,每服三钱。或用醋煮糯米粉为丸,每服百丸,不喜服者,用之止血,即服清热之剂,用凉血地黄汤主之。血已止,里热已除,宜用补中之剂,加味补中益气汤主之。黄芪(炙)、人参、白术、陈皮、归身、白芍(酒炒)、熟地各一钱,炙草、白茯苓、升麻、柴胡、知母、黄柏(炒)各五分,姜枣引。更宜早服地黄丸,夕服参术大补丸,以平为期。(《万氏妇人科·崩漏章》)

【按】中气虚不能摄血导致崩漏,崩漏日久肾水枯竭,阴虚火旺,对崩中的治疗,采取初止血、次清热、后补虚的三步治疗方法,急则治其标,缓则治其本。

(脉)微弱为少气,女子崩中漏下,致面色焦枯。(心脉)独沉主气郁,下流则崩漏去红。(肾脉)浮芤,肾虚也。女人则经漏。男子尿血,女人经漏。(《医学入门》)

崩漏之由,虚与热而已。治法多端,随症制宜。如经行犯房,劳役过度,气血俱虚,忽然暴下者,宜大补气血。气虚,四物加参、芪;血虚,四物加胶、艾、炒干姜。虚寒脐腹冷痛,伏龙肝散。膏粱厚味,致脾湿下流于胃,与相火合为湿热,迫经下漏者,解毒四物汤、四物坎离丸。饮食失节,火乘脾胃下陷,容颜似无病,而外见脾气困倦,烦热不卧者,宜补阴泻阳,升阳调经汤、升阳举经汤。

子宫为四气相搏,血亦难停者:风搏,不换金正气散加川芎、官桂,四物加荆芥;寒搏,及年老久崩,伏龙肝散加附子、鹿茸、阿胶蒲黄丸;暑搏,单芩心丸,或益元散加百草霜;湿搏,升阳除湿汤。悲哀甚而包络绝,包络绝而阳气内陷,发则心下崩,数溲血者,备金散、四制香附丸。

《经》曰:阴搏阳,谓之崩。言属热者多。崩乃经血错乱,不循故道,淖溢妄行,遽止便有瘀凝成寒臼,不止又恐昏晕,必先服五灵脂末一钱,其性能行能止,然后分虚热,用调和气血之药一二贴,后再服单五灵脂散,去故生新。如更不止,乌纱帽散、十灰散、古黑神散、单夏枯草散;有火者,固经丸;虚者女

金丹。(《医学入门·妇人门》)

【按】李氏认为暴崩下血,应急以止血行血为先,然后辨证求因以治根本。为防因止血留瘀之弊,主张以化瘀止血之五灵脂散治疗,祛瘀生新,则血自安。用药之精炼,后学有裨益。

《经验》《简要》治崩中等症:冷者脉紧细,手足寒,红去淡黑或五色,当归建中汤加白龙骨、血竭、附子,送下紫石英丸、震灵丹,灸火。热者脉洪,四肢温,心烦,口苦燥,血沸而成,用黄芩汤、荆芥散或清心莲子饮加竹沥、生地黄汁,甚者生地汁磨京墨、百草霜,冷服。虚者胶艾汤加麦冬、鹿茸、龙骨、枣仁或养荣汤加龙骨、血竭,送震灵丹。实者腹中痛,煮附丸四物汤加香附子。心虚者,恍惚多梦,健忘,舌强,小便多,面红,盗汗,柏子仁汤、酸枣仁汤加龙骨、京墨、百草霜。(《证治准绳·女科·血崩》)

崩漏亦分阴阳。若五十以后经断,或血暴来,腹痛身热口渴为崩,属阴症也,宜四物加参、芪、草;若年三四十经行暴如涌泉不止者,为漏,属阳症也,宜四物加芩、连之类。

崩漏不问虚实,以四物加荆芥穗、防风、升麻、炒蒲黄、白术,并止血之剂。

崩漏过多者,用五灵脂半生半炒为末,酒调钱半服。

崩中带者,有湿痰也,四物合二陈加减。一方用椒目末,酒调一钱,服之。
(《医源经旨·崩漏门》)

丹溪云:涎郁胸中,清气不升,故经脉壅遏而降下,非开涎不足以行气,非气升则血不能归隧道。此论血泄之义甚明。盖开胸膈浊涎,则清气升,清气升则血归隧道不崩矣。故其症或腹满如孕,或脐腹疞痛,或血结成片,或血出则快,止则闷,或脐上动。其治法,宜开结痰,行滞气,消瘀血。(《济阴纲目》卷之二《血崩门》)

愚按:天地生人,气与血也。惟外不伤于劳役,内不伤于七情,则气血冲和,主于心,藏于肝,统于脾,气不下陷,血乃升腾,循环经络,荣养百脉,滋生脏腑,有余之血流灌冲任,血海盈溢,下为月水。一月一来,不爽其候,如潮之有信也。乃多思多虑而心伤,大怒大郁而肝伤,劳倦饮食而脾伤。夫君主之官伤则血无所主,乃妄行而下;将军之官伤则血无所归,乃不循经而下;仓廪之官伤则血无统摄,乃脱陷而下。顷刻之间,大下升斗者,谓之崩。崩之日久,淋沥不止者,谓之淋。皆以三精亏损,失其禁固之权也。风冷所搏,房劳所触,间有之耳。治法:伤心者,以补心为主;伤肝者,以平肝为主;伤脾者,以补脾为主。佐以升举、止涩、凉血之药可也。若曰:血热而一于凉,血滑而一于涩。吾恐芩、连、栀、柏徒伤胃气,牡蛎、棕灰枉费兜拦[①]。不究本而末治,未见其能收功于且夕也。(《孕育玄机·血崩》)

妇人经血,七七限外,气血衰少,仅供一身之养,无有饶余,下为月水。若已经断绝,复一旦再来,多因劳心、劳力,又兼多怒,血不循经以养身,而流于冲任,下为月水,此与脱陷相同。治须补中、平肝、养心,用归脾汤、逍遥散、补中益气汤为主,或温、或凉、或提,少少佐之。本源坚固,血不下行,复其循经之旧矣。

愚按:《内经》曰,女子二七而天癸至,七七而天癸绝。外此不再月,理也。如天道秋冬令行,万物归藏,而草木枯槁,无发生之机也。今有妇人,月水既绝于四十九年之前,复来于五旬有余之后,此岂气血有余而然乎?切思年少之人,血盛而藏纳于肝,昼夜运行于经络,养荣乎肢体。养身之血,积于血海,充裕而有余,羡下为月水,一月一行,此常候也,所谓七欲其损是已。及其垂老,气血既衰,仅可充身,安得有余复为月水?若使复有月水,必其忧劳过伤,或性急多怒,肝气盛满。今既不能纳血,又不能撼血于诸经以养身,兼以土被木侮,又不能统摄,以致脱陷,非有余如少壮时当来之血也,久而不已,大可畏也。倘有明师洞知治法,在于大补气血,平肝养脾,摄血归经,患妇又能慎起居,戒性澄心以养之,转履霜为阳和,所可必也。奈何患者多不自重,又且纵性不已。而时师只以凉涩为治,无远图救本之能,凉涩稍效,辄颂神功,隔月又来,止涩数四,终成不起。一妇人年逾五十,素多怒多劳,诊得革脉,而左关弦甚,决其病将至。忽口歪、语蹇,风木旺也,兼有逾限之经,肝不藏也。理宜慎起居,兼以平心戒性,而药以平肝扶土,犹可全也。奈何多医视之,金以凉涩,希其近效,不知拔本塞源之方,后终不起。此可以为不知治本之戒也。又有一等妇人,天质太厚,七七限外亦有经行者,盖因限内未曾断绝也。若既断而后行者,则系病矣。

有崩漏既久,忽然所来者皆白水,何也?《经》曰:崩中日久为白带。漏下多时,骨髓枯是也。盖经血必假火色而后红,今胃中新液,脾已受伤不能统

---

① 兜拦:此处指收涩止血。

摄,脱陷而下,故无火色,而所漏者白水耳。此宜补中升固,所当不容缓者。(《孕育玄机·限外经行》)

凡治此之法,宜审脏气,宜察阴阳。无火者求其脏而培之、补之;有火者察其经而清之、养之。此不易之良法也。然有火者不得不清,但元气既虚,极多假热,设或不明真假,而误用寒凉,必复伤脾胃生气,日见殆矣。先贤有云:凡下血证,须用四君子辈以收功。又云:若大吐血后,毋以脉诊,当急用独参汤救之。厥旨深矣!故凡见血脱等证,必当用甘药,先补脾胃以益发生之气。盖甘能生血,甘能养营。但使脾胃气强,则阳生阴长,而血自归经矣。故曰:脾统血。(《景岳全书·妇人规·崩淋经漏不止》)

若阴虚血热妄行者,宜保阴煎、加减一阴煎。若火盛迫血妄行而无虚证者,宜徙薪饮、黄芩散加续断、丹参。若血热兼滑者,宜保阴煎、槐榆散、生地黄汤。若肝经怒火动血者,加味四物汤。若肝经怒火动血,逆气未散者,化肝煎或保阴煎加减主之。若血有滞逆而妄行者,四物汤、丹参散。若营气不足,血不能调而妄行者,五福饮、四物汤、四君子汤、八珍汤择宜用之。若脾气虚陷不能收摄而脱血者,寿脾煎、归脾汤、四君子汤加芎、归。再甚者,举元煎。若脾肾虚寒,兼呕兼溏泄而畏寒者,理阴煎、五君子煎、理中汤。若阳气大虚脱陷者,四维散。若脾肾阴气不固者,固阴煎、五阴煎、秘元煎。若肝胆气虚不能藏血者,必多惊恐畏怯,宜五福饮、七福饮、八珍汤。兼阳虚者,仍加姜、桂。若去血过多,血脱气竭者,当速用独参汤提握其气,以防脱绝。或用当归补血汤。若崩淋既久,血滑不禁,宜涩宜固者,龙骨散、如圣散、七灰散之类,同人参兼用之。

凡血淋治法,大约如前。但其秽臭脉滑者,多火,宜从清凉;若腥臭清寒脉细者,多寒,必须温补。其或久病,则精去无穷,尾闾易竭,非大加培补不可。惟固阴煎及十全大补汤之类为宜。

崩淋之病,有暴崩者,有久崩者。暴崩者其来骤,其治亦易。久崩者其患深,其治亦难。且凡血因崩去,势必渐少,少而不止,病则为淋。此等证候,未有不由忧思郁怒,先损脾胃,次及冲任而然者。崩淋既久,真阴日亏,多致寒热咳嗽,脉见弦数或豁大等证。此乃元气亏损,阴虚假热之脉。尤当用参、地、归、术甘温之属,以峻培本源,庶可望生。但得胃气未败,受补可救。若不能受补,而日事清凉,以苟延目前,则终非吉兆也。

崩淋病,治有五脏之分。然有可分者,有不可分者。可分者,如心肺居于膈上,二阳脏也;肝脾肾居于膈下,三阴脏也。治阳者宜治其气,治阴者宜治其精,此可分之谓也。然五脏相移,精气相错,此又其不可分者也。即如病本于心,君火受伤,必移困于脾土,故治脾即所以治心也。病本于肺,治节失职,必残及于肾水,故治肾即所以治肺也。脾为中州之官,水谷所司,饷道不资,必五路俱病,不究其母,则必非治脾良策。肝为将军之官,郁怒是病,胜则伐脾,败则自困,不知强弱,则攻补不无倒施。不独此也,且五脏五气,无不相涉,故五脏中皆有神气,皆有肺气,皆有胃气,皆有肝气,皆有肾气。而其中之或此或彼,为利为害,各有互相倚伏之妙。故必悟脏气之大本,其强弱何在?死生之大权,其缓急何在?精气之大要,其消长何在?攻补之大法,其先后何在?斯足称慧然之明哲。若谓心以枣仁、远志;肺以桔梗、麦冬;脾以白术、甘草;肝以青皮、芍药;肾以独活、玄参之类,是不过肤毛之见,又安知性命之道也!诸证皆然,不止崩淋者若此。

妇人于四旬外经期将断之年,多有渐见阻隔,经期不至者。当此之际,最宜防察。若果气血和平,素无他疾,此固渐止而然,无足虑也。若素多忧郁不调之患,而见此过期阻隔,便有崩决之兆。若隔之浅者,其崩尚轻,隔之久者,其崩必甚,此因隔而崩者也。当预服四物、八珍之类以调之。否则恐其郁久而决,则为患滋大也。若其既崩之后,则当辨其有火、无火。有火者因火逼血,宜保阴煎主之;无火者因隔而决,或其有滞,当去其故而养其新,宜调经饮先以理之,然后各因其宜,可养则养,用小营煎;可固则固,用固阴煎之类主之。(《景岳全书·妇人规·治崩淋经漏之法》)

痰郁胸中,清气不升,故经脉阻遏而降下;盖浊气盛,郁遏久,即成湿热,迫血妄行;若不开痰郁,不足以行气,不升提,则血不归隧道。其症或腹满如孕,或脐腹疼痛,或血出则快,止则烦闷。大法宜开结痰,行滞气,消污血,升清气为主,用二陈汤加川芎、香附、枳壳,以渐调理为佳。如恶心甚用探吐,吐完服药亦可。

附方:升麻除湿汤治漏下恶血,由饮食失节,水湿所致。升麻、甘草(炙)各三分,半夏、苍术(米泔水浸)、柴胡、川芎、防风(去芦)、茯苓、淡竹叶各一钱,黑姜七分。上水煎服。(《女科正宗·崩漏门·湿痰崩漏》)

【按语】本条论痰湿所致崩漏的证治。痰郁胸中,清气不升,经脉阻遏,痰湿郁则化为湿热,湿热迫血妄行故崩漏下血。治疗首应去除痰邪,去除有形之痰邪才能使气机通畅。二陈汤为理气祛痰的经典方。

妇人经水当止不止属邪气攻冲:《产宝百问》曰,男子生于寅,寅属木,阳中有阴,故男子得八数。女子生于申,申属金,阴中有阳,故女子得七数。男以气为主,八八则卦数已尽,尽则阳精痿;女以血为主,七七则卦数已终,终则经水绝,冲任虚衰,天癸绝,而地道不通而无子。或劳伤过度,喜怒不时,经脉衰微之际,又为邪气攻冲,则当止不止而复下。

妇人年过期经行属败血:李时珍曰,妇人年过五十,而经行不止者,作败血论。又妇人四十九后,天癸当止不止,每月却行,或过多,用条芩二两,醋浸七日,炙干,又浸七次,为末,醋丸,空心温酒下,名芩心丸。

妇人月水不断属外邪客于胞内:陈良甫曰,妇人月水不断,淋漓腹痛,或因劳损气血而伤冲任,或因经行而合阴阳,以致外邪客于胞内,滞于血海故也。若气虚不能摄血,但养元气,病邪自愈。攻其邪,则元气反伤矣。(《女科经纶》卷一)

《经》云:阴虚阳搏谓之崩。此言热迫血而妄行也。又曰阳络伤则血外溢,阴络伤则血内溢。外溢者从上出,内溢者从下流也。病人过于作劳,喜怒不节,则络脉伤损而血妄行矣,前证若因热迫血而妄行者,用加味四物汤。若因络脉伤损者,用八珍汤。若瘀血凝积,佐以独圣丸。若因肝经火旺不能藏血者,加味逍遥散。若因脾气虚不能统血者,四君子汤加归、芍主之。若因思虑伤脾不能摄血归经者,归脾汤。若气血两亏,血崩不止,更用十全大补汤。丹溪云:凡血证,须用四君子之类以收功。若大吐大下,毋以脉论,当急用独参汤救之。若潮热、咳嗽、脉数,乃元气虚弱假热之象,尤当用参、术调补脾土。若服参、术不相安者,即专以和平饮食调理之。此等证候,无不由脾气先损,故脉虚浮而大,须令脾胃健旺,后天根本坚固,乃为可治。设或过用寒凉,复伤胃气,反不能摄血归经,是速其危也。(《医学心悟·暴崩下血》)

沈尧封曰:崩证热多寒少。若血大至色赤者,是热非寒;倘色紫黑者,出络而凝,其中有阳虚一证。《经》云阳气者,卫外而为固也,营行脉中,卫行脉外。脉外之阳虚,失于卫护,则脉中之营血漏泄。既出络脉,凝而不流,渐渐变紫变黑。然必须少腹恶寒,方可投温。崩证极验方:地榆、生牡蛎各二钱,生地四钱,生白芍、黄芩、丹皮各一钱半,川连五分,甘草八分(炒),莲须、黑栀

各一钱,水煎服。(《沈氏女科辑要·血崩》)

何以见火热之所由也?或脾胃伤损,下陷于肾,与相火相合,湿热下迫,血色紫黑,臭如烂肉。中挟白带,则寒作于中,脉必弦细;中挟赤带,则全由热作,脉必洪数。其症兼腰脐下痛,两胁急缩,心烦闷,心下急,不眠,欲崩先发寒热,平时临行经,亦发寒热。此必大补脾胃而升降气血,宜补中益气汤与凉血地黄汤相合加减用。或心气不足,心火大炽,旺于血脉之中,又脾胃失调,而心火乘之,肌肉颜色如常,此为心病,经水不时下,亦暴下不止。治必大补气血脾胃,少加镇坠心火,以治其心,补阴泻阳,而崩自止矣,宜六味丸加黄连、麦冬。或肝经有热,血得热而下行,宜四物汤加柴胡、山栀、苍术。或风热郁于肝经,血得风而妄行,宜加味逍遥散。或怒动肝火,肝家血热而沸腾,宜小柴胡汤加山栀、丹皮、龙胆。或脾经郁热,血为热迫而不归经,宜归脾汤加柴胡、山栀、丹皮。或悲哀太过,损伤胞络,令血下注,宜四君子汤加柴胡、丹皮、山栀。或血为热伤,脉象虚洪,所下皆紫黑色,宜河间生地黄散。或血室有热,崩下不止,服温药不效,宜金华散。或天暑地热,阳来乘阴,经血沸溢,宜《简易》黄芩汤。以上皆火热所统之病也。

何以见虚寒之所由也?或心气不足,又劳役饮食不节,其脉两尺弦紧而洪,按之无力,其症脐下如冰,求厚衣被以御寒,白带白滑之物虽多,间下如屋漏水,下时有鲜血,不多;右尺脉时微洪,屋漏水多,暴下者,是急弦脉,为寒多,而洪脉时见乃热少。合而言之,急弦者,北方寒水多也;洪脉时出者,命门包络之火也。黑物多,赤物少,合成屋漏水之状,宜丁香胶艾汤(此条脉症与方本东垣)。或经候过多,其色瘀黑,甚者崩下,呼吸少气,脐腹冷极,则汗出如雨,尺脉微小,由冲任虚衰,为风冷客乘胞中,气不能固,宜鹿茸丸。或气血劳伤,冲任脉虚,如经来非时,忽然崩下,或如豆汁,或成血片,或五色相杂,或赤白相兼,脐腹冷痛,经久未止,令人黄瘦口干,饮食减少,四肢无力,虚烦惊悸,宜伏龙肝散。或经血适下,过服寒凉之药等物,因愈崩漏,肚腹痞闷,饮食不入,发热烦躁,脉洪大而虚,由脾经气血虚而发躁,缓治则不救,宜八珍汤加炮姜。以上皆虚寒所统之病也。

何以见劳伤之所由也?或因劳役,令脾胃虚弱,气短气逆,自汗不止,身热闷乱,恶见饮食,肢倦便泄,漏下不止,其色鲜明,宜当归芍药汤。此条亦本东垣。或思虑伤脾,不能摄血,致令妄行,并健忘怔忡,惊悸不寐,且心脾伤痛,怠惰少食,宜归脾汤。或忧思郁结,劳伤心经,不能为血之主,遂令妄行,宜柏子仁汤。或缘卒然大怒,有伤肝脏,而血暴下,宜养血平肝散。以上皆劳伤所统之病也。

何以见气陷之所由也? 或经漏不止,鲜血,项筋急,脑痛,脊骨强痛,不思饮食,宜柴胡调经汤。或露下恶血,月水不调,或暴崩不止,多下水浆之物,皆由饮食不节,或劳伤形体,或素有心气不足,因饮食劳倦,致令心火乘脾,必怠惰嗜卧,四肢不收,困倦乏力,无气以动,气短上气,逆急上冲,其脉缓而弦急,按之洪大,得之脾土受邪也。脾主滋荣周身者也,心主血,血主脉,二者受邪,病皆在脉。脉者血之府也,脉者人之神也。心不主令,胞络代之。故曰:心之脉主属心系。心系者,胞络命门之脉也,主月事。皆由脾胃虚而心胞乘之,故漏下,血水不调也。况脾胃为血气阴阳之根蒂,当除湿、去热、益气,气上伸以胜其湿。又云:火郁则发之。宜调经升阳除湿汤(此条亦本东垣)。或冲任气虚,经脉不调,崩中漏下,宜断下汤。以上皆气陷所统之病也。

何以见血瘀之所由也? 或血大至,纯下瘀血成腐,势不可止,甚则头目昏晕,四肢厥冷,腹痛,宜胶艾汤。或血崩不止,昏迷不省,宜五灵脂散。或瘀积血崩,所下皆成五色,宜香附子散。或瘀积久而血崩,脐腹疞痛,宜立效散。或室女二七之期,天癸未至而后至,亦有卒然暴下,淋沥不止,有若崩漏者,其失血必多,宜加减四物汤。以上皆血瘀所统之病也。

何以见虚弱之所由也? 或崩中不止,结作血片,如鸡肝色,碎烂,宜小蓟根汤。或崩血无度,虚损羸瘦,宜鹿茸散。或诸虚不足,久不受孕,骨热形羸,而崩中带下,宜补宫丸。或带下漏血不止,及风寒冷热,劳损冲任,崩中暴下,腰重里急,淋沥不断,宜芎劳汤。以上皆虚弱所统之病也。就此六者,而分类推之,以究其原,崩漏之病,宁有遗哉!

然其治之,亦必有道矣。方氏云:血属阴,静则循经荣内,动则错经妄行。凡人七情过极,则动五志之火。五志之火亢甚,则经血暴下,久而不止,谓之崩中。如风动木摇,火燃水沸之类。治崩次第,初用止血以塞其流,中用清热凉血以澄其源,末用补血以还其旧。若止塞流而不澄源,则滔天之热不可遏;若止澄源而不复旧,则孤子之阳无以立。故本末不遗,前后不紊,方可言治。方氏此论,乃治崩要法,医者深悉乎六者之由,而运之以塞流、澄源、复旧三法,则庶几其得之矣。(《妇科玉尺》卷五)

崩漏标本证治　崩漏不止,经乱之甚者也。盖非时血下,淋沥不止,谓之漏下;忽然暴下,若山崩然,谓之崩中。由漏而淋,由淋而崩,总因血病。调治之法:凡崩漏初起,治宜先止血,以塞其流,加减四物汤、十灰丸主之;崩漏初止,又宜清热,以清其源,地黄汤或奇效四物汤主之;崩漏既止,里热已除,更宜补气血以端其本,加减补中益气汤主之。要知崩漏,皆由中气虚,不能受敛其血,加以积热在里,迫血妄行,或不时血下,或忽然暴下,为崩为漏。此证初起,宜先止血,以塞其流,急则治其标也。血既止矣,如不清源,则滔天之势,必不可遏。热既清矣,如不端本,则散失之阳,无以自持。故治崩漏之法,必守此三者,次第治之,庶不致误。先贤有云,凡治下血证,须用四君子辈以收功,其旨深矣。

崩漏虚实证治　崩乃经脉错乱,实系冲任伤损,不能约束经血而然。治宜大补气血,当用举元益血丹,峻补本源,少加清热之药,以治其标,补阴泻阳,而崩自止。若血热妄行,咽燥唇干,脉实有力,血气秽臭者,方可用四物凉膈散,入生韭汁调服。然治血药,切忌纯用寒凉,以血见冷即凝故也。如血崩初遽止,则有积聚凝滞之忧,不止则有眩晕卒倒之患。必先服独行散,次服荆防五积散一二剂,再服备金散。如再不止,然后用十灰散以止之。既止之后,又必服八珍汤以成功。

崩漏不止证治　崩漏不止,气血皆虚也。夫血气之行,外循经络,内荣脏腑,而冲任伤损,不能约制经血,是以经脉错乱,大血暴下如山之崩也。重则为崩,轻则为漏,皆由气血大亏,脾先损能受补者可治。若误用止涩寒凉之药,复伤脾胃生生之气,则难治矣。宜补中养胃汤,随证加减施治可也。

郁气崩漏　崩漏多因心气所使而然。盖以妇人幽居多郁,常无所伸,阴性偏执,每不可解,加之贵贱异势,贫富异形,死丧疾亡罔知义命,每多怨忧,固结于心,心气不足,郁火大炽,焚炙于血脉之中,故经水不时而下,或适来适断,或暴下不止。治当先说恶死之言,令心不动,然后以大补气血之药,举养脾胃,复加镇坠心火之药,补阴泻阳,而崩可止者,开郁四物汤是也。

怒后崩漏　妇女大怒之后,经血暴下,此暴怒伤肝,肝不藏血而血妄行者,治宜平肝养血,宜服养血汤。

久崩成漏　久崩成漏,远年不体,此中气下陷,下元不固,而虚之甚者也,宜服补中益气汤,兼鹿角丸。

崩后下白带 《脉诀》曰：崩中日久为白带，漏下多时骨髓枯。言始病血崩，久则血少，复亡其阳，故白滑之物下流不止，血海将枯也，宜服补经固真汤、养阴丸。

漏下不止 妇人漏下不止，其色鲜红，先由劳役，脾胃虚损，气短气逆，自汗不止，身体发热，大便泄泻，四肢无力，不思饮食，宜服黄龙汤。

杀血心痛 妇人血崩而心痛甚者，名曰杀血心痛。此因心脾血虚，心无所养，是以作痛。若小产去血过多而心痛甚者，亦然。但当专用甘温，以养营气，宜用十全大补汤，倍用参、术，连服数十剂，以痛止为度。（《叶氏女科证治》卷一）

妇人有一时血崩，两目黑暗，昏晕在地，不省人事者。人莫不谓火盛动血也，然此火非实火，乃虚火耳。世人一见血崩，往往用止涩之品，虽亦能取效于一时，但不用补阴之药，则虚火易于冲击，恐随止随发，以致经年累月不能全愈者有之。是止崩之药，不可独用，必须于补阴之中行止崩之法。方用固本止崩汤。

妇人有年老血崩者，其症亦与前血崩昏暗者同，人以为老妇之虚耳，谁知是不慎房帏之故乎。夫妇人至五十岁之外，天癸匮乏，原宜闭关守寨，不宜出阵战争，苟或适兴，不过草草了事，尚不至肾火大动。倘兴酣浪战，亦如少年之好合，鲜不血室大开，崩决而坠矣！方用加减当归补血汤。

有少妇甫娠三月，即便血崩，而胎亦随堕，人以为挫闪受伤而致，谁知是行房不慎之过哉。夫少妇行房，亦事之常耳，何使血崩？盖因元气衰弱，事难两愿，一经行房泄精，则妊娠无所依养，遂致崩而且堕。凡妇人之气衰，即不耐久战，若贪欢久战，则必泄精太甚，气每不能摄夫血矣。况气弱而又娠，再加以久战，内外之气皆动，而血又何能固哉！其崩而堕也，亦无怪其然也。治法自当以补气为主，而少佐以补血之品，斯为得之。方用固气汤。

妇人有一交合则流血不止者，虽不至于血崩之甚，而终年累月不得愈，未免血气两伤，久则恐有血枯经闭之忧。此等之病，成于经水正来之时，贪欢交合，精冲血管也。夫精冲血管，不过一时之伤，精出宜愈，何以久而流红？不知血管最娇嫩，断不可以精伤。凡妇人受孕，必于血管已净之时，方保无虞。倘经水正旺，彼欲涌出而精射之，则欲出之血反退而缩入，既不能受精而成胎，势必至集精而化血。交感之际，淫气触动其旧日之精，则两相感召，旧精欲出，而血亦随之而出。治法须通其胞胎之气，引旧日之集精外出，而益之以补气补精之药，则血管之伤，可以补完矣。方用引精止血汤。

妇人有怀抱甚郁，口干舌渴，呕吐吞酸，而血下崩者。人皆以火治之，时而效，时而不效，其故何也？是不识为肝气之郁结也。夫肝主藏血，气结而血亦结，何以反至崩漏？盖肝之性急，气结则其急更甚，更急则血不能藏，故崩不免也。治法宜以开郁为主。若徒开其郁，而不知平肝，则肝气大开，肝火更炽，而血亦不能止矣。方用平肝开郁止血汤。

妇人有升高坠落，或闪挫受伤，以致恶血下流，有如血崩之状者。若以崩治，非徒无益而又害之也。盖此症之状，必手按之而疼痛，久之则面色萎黄，形容枯槁，乃是瘀血作祟，并非血崩可比。倘不知解瘀而用补涩，则瘀血内攻，疼无止时，反致新血不得生，旧血无由化，死不能悟，岂不可伤哉！治法须行血以去瘀，活血以止疼，则血自止而愈矣。方用逐瘀止血汤。

妇人有每行人道，经水即来，一如血崩。人以为胞胎有伤，触之以动其血也。谁知是子宫血海因太热而不固乎？夫子宫即在胞胎之下，而血海又在胞胎之上。血海者，冲脉也。冲脉太寒而血即亏，冲脉太热而血即沸。血崩之为病，正冲脉之太热也。然既由冲脉之热，则应常崩而无有止时，何以行人道而始来，果与肝木无羔耶？夫脾健则能摄血，肝平则能藏血。人未入房之时，君相二火寂然不动，虽冲脉独热，而血亦不至外驰。及有人道之感，则子宫大开，君相火动，以热招热，同气相求，翕然齐动，以鼓其精房，血海泛滥，有不能止遏之势，肝欲藏之而不能，脾欲摄之而不得，故经水随交感而至，若有声应之捷，是惟火之为病也。治法必须滋阴降火，以清血海而和子宫，则终身之病，可半载而除矣，然必绝欲三月而后可。方用清海丸。

凡血崩症，最宜绝欲避房。无奈少年人彼此贪欢，故服药往往不效。若三月后崩止病愈，而房事仍无节制，病必复作，久则成劳。慎之！（《傅青主女科·女科上卷·血崩》）

崩漏总论：夫血气之行，外行经络，内荣脏腑，故冲任二脉为经血之海，阴阳和平，则经以时下。若心火亢甚，肝肾之相火挟心火之势，亦从而相煽，以致肝实而不纳血，血脉泛溢，错经妄行崩漏不止，甚则化为白浊、白淫、血枯、发热、痨极之症，不可治矣。若一时劳伤，不能约制，忽然暴下，为之崩中。有因喜怒不常，大伤于肝，肝为血之府，肝伤则不能藏血而致者；有因脾胃气虚,清气下陷于膀胱,与相火相合,湿热相迫而致者,其血必紫黑,腰脐下痛,两胁急,当大补脾胃,升提血气,升阳益胃汤主之;有悲思伤胞络,阳气内聚,真阴乃虚,不能镇守胞络相火而致者,当养血宣气,清火安神,用四君子汤加柴、栀、麻;若肝经风火沸腾而致者,用奇效四物汤,或加柴、栀、苓、术,或加味逍遥散;若大失血之后,毋以脉论,当用独参汤救之;若潮热、咳嗽、脉数,尤当用人参。大抵此症无不由于脾胃先损,正气虚不能统摄所致。须察其胃气,能受补则犹可救。

愚按:《经》云,阴虚阳搏谓之崩。又云:阳络伤则血外溢,阴络伤则血内溢。又有受热而赤者为阳崩,受冷而白者为阴崩。有白者如涕、赤者如绛、色黄者如烂瓜、青者如蓝色、黑者如紫色,名为"五崩"。又有经血大崩后,令人循衣摸床,闭目错语,不省人事者,法宜凉血清火,四君子、补中益气选用。大抵下血之症,日久多以补胃药收功,以脾胃为生化之源也。

《脉理》云:妇人漏血下赤白,日下血数升,脉急数者死,迟者生;妇人漏下赤白不休,脉小虚滑者生,大紧实数者死。又按:其不休,寸口脉弦而大,弦则为紧,大则为芤,紧则为寒,芤则为虚,虚寒相搏,其脉为牢。又:尺寸脉虚浮者俱不治。

《总诀》云:妇人何故有崩中,只为劳伤任与冲。经为气虚无约制,故令暴下如山崩。因寒因热因劳损,带补兼升自有功。

崩中漏下:崩者,其血暴下,若江河决而崩裂也。漏者,下血不以时,常常泄漏者是也。崩为急症,漏为缓症。崩有因于气者,有血热妄行者,有湿热相搏者,有污血阻碍,不得归经而下者,有因脾胃气虚下陷者。治宜理气、降火、升提为主。漏则因房劳过度,伤损冲任二脉,气虚不能约束经血,或其人平素多火,血不能安,故为漏泄也,治宜补阴养气养血为主。

虚而挟热:气血两虚,四物汤加参、芪。血崩不止,小蓟汤、荆芥散、如圣散之类,选而用之。血虚甚者,四物汤加黑姜。崩不止者,香白芷、百草霜、棕榈炭之属。肾虚不能镇相火而崩,凉血地黄汤。阳盛阴虚,血热沸溢,黄芩汤。经漏下血,脉虚洪,其血紫黑,此热极反兼水化制之,故色紫黑成块,热之极也,生地黄散或四物汤加黄连、黄芩、黄柏、知母。

劳损崩漏:因劳损冲任脉虚,血非时下,脐腹疼痛,崩中脉迟,伏龙肝散。先因劳碌,脾胃虚损,气短气逆,自汗身热,懒食,大便或泄或秘,体倦无力,崩中不止,当归芍药汤。劳损气血,参芪、当归带升提之药治之。

湿痰崩漏:痰郁胸中,清气不升,故经脉阻遏而降下。盖浊气盛,郁遏久,即成湿热,迫血妄行。若非开痰郁,不足以行气,非升提,则血不归隧道。其症或腹满如孕,或脐腹疼痛,或血出则快,止则烦闷,大法宜开结痰、行滞气、消污血、升清气为主,用二陈汤加抚芎、香附、枳壳,以渐调理为佳。如恶心甚用探吐,吐定服药亦可。(《妇科正宗》卷之二)

非时下血,淋沥不止,谓之漏下;忽然暴下,若山崩然,谓之崩中。其症有虚实之分,实者易治,虚者难治,虚中有实者尤难治。丙申冬,余客天津,刘君伟斋之侄妇,月水淋漓不尽,已经数月,并见胸腹胀闷等症。余诊之,脉数,右盛于左,知是温邪内蕴,血不归经所致。用苓栀二物汤、槐榆清血汤加减治之,两旬而愈,愈后匝月即孕,盖《经》所谓阴阳和而后万物生也。此实症易治之证也。癸巳春,余客都门,水部主政周君涤峰之室病血崩,每阅五日必崩一次,崩后第一日腹中稍宽,后又逐日胀满,至五日必复崩如故。绵延两月,夜寐不安,饮食尤微,面舌唇口并手指俱痿白无色。医投补气摄血之剂,病势如剧,来速余诊。脉象虚微,惟按左尺细数有力。余思此症系温邪袭入血室,血得热而妄行,以致浑身之血不能归经,久则血尽,气亦脱矣。人第知血脱益气,不知气有余即是火,不去其火,但补其气,非惟关门捉贼,抑且助纣为虐,何以望愈?因用桃仁承气汤加味,嘱仅服一剂。服后泻两次,腹中快甚。病者以其效也,又服一剂,仍泻两次。明日再诊,六脉虚微已甚,改用大补气血之剂,并加桂、附,调养而痊。盖此症正气虽虚,阴分深处尚有邪热未净,所谓虚中有实症也,非用下夺法,邪不得去,正无可扶。先泻后补,实常法耳。然药味太峻,不宜多服,接服二剂,未免过矣,幸速温补,始能复元,不然转而为危,谁执其咎?且不惟硝黄峻药不可或过,即寻常之味,亦以适病为宜。盖虚怯之人,陈皮多用数分,即嫌耗气;甘草多用数分,即嫌满中;藿香多用数分,亦嫌其热;白芍多用数分,亦嫌其寒,而况寒于白芍、热于藿香、满中甚于甘草、耗气甚于陈皮者乎?是不可以不谨。(《诊余举隅录·妇人崩漏虚实证》)

妇人经行之后,淋沥不止,名曰漏下。经血忽然大下不止,名为崩中。崩中者势急症危,漏下者势缓症重,其实皆属危重之候也。然有因崩而致漏者,有因漏而致崩者。崩而不漏者,间或有之,未有漏而不崩者也。盖血生于心,藏于肝,统于脾,流行升降,灌注八脉,如环无端。至经血崩漏,是肝不藏而脾不统，心肾损伤，奇经不固，瘀热内炽，堤防不固，故或成漏，经血运行，失其常度。古贤治暴崩重在心脾，温之补之；治久崩重在肝肾，清之通之；治屡崩屡愈者，必静摄任阴，温煦冲阳。治漏下以固摄为主，或疏肝阳，或补奇脉。大法可谓概括。然临证施治，总须详审其因而细辨之，自无错误之虞。

崩中，如因郁怒伤肝，木火横逆，土无堤防之能，遂成暴注之候，宜八味逍遥散加香附、青皮主之，柴胡、白术、薄荷、归身、茯苓、甘草、白芍、丹皮、黑山栀、香附、青皮。

崩中，如因热伤阴络，脾失统制，经血妄行，遂成沛然之候，宜补中益气汤合十灰丸主之，人参、白术、黄芪、柴胡、甘草、当归、陈皮、升麻、生姜、大枣。十灰丸方，荷叶、栀子、侧柏叶、棕榈皮、茜草、大蓟、小蓟、丹皮、茅根、藕节，各烧灰存性为丸。

崩中，如因气血劳伤，冲任脉虚，脐腹疼痛，遂成五色杂下之候，宜伏龙肝散主之，伏龙肝、赤石脂、川芎、熟地、艾叶、麦冬、当归、干姜、肉桂、甘草。

崩漏，如因冲任虚寒，脐腹冷痛，汗出如雨，经血色淡，而成不能固摄之候，宜鹿茸丸主之，鹿茸、赤石脂、禹余粮、当归、熟地、续断、附子、艾叶、侧柏叶。研末，酒糊丸，温酒下。

崩中，如因心脾血虚，心无所养，疼痛彻背，而成杀血心痛之候，宜十全大补汤，去肉桂加丹皮主之，人参、白术、茯苓、黄芪、当归、熟地、白芍、甘草、川芎、丹皮。

崩中，如因气虚下陷，血随气注，经脉错乱，而成暴注下迫之候，宜补中养胃汤主之，人参、蜜炙白术、当归头、侧柏叶、生地、炙甘草、茯苓、川芎、苏叶、枣仁、棕榈炭、丝绵灰。

崩中，如因血热妄行，气不纳摄，猝然昏晕，肌冷肢厥，而成暴崩莫御之候，宜五灵脂散，合童便主之。五灵脂不拘多少，炒令烟尽，研末，童便和水一半，煎服。

崩中，如因瘀血积久，营卫失调，腹胁胀痛，而成忽然暴下之候，宜琥珀散主之，京三棱、蓬莪术、赤芍、当归、刘寄奴、丹皮、熟地、官桂、乌药、延胡索。前五味，用乌豆一升，生姜半斤，米醋四升，同煮豆烂焙干，入后五味，同为末，温酒空心调下。

崩中，如因行动跌扑，震动血络，经脉不固，遂成暴崩若决之候，宜逐瘀止血汤主之，酒炒生地、大黄、赤芍、丹皮、归尾、炒枳壳、醋炙龟板、桃仁。此证妊妇常有之。

漏下，如因崩中之后，八脉空虚，气陷不升，血不循经，而成漏下不止之候，宜固阴煎加当归、升麻炭主之，人参、熟地、山药、菟丝子、茱萸肉、远志、炙甘草、五味子、当归、升麻炭。

漏下，如因冲任失职，脾土太虚，致成经来断续不止之候，宜固元煎主之，熟地、归身、白芍、菟丝子、煅龙骨、鹿角霜、炙鳖甲、杜仲、潼蒺藜、益母草、炙甘草、广木香。

漏下，如因瘀血郁积，腹胁疼痛，形成灰黑，而成来如漏卮之候，宜桃仁承气汤主之，桃仁、大黄、甘草、桂枝、芒硝，或宜郁通经汤亦主之，当归、赤白芍、柴胡、丹皮炭、黑山栀、白芥子、香附、郁金、黄芩、甘草。

漏下，如因气衰血虚，四肢乏力，经色淡红，而成来则点滴之候，宜举元益血丹主之，人参、白术、当归、熟地、黄芪、白芍、条芩、甘草、升麻炭。

漏下，如因痰郁胸中，清气不升，经脉壅遏，致成漏下之候，宜加味六神汤主之，橘红络、半夏、陈胆星、石菖蒲、茯神、旋覆花、川贝母、广郁金。

漏下，如因冷积胞中，经脉凝塞，碍于流通，而成腹痛经漏之候，宜红花散主之，当归、赤芍、官桂、没药、红花、苏木、青皮。（《退思庐医书四种·妇科证治约旨·崩漏门》）

巢元方曰：因劳伤过度，冲任气虚，不能统制经血。五脏皆禀气血，五脏之色，随脏不同。伤损之人，五脏皆虚者，故五脏随崩俱下。其状白形如涕，赤崩形如红汁，黄崩形如烂瓜汁，青崩形如蓝色，黑崩形如干血色。

戴元礼曰：血大至曰崩，或清或浊，或纯下紫血，势不可止。有崩甚腹痛，人多疑恶血未尽，又见血色紫黑，愈信为恶血，不敢止截。凡血之为患，欲出未出之际，停在腹中，即成紫血，以紫血为不可留，又安知紫血之不为虚寒乎？瘀而腹痛，血行则痛止；崩而腹痛，血止则痛止。

赵晴初曰：楼全善《医学纲目》治血崩，类用炭药，以血见黑则止也。香矾散，用香附醋浸一宿。炒黑为炭存性，每一两入白矾二钱，米饮空心调服，一法用薄荷汤更妙。此气滑者用行气炭止之也。五灵脂散治血崩，用五灵脂炒，令烟尽为末，每服一钱，温酒调下，一法每服三钱，水酒童便各半盏煎服，名抽刀散。此血污者，用行血炭止之也。荆芥散治血崩，用麻油点灯，多著灯心，就上烧荆芥焦色，为末，每服三钱，童便调下。此气陷者，用开药炭止之也。治崩中不止，不问年月远近，用槐耳烧作炭为末，以酒服方寸匕。此血热者，用凉血炭止之也。如圣散治血崩，棕榈、乌梅各一两，干姜一两五钱，并烧炭存性，为细末，每服二钱，乌梅酒调下，空心服，久患不过三服愈。此血寒者，用热血炭止之也。棕榈、白矾煅为末，酒调服，每二钱。此血脱者，用涩血炭止之也。按同一血崩证，同一用炭药，而条分缕析有如是。治病用药，首贵识证，可以一隅三反矣。许学士曰：治下血不止，或成五色崩漏，香附是妇人圣药。（《退思庐医书四种·女科精华》）

治之之法，调养冲任，镇注血海，血海温和，归于有用，内养百脉，外为月事，自无崩中漏下之患矣。（《重订严氏济生方·妇人门》）

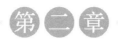

特 色 方 剂

第一节　经典名方

1. 芎归胶艾汤（《金匮要略·妇人妊娠病脉证并治》）

【组成】芎劳、阿胶、甘草各二两，艾叶、当归各三两，芍药四两，干地黄四两。

【用法】以水五升，清酒三升，合煮取三升，去滓，纳胶令消尽，温服一升，一日三次。不愈更作。

【主治】妇人有漏下者，有半产后漏血不绝者，有妊娠下血者，假令妊娠腹中痛，为胞阻。

【方论】本方组成即四物汤合胶、艾、草，阿胶甘平而补肝肾，养血止血，滋阴润燥；艾叶苦辛纯阳，入三阴，理气血，温经止血，胶艾为伍，阴阳相得，以艾叶之苦辛运阿胶之腻滞；以阿胶之阴柔润艾叶之温燥，共建止血之功，互制伤血之弊。四物养血和血，炙草甘温和中，荣血之源以复脉运，使血得以归经而不致妄行。全方药物多滋养肝肾之品，补肝肾者，意在固冲任也，冲任既固，自无崩漏之患矣。故本方实寓固摄于温补之中。（《女科方萃》）

2. 黄土汤（《金匮要略·惊悸吐衄下血胸满瘀血病脉证治》）

【组成】甘草、干地黄、白术、制附子、阿胶、黄芩各三两，灶中黄土半斤。

【用法】上七味，以水八升，煮取三升，分温二服。

【主治】先便后血，名曰远血，以及妇女阳虚不能固阴之崩漏。

【方论】方中灶心土（一名伏龙肝）温脾和胃，温涩摄血，善治一切虚寒出血之证，合白术、附子健脾助阳，脾气得健，统血之职自能复常，配伍阿胶、地黄养血止血，以阴和阳，更兼黄芩之苦寒，共制方中诸辛温之品燥伤之弊。以炙甘草益气和中，调和诸药。全方重在温脾阳以固摄虚寒滑脱之诸出血症。

(《女科方萃》)

3. 小牛角鰓散（《备急千金要方》卷四）

【组成】牛角鰓（烧令赤）一枚，鹿茸、禹余粮、当归、干姜、续断各二两，阿胶三两，乌贼骨、龙骨各一两，赤小豆二升。

【用法】上药治上筛。每服方寸匕，空腹以酒送下，一日三次。

【主治】妇人带下五贲，外实内虚。一曰热病下血，二曰寒热下血，三曰经脉未断，为房事则血漏，四曰经来举重，伤络脉下血，五曰产后脏开经利。

【方论】此方专主五贲下血。方用角鰓以治带下血崩，鹿茸以治漏下恶血，一止一散，先为五贲之专药；禹余粮以治带下赤白，血闭癥瘕，能行能止，匡佐上二味之功益力；更以龙骨辅角鰓，乌贼辅鹿茸，皆寓止散之机；阿胶专主内崩，干姜专温中气，小豆专清小肠，当归、续断专主冲带二脉之病，为崩带之紧关也。（《千金方衍义》）

4. 牡丹皮汤（《备急千金要方》卷四）

【组成】牡丹皮、干地黄、斛脉各三两，禹余粮、艾叶、龙骨、柏叶、厚朴、白芷、伏龙肝、青竹茹、川芎、地榆各二两，阿胶一两，芍药四两。

【用法】上锉，以水一斗五升，煮取五升，分五服，相去如人行十里久再服。

【主治】崩中血盛。妇人血伤不止，兼五色带下。

【方论】崩中去血过甚，非敛散交参，温凉兼济，无以克建其功。敛用龙骨、禹余粮、地榆；散用牡丹、白芷、厚朴、斛脉；温用胶、艾、芎、伏龙；凉用地、芍、竹茹、柏叶；敛散温凉之义备矣。（《千金方衍义》）

5. 芍药散（《外台秘要》卷三十四引《删繁方》）

【组成】芍药四分，牡蛎（熬）、干地黄、白术、干姜、乌贼鱼骨、附子（炮）、桂心、黄芪、龙骨（研）各八分。

【用法】捣散，酒服方寸匕。

【主治】妇人崩中，泄血不断，淋沥连年不绝，黄瘦伤损。妇人经血不止，兼五色不定。

6. 滋荣益气汤（《经效产宝并续集》）

【组成】川芎一钱，当归二钱，人参二钱，黄鳝（生用）二钱，生地二钱，于术二钱，麦冬一钱，陈皮五分，升麻四分，防风三分，白芷四分，甘草（炙）四分，荆芥穗四分。

【用法】上药加黑枣一枚,用水一盏半,煎七分,稍热服。

【主治】产后半月崩来。

【加减】汗多,加麻黄根五分,浮小麦一撮;大便不通,加肉苁蓉二钱;气不舒展,加木香一钱;有痰,加竹沥一匙,姜汁半匙;咳嗽,加苦杏仁二钱;惊悸,加炒酸枣仁一钱,柏子仁一钱;伤食,加神曲一钱,炒麦芽一钱;伤肉食,加炒山楂一钱,砂仁八分。本方去麦冬、防风,加黄连,名"滋荣益气止崩汤"。(《胎产心法·卷下》)

7. **龙骨丸**(《医心方》卷第二十一引《经心方》)

【组成】龙骨、阿胶(炙)、赤石脂、牡蛎、干地黄、当归、甘草(炙)各二两,蒲黄三两。

【用法】凡八物,捣筛,丸如梧子,服十五丸,日三。

【主治】长血。

8. **大枣汤**(《医心方》卷二十一引《小品方》)

【组成】大枣百枚,黄芪三两,胶八两,甘草一尺。

【用法】凡四物,以水一斗,煮取三升半,纳胶令烊,分三服。

【主治】妇人五崩,下赤白青黄黑。

9. **艾叶散**(《太平圣惠方》卷七十三)

【组成】艾叶(微炒)一两,阿胶(捣碎,炒令黄燥)一两,龙骨一两,附子(炮裂,去皮脐)三分,川芎三分,当归(锉,微炒)三分,熟干地黄一两半,赤石脂一两,吴茱萸(汤浸七遍,焙干,微炒)半两,硫黄(细研)三分,缩砂(去皮)半两。

【用法】上为细散。每服二钱,食前以粥饮调下。

【主治】妇人赤白带下,日夜不止,身体黄瘦,不思饮食。妇人漏下,淋漓不断。

10. **龙骨散**(《太平圣惠方》卷七十三)

【组成】五色龙骨(烧灰)一两,乌贼鱼骨(炙黄)一两,白芍药三分,干姜(炮裂,锉)半两。

【用法】上为细散。每服二钱,食前以温酒调下。

【主治】妇人漏下作五色,连年不愈者。

11. 暖宫丸（《太平惠民和剂局方》卷九）

【组成】沙参(净洗)、地榆、黄芪、桔梗、白薇、牛膝(酒浸一宿)、杜仲(去粗皮,姜汁炙)、厚朴(去粗皮,姜汁炒)、白芷各半两、干姜(炮)、细辛(去苗)、蜀椒(去目,闭口,炒出汗)各一分,附子(大者炮,去皮、脐)一个。

【用法】上为细末,炼蜜为丸,如梧桐子大。每服二十至三十丸,空心温酒或枣汤吞下。

【主治】冲任虚损,下焦久冷,脐腹绞痛,月事不调,或来多不断,或过期不至,或崩中漏血,赤白带下,或月内再行,淋沥不止,带下五色,经脉将至,腰腿沉重,痛连脐腹,小便白浊,面色萎黄,肢体倦怠,饮食不进,渐至羸弱;及治子宫久寒,不成胎孕。

12. 黄芪汤（《圣济总录》卷一五一）

【组成】黄芪(锉)、白芷、龙骨、干漆(炒烟尽)、代赭(煅,醋淬)、牡丹皮各一两,半桂(去粗皮)、地榆、白术、当归(切,焙)、天雄(炮裂,去皮脐)、黄连(去须)、诃黎勒皮(炮)、桑耳各一两,黄芩(去黑心)半两。

【用法】上锉,如麻豆大。每服五钱匕,水一盏半,加生姜五片,煎取八分,去滓温服,不拘时候。

【主治】妇人经血不断,面黄肌瘦。

13. 生干地黄散（《圣济总录》卷一五二）

【组成】生干地黄(焙)、陈橘皮(去白,炒)、甘草(炙,锉)、白芷、酸石榴皮、牛角䚡灰、续断、人参、地榆(锉,炙)各一两。

【用法】上为散。每服二钱匕,食前米饮调下,每日二次。以止为度。

【主治】妇人血伤不止,腰脚酸重,倦息无力,心烦渴燥,面目虚浮。

14. 伏龙肝汤（《圣济总录》卷一五二）

【组成】伏龙肝、禹余粮(烧通赤,湿土内培一复时)、赤芍药、生干地黄(焙)、地榆、白茅根各一两,龙骨、当归(切,焙)各一两半,甘草(炙)、麒麟竭(细研)各半两。

【用法】上为粗末。每服三钱匕,水一盏,煎至七分,去滓,空心、食前温服,一日二次。

【主治】妇科经血不止,脐腹撮痛,或时烦渴。

15. 延龄护宝丸《产育宝庆集》

【组成】禹余粮(烧醋淬七遍)二两,龙骨、人参、桂、赤石脂、紫石英(研)、熟地黄、杜仲(去粗皮锉碎)、桑寄生、续断、香白芷、川芎、当归(锉炒)、远志(去心)、金钗石斛(去根锉炒)、白茯苓(去皮)、阿胶(炒)、牡蛎、五味子、艾叶各一两。

【用法】上为末,炼蜜为丸,桐子大。每服四五十丸,温粥饮下,空心食前服。

【主治】妇人血脏虚损,经候过多,每行时暴下不可禁止,因成崩中,连日不断,致五脏空虚,失色黄瘦,崩竭暂止,日少复发,不耐动摇,小劳辄极剧。

16. 牡蛎汤《鸡峰普济方》卷十六

【组成】乌贼鱼骨、牡蛎、桂心各一两,干姜、黄芪、白芷各三分,五色龙骨、熟干地黄各一两半。

【用法】上为细末。每服二钱,食前温酒调下。

【主治】妇人漏下五色不止,淋沥连年,黄瘦萎瘁。

17. 艾煎丸《杨氏家藏方》卷十五

【组成】艾叶(米醋浸一宿,炒焦)、陈橘皮(去白)、高良姜(锉,炒)、干姜(炒)、赤芍药、白芍药、吴茱萸(汤洗七遍,炒)、蓬莪术(煨,切)、龙骨、牡蛎(煅)各一两。

【用法】上为细末,醋煮面糊为丸,如梧桐子大。每服五十丸,空心、食前煎艾叶汤送下。

【主治】妇人血海虚冷,月候过多,崩漏带下,腹胁绞痛。

18. 阴崩固经丸《女科百问·卷上》

【组成】艾叶(醋炒)、鹿角霜、伏龙肝各等分,干姜。

【用法】上为末,溶鹿角胶和药,乘热为丸,如梧桐子大。每服五十丸,食前淡醋汤送下。

【主治】妇人冲任虚弱,月候不调,来多不断,淋漓不止;或忽然暴下,受冷而白,谓之阴崩。

19. **金华散**（《妇人大全良方·调经门》）

【组成】延胡索、瞿麦穗、当归、干葛、牡丹皮各一两，石膏二两，桂心（别为末）三分，蒲黄半两，威灵仙三分。

【用法】上为细末。每服二钱，水一盏，煎至六分，空心温服，日二服。

【主治】妇人血室有热，崩下不止，服温药不效者。

【医案】凡血崩之疾，亦有阴阳冷热之不同，不可一概用药。仆常疗一妇人崩漏暴下，诸医投姜、桂、附子等药，服之愈甚。召余诊之，六脉紧数，遂用此药兼《局方》龙脑鸡苏丸，数服即安。《本事方》单用黄芩者亦此意也。

20. **升阳除湿汤**（《脾胃论》卷下）

【组成】甘草、大麦芽面（如胃寒腹鸣者加）、陈皮、猪苓各三分，泽泻、益智仁、半夏、防风、羌活、神曲、柴胡、升麻各五分，苍术一钱。

【用法】上锉。作一服，水三大盏，加生姜三片、大枣二枚，同煎至一盏，去滓，空心服。

【主治】湿盛血崩。

21. **归脾汤**（《济生方》卷之四）

【组成】白术、茯神（去木）、黄芪（去芦）、龙眼肉、酸枣仁（炒，去壳）各一两，人参、木香（不见火）各半两，甘草（炙）二钱半。

【用法】加姜、枣，水煎服。

【功效】益气补血，健脾养心。

【主治】思虑过度，劳伤心脾，而见面色无华、倦怠乏力、心烦少寐、惊悸健忘、月经失调、崩中漏下，及一切气不摄血，离经妄行之症。

【方论】本方由四君子汤、当归补血汤合方，再加龙眼、枣仁、远志、木香而成。方中参、芪、术、草，益气健脾；茯苓、远志宁心安神；枣仁、龙眼、当归补血以滋心、肝之阴；木香醒脾理气，以行滋填之滞，方名归脾，是使血气重振，归脾统摄之意，实则心、肝、脾三经并补，以心主血脉、肝藏血、脾统血，三脏功能恢复，则血自归经而诸恙自愈。（《女科方萃》）

22. **止经汤**（《女科万金方》）

【组成】当归、白芍药、熟地、川芎、香附各四钱，阿胶、黄芩、蒲黄、白术、侧柏叶（盐酒炒）各三钱，砂仁、甘草各一钱。

【用法】上为末。分四帖服。

【主治】妇人二十七八岁，身体一向虚败，经水不时淋漓不止，或有成片，或似黑水，面色青黄，头眩眼花，四肢困倦。

【加减】咳嗽，加五味、杏仁；泄泻，加肉桂、草果、粟壳各二钱；气急，加半夏、五味子各二钱；肚痛，加枳壳、延胡索、干漆各三钱。

23. 当归芍药汤（《兰室秘藏》卷中）

【组成】柴胡二分，炙甘草、生地黄各三分，橘皮（不去白）、熟地黄各五分，黄芪一钱五分，苍术（泔浸，去皮）、当归身、白芍药、白术各二钱。

【用法】上锉，如麻豆大，分作二服。水二盏半，煎至一盏，去滓，稍热空心服。

【主治】妇人经脉漏下不止，其色鲜红，时值七月处暑之间，先因劳役，脾胃虚弱，气短气逆，自汗不止，身热闷乱，恶见饮食，沉懒困倦，四肢无力，大便时泄，后再因心气不足，经脉再下不止，惟觉气下脱，其元气逆上全无，惟觉心腹中气下行，气短少，无力以言。

24. 凉血地黄汤（《兰室秘藏》卷中）

【组成】黄芩、荆芥穗、蔓荆子各一分，黄柏、知母、藁本、细辛、川芎各二分，黄连、羌活、柴胡、升麻、防风各三分，生地黄、当归各五分，甘草一钱，红花少许。

【用法】上锉，作一服。水三大盏，煎至一盏，去滓，稍热空心服。

【主治】妇人肾水阴虚，不能镇守包络相火，而致血崩。

【方论】血属阴，阴不自升，故诸经之血，必随诸经之气而后升；若气有所陷，则热迫血而内崩矣。故用黄柏以清下焦胞络之火；心者火之主也，故又以生地、黄连以治火之原；知母、黄芩滋水之母，归尾破瘀，红花生血，所谓去故生新也；川芎行血海之余，蔓荆凉诸经之血，而风药者，皆所以升诸经之气也，诸经之气升，则阴血不得不随之而起矣。（《济阴纲目》）

25. 内补丹（《普济方》卷三三○）

【组成】黄连、山茱萸、干姜、当归、鳖甲、芫花（醋搜令湿）、香白芷、干漆（油搜令湿）、川乌头（去皮脐）各一分，巴豆（大者，和壳用）、乱发、桃仁各半两，官桂（锉，去粗皮）一分，陈皮（锉碎，炒）一分，芸薹（炒，取白仁）一分，白龙骨（煅令通赤，细研）一分。

【用法】上前十二味,同入一瓶子内,用盐泥固济,顶上留一眼子,火煅烟白,急将出,候冷取药,细研;后四味,为细末,同前研药都作一处,拌合,再研令匀,以炼蜜为丸,如梧桐子大。每服十丸,临卧用温酒送下。

【主治】妇人久患血崩不止,累医无功者。

26. **桂朴当归散**(《医方类聚》卷八十九引《施圆端效方》)

【组成】桂、川芎、当归(焙)、芍药、桔梗、茴香、五灵脂(炒)、良姜(炒)各二两,厚朴二两半,干姜(二味同捣,炒)三两,橘皮四两,甘草(炒)、黄芪、白茯苓①。

【用法】上为细末。每服二钱,食前浓煎生姜、大枣汤调下。

【主治】一切脾肾虚寒之证,腹痛泄泻,脾胃停寒,妇人血海虚冷,脐腹绞痛,月候不匀,赤白崩漏。

27. **棕榈散**(《陈素庵妇科补解》卷一)

【组成】棕榈皮、蒲黄(俱炒黑存性)各二钱,归身(酒炒)、白芍(炒)、川芎、生地、黄芩、丹皮、秦艽、泽兰、杜仲②。

【主治】妇人经行,多则六七日,少则四五日,血海自净。若迟至半月或一月,尚淋漓不止,非冲任内虚,气不能摄血,即风冷外感,使血滞经络,故点滴不已,久则成经漏,为虚劳、血淋。若经行合房,以致血漏。

【方论】是方以棕灰、炒黑蒲黄二味为君,棕皮性涩,蒲黄炒黑,其性亦涩,黑则从水化,以治淋漓,尤为上品;秦艽、泽兰以祛风;丹皮、黄芩清热;四物加杜仲以补血,引入厥阴血分。愈后兼进补中益气汤,气旺则能摄血,升荣上达,使不下陷而淋漓之症自除也。

28. **断下汤**(《宋氏女科撮要·经漏血崩门》)

【组成】人参(去芦)、熟地、醋炒艾叶各一钱,海螵蛸炒炭、当归各二钱,川芎七分,炒干姜五分,阿胶(炒)七分五厘。

【用法】作一服,水二盅,煎八分,食前服。

【主治】妇人冲任气虚,崩中漏下,经脉不调,每遇月候将来,脐腹腰脚先

---

① 注:甘草、黄芪、白茯苓原书即缺剂量。
② 注:归身、白芍、川芎、生地、黄芩、丹皮、秦艽、泽兰、杜仲原书即缺剂量。

痛,渐减饮食,四肢乏力,及带下三十六疾,悉能疗之。

29. 胶艾汤(《宋氏女科撮要·经漏血崩门》)

【组成】熟地一两,白芍药一钱,酒洗当归一钱,阿胶珠、川芎、炙甘草各七分,炒艾叶一钱。

【用法】上作一服,水一盅半,酒半盅,煎八分,食前服。

【主治】劳伤气血,月水过多,淋沥漏下,连日不止,脐腹疼痛;及妊娠将摄失宜,胎动不安,腹痛下坠;或劳伤胞络,胞漏下血,腰痛闷乱;或因伤损,胎下抢心,奔冲短气;及因产乳,冲任气虚,不能约制,延引日月,渐成羸瘦等症。

30. 凉血地黄汤(《宋氏女科撮要·经漏血崩门》)

【组成】生地、归尾、黄连、黄柏、知母、藁本、川芎、升麻各四两,红花二分,柴胡、防风、羌活、黄芩、细辛、荆芥、蔓荆子、甘草(炙)各二分。

【用法】上作一剂,用水二盅,煎至八分,食前服。

【主治】妇人血崩不止,肾水阴虚,不能镇制胞络相火,故血走而崩也。

31. 升阳除湿汤(《宋氏女科撮要·经漏血崩门》)

【组成】当归五分,独活七分,蔓荆子五分,炙甘草一钱,升麻一钱,藁本一钱,柴胡一钱,羌活一钱,苍术一钱,黄芪一钱。

【用法】上水煎,空心服。

【主治】胃气下陷,经血暴崩,并治白带淋沥,此风能胜湿之意也。又云:火郁则发之。妇人阴脱下坠,用此药以升提之,亦多有效。

32. 加味荆芥止崩汤(《宋氏女科撮要·经漏血崩门》)

【组成】当归一钱,甘草一钱,陈皮一钱,枸杞子一钱,熟地二钱,白术一钱,荆芥穗一钱,人参一钱,白芍药一钱。

【用法】上水煎,空心服。

【主治】血崩日久不止。

33. 解毒四物汤(《宋氏女科撮要·经漏血崩门》)

【组成】当归、川芎、白芍、熟地、黄连、黄柏、黄芩、山栀各一钱五分。

【用法】水煎,空心服。

【主治】妇人经水不住,或如豆汁,五色相杂,面色黄萎,脐腹刺痛,寒热往来,崩漏不止,并宜服之。

34. 经验固崩汤(《宋氏女科撮要·经漏血崩门》)

【组成】当归一钱,川芎八分,酒炒白芍一钱,熟地八分,杜仲一钱,续断一钱五分,升麻一钱,甚者倍用山药一钱,地榆一钱,黑山栀一钱,炒黑荆芥一钱五分,炒黑干姜,甚者倍用。

【用法】上剂水煎,空心服。

【主治】血崩不止,彷徨之甚。

35. 益母汤(《万病回春》卷六)

【组成】当归、川芎、白芍(酒炒)、熟地(姜汁炒)、条芩、陈皮、香附(醋炒)、阿胶(蛤粉炒)各一钱,益母草、白术(去芦)各一钱半,玄参、蒲黄(炒)各八分,甘草四分。

【用法】上锉一剂。水煎,空心服。

【主治】妇人血崩。

36. 复元养荣汤(《寿世保元》卷七)

【组成】远志肉五分,人参一钱半,酸枣仁(炒)一钱,黄芪(蜜炒)一钱,荆芥八分,白芍(酒炒)一钱,当归头一钱,地榆一钱,白术一钱,甘草三分。

【用法】上锉一剂,枣一枚,水煎温服。

【主治】血崩,恶血去多,心神恍惚,战栗虚晕者。

37. 大温经汤(《医学入门》卷六)

【组成】阿胶、芍药、川芎、当归、人参、肉桂、牡丹皮、吴萸、甘草各二分,半夏二分半,麦门冬五分。

【用法】姜煎温服。

【主治】经行犯房,及劳役过度,损伤冲任,气血俱虚,不能制约,经血忽然暴下。

38. 清海丸(《辨证录》卷十一)

【组成】熟地一斤,桑叶一斤,白术一斤,玄参一斤,山茱萸八两,北五味三两,麦冬十两,沙参十两,地骨皮十两,丹皮十两,白芍一斤,龙骨(醋淬)二两,山药十两,石斛八两。

【用法】上药各为细末,炼蜜为丸。每日早、晚白滚水各送下五钱,服半年全愈。

【主治】子宫血海因热不固,每行人道,经水即来,一如血崩。

【方论】此方补阴而无浮动之虑,缩血而无寒凉之苦。日计不足,月计有余,潜移默夺,子宫清凉,而血海自固。倘不揣其本而齐其末,徒以发灰、白矾、黄连炭、五倍子等药末,以外治其幽隐之处,山恐愈涩而愈流,终必至于败亡也。可不慎欤!(《傅青主女科·女科上卷》)

39. 上下相资汤《石室秘录》卷六

【组成】熟地一两,山茱萸五钱,葳蕤五钱,人参三钱,元参三钱,沙参五钱,当归五钱,麦冬一两,北五味二钱,牛膝五钱,车前子一钱。

【用法】水煎服。

【功效】养阴清热,安冲止血。

【主治】血崩之后,口舌燥裂,不能饮食。

【方论】本方所治之证为久崩久漏之后,阴虚内热所致。久崩久漏,耗伤营阴,阴虚内热,热扰冲任、血海,故经来无期,量少淋沥不尽,或量多势急,血色鲜红;热扰心神,故面颊潮红,烦热少寐;热灼津伤,故咽干口燥、便结。舌红少苔、脉细数亦为阴虚内热之征。治宜养阴清热,固冲止血。方中熟地甘温,滋肾养阴;麦冬甘寒,滋肺清热。两药合用,滋养肺肾之阴,使金水相生,阴复热除,为君药。山茱萸养血敛阴止血,当归补肝引血归经,二药补肝血以充肾阴,助熟地补肾之功;沙参、玉竹甘寒多汁,养阴润肺,助麦冬养肺清热。此四药上下相资,为臣。玄参上润肺金,下滋肾水,且可凉血清热;人参补气生津又能摄血;五味子生津止渴,敛阴安神,以上共为佐。牛膝补肝益肾,引药下行;少量车前子清热利水,既可导热下行,又使滋而不腻,共为佐使。全方肺肾同治,使母子相资,上下相生,津液足则精血充,真阴生则虚火息,虚火息则血海宁。(《中医妇科方剂选讲·调经方》)

40. 固下丸《会约医镜》卷十四

【组成】当归二两,鹿角霜四两,茯神、龙骨(煅)、阿胶(蛤粉炒)各一两五钱,川芎七钱,杜仲(盐水炒)二两,香附(醋炒)八钱,甘草(炙)一两,补骨脂(盐水炒)六钱。

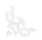

【用法】上为末,以山药五两研末,开水泡糊为丸。每服七八钱,早晨酒送下。

【主治】妇人血道虚滑,不时下漏。

41. 凉血汤《竹林女科》卷一

【组成】当归、生地黄各一钱,黄连(姜制)、黄芩、黄柏(酒炒)、知母(酒炒)、防风、荆芥各八分,细辛、蔓荆子、羌活各六分,藁本四分,甘草、升麻(炒)各三分。

【用法】水煎,食前服。

【主治】妇人肾虚崩漏。

42. 平肝开郁止血汤《傅青主女科·女科上卷》

【别名】平肝止血汤(《辨证录》卷十一)。

【组成】白芍(醋炒)一两,白术(土炒)一两,当归(酒洗)一两,丹皮三钱,三七根(研末)三钱,生地(酒炒)三钱,甘草二钱,黑芥穗二钱,柴胡一钱。

【用法】水煎服。

【主治】妇人怀抱甚郁,口干舌渴,呕吐吞酸,而血下崩者。

【方论】方中妙在白芍之平肝,柴胡之开郁,白术利腰脐,则血无积住之虞;荆芥通经络,则血有归还之乐;丹皮又清骨髓之热,生地复清脏腑之炎,当归、三七于补血之中,以行止血之法。自然郁结散而血崩止矣。

43. 安老汤《傅青主女科·女科上卷》

【组成】人参一两,黄芪(生用)一两,大熟地(九蒸)一两,白术(土炒)五钱,当归(酒洗)五钱,山萸(蒸)五钱,阿胶(蛤粉炒)一钱,黑芥穗一钱,甘草一钱,香附(酒炒)五分,木耳炭一钱。

【用法】水煎服。

【主治】妇人肝不藏、脾不统而血崩,年五十外或六七十岁忽然行经,或下紫血块,或如红血淋。

【方论】本方系傅青主为"年老经水复行"而设。青主曰:"人或谓老妇行经,是还少之象,谁知是血崩之渐乎!夫妇人至七七之外,天癸已竭,又不服济阴补阳之药,如何能精满化经,一如少妇。然经不宜行而行者,乃肝不藏脾不统之故也。"脾虚不能统血,肝虚不能藏血,以致冲任不固,故经断后阴道出血;脾虚无力运化,故食少腹胀;脾虚水谷精微不能化赤,以致营血亏虚,故阴道出血量少色淡质稀;气虚阳气不布,则神疲体倦,少气懒言;土虚木乘,肝气失于条达,则胁肋胀满。舌淡、脉弦细无力,亦皆肝脾气血亏虚之征。青主认为:"此等之症,非大补肝脾之气与血,而血安能骤止。"故立健脾调肝,安冲止血之法。方中重用人参、黄芪甘温入脾,以补中益气,固摄止血,是为君药。白术土炒,既助参、芪健脾益气以摄血,又兼收敛之功;熟地、当归养血补肝,使肝复藏血之能而血海宁,以上共为臣。山茱萸、阿胶补血养肝,敛阴止血;黑芥穗、木耳炭黑以制红,收涩止血治其标;香附疏肝理气调经,与当归、山茱萸等补血柔肝药配伍,一散一收,正合"肝体阴而用阳"之生理特点,与补气养血药同用,可使补而不滞,因其辛散,有伤阴耗气之忧,故稍稍与之,以上均为佐。甘草益气和中,调和诸药,为佐使。全方以补气固冲摄血治本,养血止血治标,标本同治,肝脾并补,故可收止血之功。(《中医妇科方剂选讲·调经方》)

44. 固本止崩汤(《傅青主女科·女科上卷》)

【组成】大熟地一两(九蒸),白术一两(土炒焦),黄芪三钱(生用),当归五钱(酒洗),黑姜二钱,人参三钱。

【用法】水煎服。

【主治】妇人有一时血崩,两目黑暗,昏晕在地,不省人事者方用。

【方论】方妙在全不去止血而惟补血,又不止补血而更补气,非惟补气而更补火。盖血崩而至于黑暗昏晕,则血已尽去,仅存一线之气以为护持。若不急补其气以生血,而先补其血而遗气,则有形之血,恐不能遽生,而无形之气,必且至尽散,此所以不先补血而先补气也。然单补气则血又不易生;单补血而不补火,则血又必凝滞,而不能随气而速生。况黑姜引血归经,是补中又有收敛之妙,所以同补气补血之药并用之耳。

45. 固气汤(《傅青主女科·女科上卷》)

【组成】人参一两,白术(土炒)五钱,大熟地(九蒸)五钱,当归(酒洗)三钱,白茯苓二钱,甘草一钱,杜仲(炒黑)三钱,山黄肉(蒸)二钱,远志(去心)一钱,五味子(炒)十粒。

【用法】水煎服。一剂而自止,连服十剂而愈。

【主治】凡气虚而崩漏者,此方最可通治,非仅治小产之崩。

【方论】此方固气而兼补血。已去之血,可以速生,将脱之血,可以尽摄。其最妙者,不去止血,而止血之味,含于补气之中也。

46. 四物加味汤《医略六书》卷二十六

【组成】四物汤一两,人参二钱,吴茱萸(醋泡,炒黑)五分,赤石脂(醋炒)三钱,炮姜五分。

【用法】水煎,去滓温服。

【主治】崩漏,脉虚者。

【方论】血室虚寒,阳气不能统运,故蓄泄无权,腹痛崩漏焉。四物汤以滋培血室,吴茱萸、炮姜以温中逐冷,更用人参扶元补气,石脂涩脱定崩漏也。水煮温服,俾血室既充,则寒邪无不化,而冲任蓄泄有权,经行自然如度,何患腹痛不退,崩漏不除乎!

47. 地榆散《医略六书》卷二十六

【组成】熟地五两,黄芪三两(蜜炙),白术(炒黑)一两半,当归三两,白芍(炒黑)一两半,炮姜五钱,地榆(炒炭)三两,茯苓一两半,炙草五钱。

【用法】上为散。每服三五钱,饮下。

【主治】崩久不止,脉软者。

【方论】气血两亏,冲任失守,而寒从中生,故腹痛频频,崩漏久不止焉。熟地补阴滋血以安冲任,黄芪补气举陷以奠生阳,白术健脾燥湿,当归养血归经,白芍敛阴止崩下,茯苓渗湿清治节,炮姜温中逐冷,地榆涩血止血,甘草以缓中益胃也。为散以散之,米饮以下之,使气血内充则中寒自化,而经脉完固,何腹痛不退,崩久不止乎。

48. 清热地黄汤《医略六书》卷二十六

【组成】生地五钱,黄连(炒黑)一钱半,(醋炒)白芍一钱半,荆芥(炒黑)一钱半,知母(炒黑)一钱半,黄柏(炒黑)一钱半,当归(醋炒)三钱,丹皮(炒黑)一钱半,地榆(炒炭)三钱。

【用法】水煎,去滓,温服。

【主治】血崩烦热,脉洪涩者。

【方论】血亏伏热,迫血妄行,故烦热不止,血崩特甚焉。生地滋阴壮水,黄连降火清心,黄柏清相火之炽,知母润血气之燥,荆芥散火之伏以理血,白芍敛血之走以存阴,丹皮灰凉血止血,醋当归养血吸血,地榆炭涩血以定血也。水煎温服使伏火化而血气充,则烦热自退而血无妄行之患,何血崩之不止哉!

第二节 单 验 方

1. **蓟根酒**(《千金翼方》卷八)

【组成】大小蓟根各一斤(切)。

【用法】上以酒一斗,浸五宿。服之,随意多少。

【主治】妇人暴崩中,去血不止。

2. **紫散**(《元和纪用经》)

【组成】香附子(炒黑存性)。

【用法】上为末。每服方寸匕,热酒调下,再服立定。

【功用】止血崩。

3. **生蓟根汁**(《医心方》卷第二十一)

【组成】生蓟根汁一升。

【用法】舂生蓟根汁一升,温,顿服之。亦可以酒煮,随意服之。

【主治】崩中。

4. **赤石脂蜜丸**(《医心方》卷第二十一引《葛氏方》)

【组成】赤石脂。

【用法】赤石脂蜜丸,服如梧子三丸,日三。

【主治】妇人暴中漏下。

5. **凌霄花末**(《医心方》卷第二十一引《广利方》)

【组成】凌霄花末。

【用法】温酒服方寸匕,日三,即止。

【主治】妇人暴中漏下血。

6. 桑耳干姜方《医心方》卷第二十一引《僧深方》

【组成】桑耳、干姜分等。

【用法】下筛,酒服方寸匕,日三四五。

【主治】妇人暴中。

7. 黄芩汤《伤寒总病论》卷三

【组成】黄芩四两。

【用法】上锉。加水三升,煮一升半,温饮一盏。

【主治】鼻衄或吐血下血,及妇人漏下血不止。

8. 侧柏散《圣济总录》卷一五一

【组成】侧柏(去枝)、木贼(锉,炒微焦)各一两。

【用法】上为散。每服二钱匕,温酒调下;米饮亦得。

【主治】室女月水不断。

9. 柏叶汤《圣济总录》卷一五二

【组成】柏叶二两,芍药三分。

【用法】上锉,如麻豆大。每服五钱匕,水一盏半,煎至八分,入酒半盏,再煎至一盏,去滓温服。

【主治】妇人下血不止,脐下绞痛。

10. 棕榈皮散《圣济总录》卷一五二

【组成】棕榈皮(烧灰)、柏叶(焙)各一两。

【用法】上为散。每服二钱匕,酒调下,不拘时候。

【主治】妇人经血不止。

11. 槐蛾散《圣济总录》卷一五二

【组成】槐蛾不以多少(烧灰)。

【用法】上为细散。每服二钱匕,食前温酒调下。

【主治】妇人漏下,淋沥不绝。

12. 干姜丸《鸡峰普济方》卷十六

【组成】干姜、细墨各等分。

【用法】上为细末,醋糊为丸,如梧桐子大。每服三十丸,空心温酒送下。

【主治】崩中漏下，青黄赤白。

13. 大圣散《鸡峰普济方》卷十六）

【组成】乌贼鱼骨。

【用法】上为细末。每服二钱，如下殷物，黑色，用胡姜酒送下；红色，煎木贼汤送下。

【主治】崩中不止，诸药不能治者。

14. 芙蕖散《杨氏家藏方》卷十六）

【组成】隔年干莲蓬不以多少（烧灰）。

【用法】上为细末。每服二钱，食前用温酒或米饮调下。

【主治】血崩久不止。

15. 梅姜散《魏氏家藏方》卷七）

【组成】棕榈、乌梅、干姜各等分（并烧存性）。

【用法】上为细末。每服二钱，米饮调下，不拘时候。

【主治】脏毒泻血不止，妇人血崩漏下。

16. 独芎散《魏氏家藏方》卷十）

【组成】大川芎（锉，新瓦慢火炒令紫色，熟）不拘多少。

【用法】上为细末。每服二钱，以水一盏，入木贼草（去根节，锉细）一撮许，同煎至七分，去滓温服，不拘时候。

【主治】血崩久不止，百药不效者。

17. 荆芥散《妇人大全良方》卷一）

【组成】荆芥穗。

【用法】用灯盏（多着灯心），好麻油点灯，就烧荆芥焦色，为细末。每服三钱，童便调下。

【主治】妇人崩中，连日不止。

18. 神应散《妇人大全良方》卷一）

【组成】桂心（坩埚内煅，微存性）不拘多少。

【用法】上为末。每服一二钱，米饮调下。

【主治】妇人血崩不止。

19. **益母草散**《妇人大全良方》卷一

【组成】益母草(开花时采,阴干)。

【用法】上为细末。每服二钱,空心温酒调下,一日三次。

【主治】妇人赤白恶露下不止,久不愈。

20. **五倍散**《类编朱氏集验方》卷十

【组成】五倍子(半生、半熟等分)。

【用法】上为末。每服二钱,空心冷水调下。

【主治】血崩。

21. **玉芝散**《类编朱氏集验方》卷十

【组成】香附子(半生半熟),代赭石。

【用法】上为末。用酒调下。大瘕崩者煎服。

【主治】血崩。

22. **二槲散**《产宝诸方》

【组成】槲叶(半生,半烧存性)。

【用法】上为末。温酒调二钱。

【主治】血崩。

23. **柏叶汤**《圣济总录》卷一五二

【组成】柏叶二两,芍药三分。

【用法】上锉,如麻豆大。每服五钱匕,水一盏半,煎至八分,入酒半盏,再煎至一盏,去滓温服。

【主治】妇人下血不止,脐下绞痛。

24. **蚕蜕散**《普济方》卷三五七引《海上方》

【组成】蚕蜕纸、棕榈皮(各烧灰存性)。

【用法】上为细末。每服各炒二钱,温酒调下。

【主治】崩漏下血不止。

25. **一笑散**《普济方》卷三二九

【组成】新绵一握。

【用法】烧灰,研为细末。用酒调服。立止。

【主治】妇人血崩。

26. **五灵脂丸**《玉机微义》卷四十九》

【组成】灵脂十两,神曲二两。

【用法】水煎,去滓澄清,再煎成膏,入神曲为丸,如梧桐子大。每服三二十丸,温酒送下。

【主治】血山崩不止。

27. **蛎粉散**《医方类聚》卷二一○引《经验良方》》

【组成】牡蛎(火煅成粉)。

【用法】细研上药,用酽米醋搜成团,再煅过通红,候冷研细,却用酽米醋调艾叶末,熬成膏,搜和为丸,如梧桐子大。每服四五十丸,醋艾汤送下。

【主治】妇人月水不止。

28. **黄柏汤**《医方类聚》卷二○八引《简易方》》

【组成】黄芩、黄柏各一钱,黄连(去毛)三钱。

【用法】上用水四盏,煎取一盏半,去滓,加炒阿胶末五钱匕,滓再煎,空心温温分三服。

【加减】腹痛,加栀子三钱。

29. **定血散**《医方类聚》卷二一○引《医林方》》

【组成】贯众(去毛,微炒)不以多少。

【用法】上为极细末。每服三钱,酒、醋、水各一盏同煎,去滓温服,不拘时候。

【主治】妇人崩中,败血过多。

30. **斗门散**《医方类聚》卷二一○引《烟霞圣效方》》

【组成】大胡桃五个(烧,烟尽为度)。

【用法】上为末。每服一钱,热酒调下。

【主治】妇人血崩。

31. **梅饮子**《奇效良方》卷六十》

【组成】盐白梅(烧灰)七个。

【用法】上为末。空心米饮调下。

【主治】妇人血崩。

32. **夏枯草散**（《本草纲目》卷十五引《太平圣惠方》）

【组成】夏枯草。

【用法】上为末。每服方寸匕,米饮调下。

【主治】血崩不止。

33. **槐榆散**（《景岳全书》卷六十一）

【组成】槐花、地榆各等分（俱炒焦）。

【用法】上用酒煎,饮之。

【主治】血崩及肠风下血。

34. **子芩丸**（《张氏医通》卷十五）

【组成】条黄芩（酒炒）。

【用法】上为末,酒为丸,如梧桐子大。每服三钱,空腹乌梅汤送下。

【主治】风热入犯肝经,崩漏下血,色稠紫者。

35. **防风丸**（《张氏医通》卷十五）

【组成】防风（勿见火）。

【用法】上为末,醋糊为丸,如梧桐子大。每服二钱五分,空腹葱白汤送下。

【主治】风入胞门,崩漏下血,色清淡者。

36. **槐灰散**（《良朋汇集》卷六）

【组成】槐枝（烧灰）不拘多少。

【用法】上为末,以温酒调下方寸匕,食前服。

【主治】崩中或下赤白,不问年月远近。

37. **消污汤**（《医方一盘珠》卷六）

【组成】干荷叶一枚。

【用法】煎汤一碗,空心服。

【主治】妇人血崩。

【加减】腹痛,加香附。

38. **桂心散**《《仙拈集》卷三》......

【组成】桂心(烧存性)。

【用法】上为末。每服三钱,空心米饮调下。

【主治】血崩不止。

39. **鸡子汤**《《叶氏女科证治》卷一》

【别名】鸡蛋汤(《宁坤秘籍》卷上)。

【组成】鸡子三个,葱三茎,姜一两。

【用法】将葱、姜共捣如泥,鸡子去壳和匀,入麻油半两,锅内同炒,酒煮,温服。

【主治】妇女崩久不止。

40. **地榆苦酒煎**《《女科方萃·月经病类》引《医宗金鉴》》......

【组成】地榆 30 g,苦酒 60 mL。

【用法】二味同煎,露一宿,次朝温服。

【主治】崩血,补之仍然不止,宜用本方防其滑脱,止后随证治之。

【方论】本方凉血固冲。地榆苦酸微寒,性沉而涩,入下焦,凉血、收涩止血,主治吐衄、崩中、肠风、血痢等症。本方用地榆一味,除血热而止血崩,配以苦酒,苦酒即今之醋,入药以陈米醋为佳,性酸涩而敛气血,引地榆入肝,肝血得藏则自无妄行之患。本方为治标之法,即所谓"塞流"是也。故本方之用,并不局限于血热妄行之崩中漏下,凡血崩不已,治之无功者,皆可施用,待其血止之后,再图治本。且地榆我国大部地区均产,其方简便易行,缺少医药地方可自备。

第三节 当代名方

1. **化瘀定崩方**《《百年百名中医临床家·蔡小荪》》

【组成】当归 10 g,生地 10 g,丹参 10 g,白芍 10 g,香附 10 g,生蒲黄 30 g(包),花蕊石 20 g,熟大黄炭 10 g,三七末 2 g(吞),震灵丹 12 g(包)。

【主治】由瘀血导致之崩漏。

【方解】本方以四物汤加减以养血调经,去川芎易丹参,取其去瘀生新而无辛香走散之弊;香附理气调经,以助化瘀;生蒲黄、花蕊石化瘀止血;熟大黄炭凉血泻火,祛瘀止血;三七化瘀定痛止血;震灵丹化瘀定痛,镇摄止血。血崩而因瘀导致者,非单纯固涩止血所能奏效,甚至适得其反,愈止愈多,腹痛更甚。瘀血不去,新血不生,血不归经,则出血不止,非寓攻于止不为效。

2. 温阳止血方《百年百名中医临床家·蔡小荪》

【组成】党参12 g,生黄芪20 g,炒当归10 g,熟附片10 g,牛角䚡10 g,生地炭20 g,炮姜炭3 g,白芍12 g,煅牡蛎30 g,仙鹤草30 g,炒蒲黄10 g,阿胶10 g。

【主治】崩漏、青春期或围绝经期功能性子宫出血,凡阳虚暴崩,或久崩久漏,气血两亏,导致阳虚者。多见血色淡红,质稀薄,面色㿠白,头晕气短,肢清畏冷,疲惫乏力,大便不实,舌苔淡薄,舌质淡或嫩红,脉细软或虚。

【方解】本方由四物汤、当归补血汤化裁组成。原方去川芎,缘该药走而不守,有动血之弊。阳虚崩漏大都为久崩久漏导致,始则血虚,气亦随亏,久而阳虚,多数用养阴凉血剂无效。有形之血不能速生,无形之气所当急固,故以参芪益气;主要用熟附片、炮姜温阳,以助益气摄血之力;配当归以养血,为血中气药,可免留瘀之弊;牛角䚡苦温,能止血化瘀,仙鹤草止血补虚,两药佐当归则相得益彰;生地与炮姜同用,可互制偏胜,而炒炭存性,又能增强止血之功;崩漏色淡质稀,为气血两亏、阳虚无瘀之征,用牡蛎、白芍以敛阴固涩,与温阳之剂互为制约;蒲黄化瘀止血,配阿胶养血止崩,其效益显。

【加减】本方对失血过甚者可酌加参、芪等的用量,每味30 g左右,生地炭亦可增至30 g;背寒者增鹿角霜;腰酸者加杜仲、川断;眩晕者加升麻、枸杞子;大便溏薄者加菟丝子。

3. 养阴止崩方《百年百名中医临床家·蔡小荪》

【组成】龟甲10 g,生地12 g,煅牡蛎30 g,墨旱莲20 g,生地榆12 g,白芍12 g,丹皮炭10 g,丹参6 g,地骨皮10 g,生藕节30 g,阿胶10 g。

【主治】青春期或围绝经期功能失调性子宫出血,即阴虚血热型崩漏。多见出血不止,或量多如注,色鲜红或紫,面赤升火,口干或苦,心烦低热,便干溲赤,舌质偏红,甚或光绛,脉细略数。

【方解】本方以养阴止血为首要。以龟板、生地为主,滋阴养血;白芍敛阴止血;牡蛎滋阴潜阳,固涩止血;地骨皮凉血泻火;墨旱莲、生地榆补肾阴,凉血止血;牡丹皮凉血散瘀,炒炭能止血;藕节去瘀止血;阿胶养血止崩;丹参去瘀生新,配合前药以杜留瘀之弊。阴虚常致血热,血得热则行,故以滋阴养营为主,佐清热凉血,调固兼备。

【加减】如出血过多者,生地可炒炭并加量至30g;疲惫少力者,加党参或太子参;烦渴者,加石斛、麦冬、玄参;便秘者,加火麻仁;腰酸者,加杜仲、川断。

4. 益气升提方(《百年百名中医临床家·蔡小荪》)

【组成】党参15g,生黄芪20g,炒白术10g,炒当归10g,大熟地10g,砂仁3g,白芍12g,升麻5g,柴胡5g,仙鹤草20g,墨旱莲20g。

【主治】崩漏不止,色红或淡,气短少力,腰腿沉软,气随血亏,虚而下陷。苔薄或淡,质淡或嫩红,脉虚或缓或细。

【方解】本方由补中益气汤加减组成。方中以参、芪、术为主,益气补中;佐当归以养血理血;熟地滋肾养阴补血,以制当归之辛温,但本性腻滞,故配砂仁之辛香行气调中,以解熟地之稠黏;白芍配当归以养血敛阴,调经止血;仙鹤草、墨旱莲补虚止血;升麻、柴胡为升提要药,佐参、芪、术以益气升提,摄血止崩。

【加减】如出血过甚,气虚更亏者,可增加参芪用量,每味至30g;腰酸者加杜仲、川断;大便溏薄者加炮姜炭;脘腹作胀者加木香;血仍不止者加阿胶。

5. 加味两地方(《百年百名中医临床家·蔡小荪》)

【组成】玄参10g,大生地10g,麦冬10g,地骨皮10g,白芍10g,女贞子10g,墨旱莲20g,仙鹤草20g,陈阿胶10g。

【主治】少女经漏,长期不止。一般淋漓十余日,甚至二三月不等。血色鲜红或偏紫,或淡红。有时面赤升火,口干唇燥,或伴有低热,便坚间日,或感头晕,俯仰目黯,疲惫少力。舌质偏红,脉细或细数。

【方解】本方从傅青主两地汤加味。傅方原用于经行先期而量少者,有增液、清热、养血作用。本方为两地汤加二至丸法,再增仙鹤草。缘久漏阴血津液均致亏损,取玄参补肾滋阴降火;配麦冬养胃生津,强阴益精;大生地补肾滋阴,养血止漏;地骨皮入肾,凉血泻火;白芍柔肝,养血敛阴,止崩漏;女贞子补肝肾,养阴清热;墨旱莲补肾养阴止血;阿胶入肾,滋阴养血,止崩漏。少女肾气始盛,久漏必致耗血伤肾,故以补肾为先。

【加减】气虚明显者增党参、黄芪;腰酸者加杜仲、川断,狗脊择用;眩晕者加枸杞子;口干唇燥者加川石斛;大便干结者加火麻仁、全瓜蒌。

6. 崩漏(甲)方《中医妇科名家经验心悟》孙浩铭方)

【组成】炙黄芪15 g,漂白术9 g,败龟甲24 g(先煎),贡阿胶15 g(另炖冲),生地12 g,秦当归4.5 g(后入),十灰散9 g(布包),蛇绒草30 g,老鼠乌30 g。

【主治】气阴两虚所致的月经过多或崩漏。

【方解】妇女子宫出血常见月经过多或崩漏。临床上应分清虚、实调治。虚者以脾肾虚弱,冲任失调为主。实者以血热血瘀,热迫冲任,胞脉瘀阻所致。方中以炙黄芪、白术健脾益气;龟甲、阿胶滋肾养血;配少量当归、生地以养血和血;蛇绒草(蔷薇科,蛇莓)甘酸平,有小毒,清热解毒,散瘀止血;老鼠乌(鼠李科,老鼠耳)苦平,行瘀止血,与十灰散合用以清热止血。

7. 崩漏(乙)方《中医妇科名家经验心悟》孙浩铭方)

【组成】鲜侧柏叶30 g,生地12 g,干藕片30 g,干地榆15 g,杭白芍6 g,枯黄芩6 g,黑栀子6 g,蛇绒草30 g,老鼠乌30 g。

【主治】血热损伤冲任所致的月经过多或崩漏。

【方解】此方功专清热凉血止血。适用于素体阳盛或感受热邪,致血热迫血妄行,故见出血量多,色深红,并见热扰心神之心烦少寐,内热炽盛之面赤口干等症状。方中以鲜侧柏叶、藕片、生地清热凉血;以黄芩、黑栀子清血分之热,而黑栀子更擅止血之功;血脱阴虚故以白芍养血敛阴;蛇绒草、老鼠乌凉血止血;诸药合用可收清热凉血止血之效。

8. 双补止崩汤《中医妇科名家经验心悟》哈荔田)

【组成】党参15 g,炙黄芪15 g,当归9 g,白芍9 g,续断9 g,菟丝子9 g,艾叶炭9 g,棕榈炭9 g,香附9 g,女贞子12 g,桑寄生12 g,阿胶15 g(烊化)。

【主治】劳伤心脾,气血两亏,统摄失职之崩漏。

【方解】劳伤心脾,主统失职,化源匮乏,致下血甚多。方中以人参、黄芪、当归、白芍、阿胶怡养心脾,两补气血;续断、桑寄生、菟丝子、女贞子固肾藏精,以调冲任;艾叶炭、棕榈炭、香附理气止血,以塞其流。全方以健脾养心,固肾止血,俾中气得立,心血得生,根株得固,则血即止。

9. 经间期出血方《丁启后妇科经验》

【组成】生地15 g,山药15 g,山茱萸15 g,麦冬15 g,玉竹15 g,阿胶15 g,地骨皮12 g,白芍15 g,芡实15 g,仙鹤草15 g。

【主治】阴虚内热所致月经干净数日,排卵期出现阴道少量流血或带下夹血丝,常伴见少腹一侧隐痛不适,或肛门坠胀,两颧红赤,形体消瘦,潮热盗汗,五心烦热,口燥咽干。舌红少苔,脉细数。

【方解】方中山药、山茱萸滋阴补肾、填精益髓;生地养阴滋液、清热凉血以固冲;白芍味酸性寒,养血敛阴柔肝,与生地配伍肝肾同补;地骨皮清热凉血,退虚热,麦冬、玉竹养阴生津,三药共用养阴清热;阿胶养血止血;芡实益肾固精止带止血;仙鹤草收敛止血,全方养阴清热,肝肾同补,固冲止血。

【加减】如平素月经先期,加女贞子、墨旱莲、海螵蛸;带下色黄偏多,加地榆、椿根皮、炒黄柏;气虚疲乏,加党参、黄芪;少腹胀痛明显,加川楝子、香附;心悸失眠,加酸枣仁、百合、莲子心;手足心热、夜间盗汗,加龟甲、青蒿等。本方宜在月经周期第5日开始服药,服用2周。

10. 将军斩关汤《海派中医朱氏妇科》

【组成】熟大黄炭3 g,巴戟天9 g,仙鹤草18 g,茯神9 g,黄芪4.5 g,炒当归9 g,白术4.5 g,蒲黄炒阿胶9 g,生地6 g,熟地6 g,焦谷芽9 g,藏红花0.9 g,三七粉0.9 g,红茶汁送服。

【主治】虚中夹实(血瘀)之崩漏。

【方解】将军斩关汤由朱南山所创,小南先生承之,并撰文传于后世,系朱氏妇科家传验方。全方补气血而祛余邪,祛瘀而不伤正,适用于虚中夹实之严重崩漏。本方以熟大黄炭和蒲黄炒阿胶为君药,蒲黄炒阿胶祛瘀补血止血。朱南孙认为,两药相伍取通因通用之法,对因瘀血致血不归经之出血,祛瘀即为止血,此为治病求本。臣以巴戟天补肾助阳以温督脉,仙鹤草养血止血,藏红花活血祛瘀,三七化瘀止血,此四味共助君药以益气摄血。黄芪补气固表,生地、熟地滋阴补血,当归补血活血,白术健脾益气,方中取四君、四物之法益气养血以补虚。茯神健脾安神,焦谷芽消食和胃。红茶性凉味苦甘,清热化痰消食,用红茶汁送服,既可佐熟大黄炭以清郁热,又可健脾消食固护后天之本。全方旨在祛瘀养血,调理冲任。

11. 健壮补力膏《海派中医朱氏妇科》

【组成】太子参20 g,菟丝子12 g,覆盆子12 g,金樱子12 g,桑寄生12 g,五味子6 g,石龙芮12 g,仙鹤草15 g。

【主治】肝肾不足、冲任虚损之崩漏、带下、闭经、月经不调、不孕症、胎漏等症。

【方解】肾者主蛰,封藏之本;肝藏血,罢极之本;肝肾乃冲任之本,肝肾虚损,则精血滑脱,带下绵绵,神疲嗜卧。本膏中太子参补气,虚人为宜;菟丝子、覆盆子、金樱子、五味子补肝肾,摄精气,固冲任;桑寄生补肝肾,强筋骨;石龙芮前人用于治疗痈疖肿毒、瘰疬、结核等症,朱南孙予以补肾强壮之用;仙鹤草补涩之剂,属强壮止血药,寒、热、虚、实之出血皆可用之。诸药配制成膏,药性温而不燥,补而不腻,是虚损的日常温补之剂。此方配伍,常用于临床功能失调性子宫出血伴贫血患者,复旧期用于补精血、恢复体力,也可用于经间期出血淋漓不净伴神疲乏力者,还可用于复发性流产患者伴腰酸者,也可根据临床需要拆开用之。例如菟丝子、覆盆子、金樱子可用于调经种子,促排卵助孕;太子参、金樱子、仙鹤草可用于带下绵绵或产后子宫滑脱者,均有效验。石龙芮,《本草纲目》记载:"石龙芮,乃平补之药,古方多用之,其功与枸杞、覆盆子相埒,而世人不知用。"《本草汇言》云:"石龙芮,凡相火炽盛,阴躁精虚者,以此充入诸滋补药,服食甚良。主补肾益精明目,有育嗣延龄之妙。"故朱南孙取其补肾阴益精之效,临证用于涩精固脱。

12. 摄血固冲汤《全国中医妇科流派名方精粹》川蜀妇科卓雨农方

【组成】党参18 g,黄芪12 g,白术9 g,龙骨15 g,海螵蛸30 g,阿胶珠9 g,茜草根9 g,龟甲9 g,广三七3 g,血余炭9 g。

【主治】产后劳倦过度,阴道突然大出血,或动手术后出血不止,色红无块,腰微胀而腹不痛,脉数无力。

【方解】摄血固冲汤由川蜀中医妇科流派卓雨农所创。全方以补气、止血、调理脾胃为主,以补气生血固本,止涩而不敛邪,祛瘀而不伤正。在李东垣补中益气汤的基础上,卓雨农借其健脾益气、升阳举陷之功,重用党参为君,加大剂茜草根、海螵蛸治疗气虚失摄,经血失约的崩漏。本方黄芪补气固表,白术健脾益气,取四君法益气养血以补虚,炒阿胶祛瘀补血止血,三七化瘀止血,此四味共助君药以益气摄血。海螵蛸为厥阴血分之药,咸而走血以收涩,益肾摄冲。茜草治血,能行能止,酒制则行,醋炒则止,以活血气,疏经络。龙骨,《本经》曰其"主咳逆,泻痢脓血,女子漏下"。血余炭,消瘀,止血,治吐血、鼻衄、齿龈出血、血痢、血淋。龟甲,《神农本草经》曰:"龟甲,味咸平。主漏下赤白,治肾阴不足,骨蒸劳热,吐血,衄血,久咳,遗精,崩漏,带下。"全方祛瘀养血,调理冲任,健脾消食,固护后天之本,以补为主,通涩并辅,寓攻于补,涩而不滞,动而不烈,寒热相济,通涩并举,相得益彰,对产后恶露不尽、癥瘕出血、崩漏不止属虚中有实者,用之屡屡奏效。

13. 黑蒲黄散（《全国中医妇科流派名方精粹》海派陈氏妇科方）

【组成】蒲黄炭 12 g,棕榈炭 12 g,血余炭 9 g,荆芥炭 9 g,地榆炭 15 g,川芎 6 g,牡丹皮 9 g,醋香附 9 g,炒白芍 9 g,当归 9 g,生地 12 g,熟地 12 g,炒阿胶 9 g(烊冲)。

【主治】崩漏。

【方解】陈筱宝中年时得宋代名医陈素庵《妇科医要》手抄残本,书中记载有关黑蒲黄散治疗崩漏相关经验,陈筱宝在其行医期间将其灵活运用,收到十分理想的效果。全方体现"止涩固崩、正本清源、复其故旧"三大法则,随证加减可以治疗妇女崩漏,特别是下血日久不愈者。本方以蒲黄炭为君药,蒲黄为治崩漏的要药,生用善于行血,炒炭善于止血。臣以棕榈炭、血余炭收涩止血,二药同助君药止涩固崩,且养血去瘀,杜塞其流而不留瘀滞。方中四物汤养血活血。当归性柔而润,补血养血;川芎能温行血海,促血流行,为血中之气药。二味药性温而味甘、辛,以温能和血,甘能补血,辛能散血,盖因崩漏漏下者,瘀血尽去究属少数,故须通行血中之气,收涩止血而防瘀血停滞。熟地补阴益精以生血,为养血补虚之要药。白芍入肝经,其味苦而微酸,能养血敛阴,益太阴之脾阴,收摄散乱之脾气,有强脾统血之功。香附理气,助川芎调血中之气,《汤液本草》言"香附治崩漏"。荆芥炒炭入肝经,理血止血,引血归元。妇人崩漏多血滞瘀热,伍以地榆炭、生地凉血止血,牡丹皮凉血散瘀,三者配伍泄血中之热,散血中之瘀。阿胶补血止血。全方旨在止血不留瘀,养血兼和血。全方特点:收中有发,补中带泻,通行并用,养血活血,祛瘀生新,调气血,理冲任,对于经血非时暴下不止或淋沥不尽之崩漏诸证用之屡屡奏效。

14. 二稔汤(《全国中医妇科流派名方精粹》岭南罗氏妇科方)

【组成】岗稔根 30～50 g,地稔根 30 g,续断 15 g,制何首乌 30 g,党参 20～30 g,白术 15～20 g,熟地 15～20 g,棕榈炭 10～15 g,炙甘草 9～15 g,桑寄生 15～30 g,赤石脂 20 g。

【主治】脾肾两虚之崩漏的"暴崩"阶段。

【方解】二稔汤是罗元恺治崩三方之一,是"塞流"阶段经验方,乃"塞流"之法,用治崩漏出血较多的阶段。岗稔根、地稔根为岭南草药。岗稔根为桃金娘科植物桃金娘的干燥根,味甘、涩,性平,长于固涩止血,并有滋养之功;地稔根为野牡丹科植物地稔的根,味酸、甘,性平,擅于补血止血。两药相伍,共奏补肾健脾、益气摄血之功,能塞流止血以急治其标,共为君药。崩漏发病,其本在肾,且出血日久,阴血必耗,故臣以制何首乌养肝肾而益精血;桑寄生补肝肾,养血固冲;续断善治"妇人崩中漏血"(《名医别录》),功能补益肝肾,调理冲任而固崩止血,且有强壮筋骨之效,以治腰膝酸疼;熟地甘温质润,滋阴养血,填精益髓,寓傅青主"补阴之中行止崩之法"之旨。四药既补养肝肾,以澄源治本,又滋阴养血,补损伤之阴血,共为臣药。脾主统血,为后天之本,故伍用党参、白术、炙甘草补气健脾,脾气健运,一则气血生化有源,二则复其统血摄血之权;棕榈炭、赤石脂敛涩止血,助君药止血塞流。上药俱为佐药。炙甘草调和诸药,兼为使药。诸药合用,共达补肾健脾、收敛固涩之效。本方标本兼治,补肾养肝健脾以治病本,收涩止血、养血益阴而治出血失血之标。全方固摄止血之力较强,重在塞流止血。

15. 滋阴固气汤(《全国中医妇科流派名方精粹》岭南罗氏妇科方)

【组成】熟地 20 g,续断 15 g,菟丝子 20 g,制何首乌 30 g,党参 20 g,黄芪 20 g,白术 15 g,岗稔子 30 g,阿胶 12 g(烊化),牡蛎 30 g,山茱萸 15 g,炙甘草 10 g。

【主治】崩漏出血减缓，仍未止血者，或量少漏下不止。

【方解】滋阴固气汤是治疗崩漏"澄源"阶段之经验方。崩漏出血缓减后，脾肾两虚，此时应着重对因治疗，即所谓"澄源"。《素问·阴阳别论》云："阴虚阳搏谓之崩。"指出了肾阴虚损，阴不维阳是导致崩漏的主要病机。罗元恺遵《内经》之旨，创新地提出了"肾阴虚、脾气虚往往是致病之本"的观点，主张在崩漏出血缓解后，本着治病求本的原则，滋养肝肾、固气益血，以收"澄源"之效。方中君用甘温质润之熟地补血养阴、补肾填精。续断补肝肾、调冲任、止血安胎；菟丝子"为补脾肾肝三经要药"（《本草经疏》），补肾益脾养肝、益精养血润燥；山茱萸既能补益肝肾，又可收敛固涩，《药性论》载其"止月水不定，补肾气，兴阴道，添精髓"。三药助君以补益肝肾、益精养血，共为臣药。黄芪补气之中又可升举，"尤善治流产、崩漏"（《医学衷中参西录》）；白术、党参、炙甘草补气健脾以固冲。四药相合，俾脾气健旺则血之统摄有权，血之生化有源。牡蛎"固精气，治女子崩带"（《医学衷中参西录》）；制何首乌、岗稔子、阿胶既可止血塞流，又能养血以补阴血之耗，填血海之亏。以上俱为佐药。炙甘草调和诸药，兼为使药。诸药合用，共奏补脾益肾养肝、益气养血止血之效。本方配伍特点有二：一是肝脾肾三脏并补，使肾气健固，脾气健运，肝血得藏，则封藏有司，统摄有权而出血自止；二是补涩并行，标本兼顾，但重在补益澄源治本。

16. 补肾调经汤（《全国中医妇科流派名方精粹》岭南罗氏妇科方）

【组成】熟地 20 g，菟丝子 25 g，续断 15 g，党参 20～25 g，炙甘草 10 g，白术 15 g，制何首乌 30 g，枸杞子 15 g，金樱子 20 g，桑寄生 25 g，黄精 25 g，鹿角霜 15 g。

【主治】脾肾两虚之崩漏出血的停止阶段。

【方解】补肾调经汤是罗元恺治疗崩漏"复旧"阶段的经验方，用治崩漏出血已止，身体未复，需要建立月经周期，并以防反复发作。方中熟地滋肾益阴养血，菟丝子味辛甘，性平，两药相伍，温肾补精，以治肾虚之本，使肾气健固，封藏有职，共为君药。续断为"治胎产，续绝伤，补不足，疗金疮，理腰肾之要药"（《本草经疏》）；制何首乌补血养肝，益精固肾，善"治腰膝软弱，筋骨酸痛……除崩漏，解带下"（《药品化义》）；枸杞子"补益精气，强盛阴道"（《本草经集注》），长于补肝肾，益精血；桑寄生补肝肾，强筋骨，主"女子崩中，内伤不足，产后余疾"（《名医别录》）。四药相须而用，滋养肝肾之功显，共为臣药。金樱子固肾涩精，鹿角霜温肾助阳、收敛止血，二药收敛固涩，制约经血不使其妄行；黄精补脾益肾，益气养阴；党参、白术补气健脾，脾气健旺则气血生化有源，血之统摄有权。上药俱为佐药。炙甘草调药和中为使。诸药合用，共奏补肾健脾、养血益精之效，使肾气充盛，血气和调，冲任得固。

17. 育阴止崩汤（《全国中医妇科流派名方精粹》龙江韩氏妇科方）

【组成】熟地15g，山茱萸15g，白芍20g，阿胶15g，山药15g，川断20g，桑寄生20g，杜仲炭15g，海螵蛸15g，牡蛎20g，龟甲10g，炒地榆30g，甘草10g。

【主治】肝肾阴虚之崩漏。

【方解】育阴止崩汤由龙江韩氏妇科韩百灵所创，系在祖传秘方"育阴补血汤"的基础上化裁而成，是龙江韩氏妇科最具代表性的方剂之一。全方滋阴补肾，固冲止血，适用于肝肾阴虚、冲任失固之崩漏。方中熟地、山茱萸、白芍、阿胶共为君药，其中熟地滋阴补肾，为补血之要药；山茱萸入下焦，补肝肾，固冲任以止血，可治疗妇女肝肾亏损，冲任不固引起的崩漏及月经过多；白芍收敛肝阴，养血柔肝，可治疗由于肝失疏泄之月经不调、崩中、带下；阿胶有补血、滋阴之功效，为血肉有情之品，可治疗多种出血证，对出血而兼见阴虚、血虚证者尤为适宜。臣以山药、桑寄生滋补肝肾，养血而固冲任，两药常相须为用；尤以龟甲、牡蛎血肉有情之品，既能滋补肝肾，又能固精止血。炒地榆入血分，因其性苦寒下降，可治疗多种血热出血证，尤善于治下焦之血；海螵蛸性咸涩，微温，有收敛止血、固精止带、制酸止痛等功效，可治疗多种内外出血，治疗外伤出血时，可单用研末外敷。二者共为佐药，用以塞流，助君臣之药止血之力。

18. 滋阴固冲汤（《全国中医妇科流派名方精粹》黔贵丁氏妇科方）

【组成】熟地15～30g，山茱萸12g，阿胶15g（烊化），麦冬15g，玉竹15g，白芍15g，茜草12g，海螵蛸12g，地榆炭15g，女贞子15g，墨旱莲15g，仙鹤草15g。

【主治】因肝肾阴虚，热扰冲任，经血不能制约之崩漏。症见经乱无期，淋沥不净或暴崩不止,经色鲜红质稠,夜寐不宁,或夜间盗汗,舌红,苔薄黄少津,脉沉细数。也可用于因肝肾阴虚、热伏冲任所致之月经过多、经期延长、胎动不安、胎漏等。

【方解】滋阴固冲汤为丁氏妇科第九代传人丁启后教授治疗崩漏的经验方。方中熟地质润入肾,善滋补肾阴,填精益髓,为补肾阴之要药。阿胶滋阴润燥,养血止血。山茱萸补益肝肾,收敛固涩,止带止崩。三药共用补益肝肾,养血敛阴,固涩止崩,调理冲任为君药。女贞子、墨旱莲助阿胶滋阴养血止血;白芍、玉竹、麦冬助女贞子滋养肝肾共为臣药。海螵蛸、仙鹤草、地榆炭收敛固涩止血为佐药。茜草活血止血,止血不留瘀为使药。全方滋阴清热,固冲止血,养血调经。如气虚明显,出血量多,小腹空坠,加黄芪、党参益气摄血;头昏眼花,低热盗汗,加龟甲胶、五味子、生龙骨、生牡蛎滋阴潜阳,收敛止血止汗;失眠多梦,加酸枣仁、百合、柏子仁、莲子心清心安神。

19. 王氏少腹逐瘀止崩汤(《全国中医妇科流派名方精粹》三晋王氏妇科方) ……

【组成】炒小茴 3 g,炒干姜 3 g,醋延胡索 6 g,炒五灵脂 10 g,生蒲黄 10 g,没药 6 g,川芎 6 g,酒当归 12 g,官桂 3 g,赤芍 6 g,三七 4 g,益母草 10 g

【主治】寒凝血瘀气滞之崩漏。

【方解】王氏少腹逐瘀止崩汤是三晋王氏妇科常用处方,是由王清任的少腹逐瘀汤变化而来。经二十七代王氏妇科传人王培昌在原少腹逐瘀汤之方中加三七、益母草变化而承之,后传之于后世,是王氏妇科的家传验方。全方可达温经散寒、化瘀止痛之功效,适用于宫寒血瘀、经血淋沥不尽之崩漏。本方以当归、赤芍、川芎为君药,有活血化瘀之功。川芎是血中气药,能行血活血通达周身,上达巅顶,下行血海,以行瘀滞。当归、益母草有养血活血调经之功。用炒五灵脂、生蒲黄合为失笑散,有活血止痛之良效,且有通利血脉,推陈促新之功效。配合没药、赤芍可助其祛瘀之力,且有散结气、通血滞、消肿定痛、祛腐生肌之效。延胡索为气中血药,善行气活血。小茴香、炮姜、官桂有温经散寒,通行脉络,使药达病所之功。临床常能体现"通因通用"之大法,也是王氏妇科的学术观点同医家唐容川"新血生,则瘀血自去"理论的共同点。本方药物剂量较小,有轻轻疏导之功。三晋王氏妇科对其剂量的掌握也是本方的一大特色之处,有待同道临床体会。

第二章

特色方剂

20. 清经汤《《全国中医妇科流派名方精粹》吴门钱氏妇科方》·····························

【组成】玄参 10 g，地骨皮 12 g，生地 9～10 g，知母 6～10 g，黄柏 9 g，牡丹皮 9～10 g，丹参 9～10 g，白薇 6 g，青蒿 6 g。

【主治】血热导致的月经先期、月经过多、崩漏等疾病。

【方解】清经汤由吴门钱氏妇科钱伯煊所创，具有清热滋阴、凉血止血的作用，可应用于血热导致的月经先期、月经过多、崩漏等疾病。该方仿《傅青主女科》清经散之义，着重清热凉血与滋阴养血并举，以寒凉药物为主体配以养血、滋阴、凉血、止血之品。方中知母滋阴降火，与黄柏相须为用，配入养阴药生地、玄参，增益滋阴之力，另以青蒿、白薇清热降火凉血，生地、丹皮、地骨皮清血热而生肾水。全方共奏清热滋阴、凉血止血之效。

21. 小西洋参汤合四草龙牡一苋汤《《全国中医妇科流派名方精粹》燕京肖氏妇科方》·····························

【组成】党参、太子参、南沙参、五味子、麦冬、墨旱莲、益母草、鹿衔草、仙鹤草、煅龙骨、煅牡蛎、马齿苋等。

【主治】无排卵型功能失调性子宫出血（崩漏）。

【方解】党参、太子参、南沙参（自命名为小西洋参汤）中，太子参平补气血，党参补气摄血，南沙参益气滋阴，三药配合益气养阴且不动血，止血而不化热，可替代西洋参，临床上应用效果颇佳。四草是指：仙鹤草、益母草、鹿衔草、墨旱莲。其中仙鹤草、益母草均有收缩子宫的作用且有去瘀生新的作用，鹿衔草、墨旱莲均有益肾止血的作用。麦冬、五味子均有生津以增补阴液的作用，前者还具有滋养阴液的作用，后者兼有敛阴止血的作用。煅龙骨、煅牡蛎具有固涩止血、收敛益阴的作用。马齿苋有明显的收缩子宫的作用，故有较好的止血作用，又能清热解毒，可预防盆腔感染。全方守而不走，旨在益气敛阴，胞脉镇守，冲任固摄。血热者，加入凉血止血的贯众炭；脾虚者，加入补脾止血的莲房炭；肾虚者，加入补肾止血的杜仲炭；血瘀者，加入去瘀止血的蒲黄炭。要根据辨证和药物性味归经精选炭类药，且不可多用，不可乱用，以防留瘀。

22. 姚氏新加当归补血汤《《全国中医妇科流派名方精粹》云南姚氏妇科方》·····························

【组成】黄芪 30 g，当归 15 g，白术 10 g，茯苓 15 g，炒白芍 10 g，川芎 6 g，

甘草 3 g。

【主治】气血虚弱之月经不调、崩漏、女子杂病。

【方解】姚氏新加当归补血汤由云南昆明姚氏妇科第六代传承人姚克敏所创,系姚氏妇科常用经验方。全方重补元气兼强化源,调血养血,动中求和,适用于血虚气弱之月经不调、崩漏、胎前产后、经期杂病等女子诸疾。本方创立于《内外伤辨惑论》当归补血汤之上。方中黄芪、当归为君,偏于补气。黄芪大补元气,温三焦,壮脾胃,补五脏诸虚。当归气味俱厚,为阴中之阴,养血养营,和血补固,又为血分之引,从之而生血矣。调整了原方剂量后,呈补气为先而补血继之之势,亦可制约黄芪升动之性。臣以白术、茯苓助黄芪和中益气生血之力。白术强健脾胃,燥湿和中,暖胃消谷。茯苓渗湿利水,益脾和胃,宁心安神。脾气得健,中焦运转,化生中气,输布精微;脾土旺盛,统摄有度,且使因脾虚而生之湿得以渗利。臣以白芍,助当归养血和营,柔肝缓中,其柔润之性兼抑芪、术燥动之弊。三味臣药入于方中,大大增强了益气补虚之力度以斡旋三焦。稍佐川芎,此血中之气药,味辛气温。姚克敏谓,少用和血,减其燥烈之性,而能顺畅血中之气,助血自生,非取其活血祛瘀之功,寓动中求和、导引气血,补而不滞之义。甘草协白术、茯苓甘温建中,调和之为使。全方气血双补,养血补血。

23. 陈氏滋水涵木汤《全国中医妇科流派名方精粹》浙江陈木扇女科方

【组成】炒生地 10 g,熟地 10 g,山茱萸 10 g,制何首乌 15 g,女贞子 10 g,柴胡 6 g,炒白芍 15 g,炒牡丹皮 10 g,炙龟甲 10 g,煅牡蛎 30 g,黑栀子 10 g,炒陈皮 10 g。

【主治】肾虚肝热,冲任不固之崩漏。临床以青春期、围绝经期妇女崩漏多见。

【方解】该方由陈木扇女科第二十三代传承人陈韶舞所创。陈韶舞认为,崩漏之病常迁延时久,耗血伤阴,多为肝肾水亏,木火失养,相火妄动,热迫血行,致漏下不止,间或血崩。他强调,治崩漏重在滋补肾水,通过滋肾水以治其本,潜肝阳而治其标,尤其提出,妇女青春期、围绝经期崩漏临床多见"虚火"。故方以生地、熟地、山茱萸、制何首乌、女贞子、炙龟甲等滋养肾阴为主,"壮水之主,以制阳光";以柴胡、炒陈皮、炒白芍、炒牡丹皮、黑栀子、煅牡

第二章

特色方剂

蛎解郁清肝,令其条达,使肾阴足,肝体自养,肝阴足,肝气自平,肝阳得潜,水充而火自灭,使阴阳平衡,崩漏自治。全方共奏毓阴清热、滋水涵木止血之功。该方重在滋补肾水,通过滋肾水以治其本,潜肝阳而治其标,阴足则阳伏,阳平不灼阴,实为肾肝同治,标本兼顾之方。

24. 凉血清海汤（《全国中医妇科流派名方精粹》浙江何氏妇科方）

【组成】桑叶 10 g,地骨皮 10 g,牡丹皮 9 g,生荷叶一角,槐米 10 g,玄参 10 g,紫草根 15 g,白芍 30 g,生地 12 g,墨旱莲 10 g,炒玉竹 12 g,甘草 5 g。

【主治】月经先期、月经过多、经期延长、崩漏等属血分实热证。

【方解】凉血清海汤是浙江何氏妇科第三代传承人何子淮所创,何嘉琳承之并撰文传之于后世,系何氏妇科家传验方。方中重用桑叶清肝凉血滋燥,配伍牡丹皮、槐米、紫草根清热凉血止血;荷叶入心、肝、脾三经,升发清阳,凉血止血,化瘀生新而无留寇之弊;地骨皮养阴清热,玄参、生地、玉竹养阴润燥,滋水以涵木;白芍酸收入肝,柔肝而育阴,具敛阴遏流之效,功专力著。本方仿《傅青主女科》清海丸方义,取其补阴而无浮动之虞,缩血而无寒凉之苦,达到潜移默夺,使子宫清凉而血海自固的作用。根据临床辨证加减运用,肝阳上逆头痛者加钩藤;鼻衄吐血者,加白茅根、川牛膝;不寐者,加川连、合欢皮;经量多如崩者,加仙鹤草、藕节;夹瘀之腹痛、血块多者,加制大黄、三七;病久气血两伤,气虚血热者,加太子参、黄芪。

25. 健脾固冲汤（《荆楚中医妇科名医经验荟萃》）

【组成】阿胶 12 g,生地 9 g,黄芩 9 g,白术 9 g,白芍 12 g,甘草 6 g,姜炭 3～6 g,赤石脂 30～60 g。

【主治】崩漏久不止,口干,纳差,四肢无力,脉虚数或沉软,舌质红而干或淡红,苔黄。

【方解】本方是一首治疗脾虚阴伤,崩漏下血的良方。方中黄芩苦寒坚阴,阿胶、生地养血滋阴止血,白芍养血敛阴,姜炭、赤石脂涩血固冲任,白术、甘草健脾益气。全方养血敛阴,健脾摄血,固涩冲任,多用于中年、围绝经期血崩。本方由《金匮要略》黄土汤加减而来,以灶心土易赤石脂,附子易炮姜,再加白芍养血敛阴,治脾虚阴伤之崩漏甚效。

【加减】下血量多,可加棕炭 9 g,煅龙骨、煅牡蛎各 30 g 以固涩冲任;舌质红,脉细数或手足心热,是阴虚之候,可加女贞子15g,墨旱莲15g以滋阴清热止血;热甚者,可加黄柏9g;腰痛者,加杜仲12g,川续断9g补肾止血;气虚者,加党参30g或黄芪30g,以益气摄血。

第四节 中 成 药

（一）血热

主要表现为阴道突然大量下血,或淋漓日久,血色深红,口干喜饮,头晕面赤,烦躁不寐,舌质红,苔黄,脉滑数。治宜清热凉血,固经涩血。

1. **止血片** 口服,每次4片,每日3次,中量或大量出血,每次8片,每日3～4次,可配合其他药物。

2. **固经丸** 口服。每次6g,每日2次。

3. **宫血宁胶囊** 口服。月经过多或子宫出血期：每次1～2粒,每日3次,血止停服。

（二）血瘀

主要表现为出血淋漓不断,或突然下血量多,夹有瘀块,小腹疼痛,拒按,瘀块排出后则疼痛减轻,舌质暗红或舌尖边有瘀点,脉沉涩或弦紧。治宜活血行瘀,调经止血。可选用中成药如：

1. **云南白药胶囊** 每次2粒,每日3次,口服。

2. **益母草颗粒** 每次1～2袋,每日2次,温开水冲服。

3. **震灵丸** 每次9g,每日2～3次,空腹温开水送服。

4. **益母丸** 每服6g,日服2次,温开水送服。

5. **四物益母丸** 每次1丸,每日2次,温开水送服。

（三）脾虚

主要表现为暴崩下血,或淋漓不净,色淡质薄,面色㿠白或虚浮,身体倦怠,四肢不温,气短懒言,胸闷纳呆,大便溏薄,舌体胖嫩或边有齿印,苔薄润或腻,脉细弱或芤。治宜益气固本,养血止血。可选用中成药：

1. 定坤丹　每次 1 丸,每日 2 次,温开水送服。

2. 妇良丸　每次 3～5 片,每日 3 次,温开水送服。

3. 归脾丸　每次 8 丸,每日 3 次,温开水送服。

4. 阿胶三宝膏　每次 10 g,每日 2 次,开水冲服。

5. 人参归脾丸　每次 6 g,每日 2 次,开水冲服。

6. 补中益气丸　每次 6 g,每日 3 次,开水冲服。

(四)肾阴虚

主要表现为出血量少或淋漓不断,色鲜红,头晕耳鸣,五心烦热,失眠盗汗,腰膝酸软,舌质红,苔薄少或无苔,脉细数无力。治宜滋肾固阴,固崩止血。可选用中成药:

1. 妇科止血灵　每次 5 片,每日 3 次,温开水送服。

2. 春血安胶囊　每次 4 粒,每日 3 次,口服。

3. 知柏地黄丸　每次 8 粒,每日 3 次,温开水送服。

4. 二至丸　每次 6～9 g,每日 2 次,温开水送服。

5. 崩漏丸　每服 6 g,每日 3 次(适用于肝肾阴虚者)。

(五)肾阳虚

主要表现为出血量多或淋漓不断,色淡红,精神萎靡,头目虚眩,畏寒肢冷,面色晦暗,尿频而长,大便溏薄,舌质淡,苔薄白,脉沉细或微弱,尺脉尤甚。治宜温肾助阳,固崩止血。可选用中成药:

1. 右归丸　每次 1 丸,每日 2 次,温开水送服。

2. 金匮肾气丸　每次 8 粒,每日 3 次,温开水送服。

3. 全鹿丸　每次 1 丸,每日 2 次,温开水送服。

4. 苁蓉补肾丸　每次 6 g,每日 2 次,温开水或淡盐汤送服。

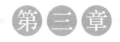

外　治　法

第一节　针　灸

妇人漏下，若月闭不通，逆气腹胀，血海主之。

女子漏血，太冲主之。

女子不字，阴暴出，经水漏，然谷主之。

妇人漏血，腹胀满不得息，小便黄，阴谷主之。（《针灸甲乙经·妇人杂病》）

妇人绝嗣不生，漏赤白，灸泉门十壮，三报之，穴在横骨当阴上际。（《备急千金要方》卷二）

女人胞漏下血不可禁止，灸关元两旁相去三寸。

女人漏下赤白及血，灸足太阴五十壮。穴在内踝上三寸。足太阴经内踝上三寸，名三阴交。

女人漏下赤白，月经不调，灸交仪三十壮。穴在内踝上五寸。

女人漏下赤白，灸营池四穴三十壮。穴在内踝前后两边池中脉上，一名阴阳是。

女人漏下赤白，四肢酸削，灸漏阴三十壮。穴在内踝下五分微动脚脉上。

女人漏下赤白泄注，灸阴阳随年壮三报，穴在足蹈趾下屈里表头白肉际是。

治月经不断方。灸内踝下白肉际青脉上，随年壮。（《备急千金要方》卷四）

漏下，若血闭不通，逆气胀，刺血海入五分，灸五壮。

漏血，少腹胀满如阻，体寒热，腹遍肿，刺阴谷，入四分，灸三壮。在膝内辅骨后大筋之下小筋之上，屈膝乃得之。（《备急千金要方》卷三十）

崩中带下，因产恶露不止，中极穴。在关元下一寸，妇人断绪最要穴，四度针即有子。若未有，更针入八分，留十呼，得气即泻。灸亦佳，但不及针，日

灸三十至三百止。(《千金翼方》卷二十六)

白崩,灸小腹横纹当脐孔直下百壮。又内踝上三寸,左右各百壮。

若经候过多,其色瘀黑,甚者崩下,吸吸少气,脐腹冷极,则汗出如雨,尺脉微小,由冲任虚衰。为风冷客乘胞中,气不能固,可灸关元百壮。

足太阴脾之经中血海二穴,在膝膑上内廉白肉际二寸中,治女子漏下恶血,月事不调,逆气腹胀,其脉缓者是也。灸三壮。

足少阴肾之经中阴谷二穴,在膝内辅骨后大筋下小筋上,按之应手屈膝取之。治……妇人漏血不止……可灸二壮。(《兰室秘藏·卷中》)

灸妇人崩漏及诸疾:血海二穴,主女子漏下恶血,月事不调,逆气腹胀,其脉缓者,灸三壮;阴谷二穴,主女子如妊娠,赤白带下,妇人漏血不止……气海一穴,主妇人月事不调,带下崩中,因产恶露不止,绕脐疗痛。(《卫生宝鉴》卷十八)

灸法:治白崩,小腹横文当脐空直下百壮,又灸内踝上三寸,左右各百壮,名三阴交。治漏下不止,或赤或白,灸交仪,穴在内踝上五寸。(《世医得效方》卷十五)

治漏下赤白,及腹大坚,食不化,面色苍苍,穴天枢。

治妇人经血过多不止并崩中者,穴三阴交、行间、通里。(《普济方·针灸门》)

经血过多不止并崩中,三阴交、行间各针讫灸之,通里(足小趾上二寸)刺二分,灸二七壮。

胞门不闭,漏下恶血不禁,气门(在关元旁三寸)刺入五分。

血崩并漏下,中极(补),子宫二寸半。(《证治准绳·女科》)

血崩不止:膈俞、肝俞、肾俞、命门、气海、中极(下元虚冷,血崩白浊)、间使、血海、复溜、行间。(《类经图翼》卷十一)

普通针刺 主穴:三阴交、中极是治疗崩漏的主穴,局部取穴应以任脉、膀胱经为主,主要穴位有肾俞、气海、关元、石门、子宫、三阴交、太溪。配穴:虚证者取关元、三阴交、肾俞、交信;气虚者配气海、脾俞、膏肓俞、足三里;阳虚者配气海、命门、复溜;阴虚者配然谷、阴谷;实证者取气海、三阴交、隐白;血热者配血海、水泉;血瘀者配地机、气冲、冲门;血热者配血海;肝郁气滞者配中极、行间。操作要点:① 根据所选穴位用不同的手法进行针刺治疗,缓慢进针,采用平补平泻法,每日针刺次,5 日为 1 个疗程。治疗 3~5 个疗程。

② 崩漏血止后调理周期,针刺促排卵治疗,月经周期第 12～第 16 日开始针刺治疗,取穴双侧三阴交,双侧子宫、关元、中极,每日 1 次,每次留针 30 min,连续治疗 3～5 日,同时配合中药人工周期治疗,治疗 3 个疗程。

皮内针法原理同普通针刺,但更简单便捷,皮内针法选气海、地机、三阴交、中极、隐白等。消毒穴位后,取撳钉形或麦粒形皮内针刺入,外用胶布固定,埋入 2 日后取出。皮内针操作简便,可以治疗 4～7 次。

温针灸 主穴:梁丘、承山、肾俞、气海、关元、石门、子宫、三阴交、太溪。配穴:阴虚者加内关、太冲;气虚者加脾俞、足三里、交信、归来、大赫;血瘀者加肝俞、血海、地机、太冲;虚脱者加百会、气海。操作要点:① 温针灸对于虚寒性的崩漏治疗效果好。② 按补虚泻实原则对上述穴位施以不同的补泻手法。③ 每穴灸 2 壮后起针。④ 每日 1 次,10 次为 1 个疗程,治疗 2 个疗程。

普通灸 主穴:三阴交、关元、百会、血海、大敦、隐白、断红、石门、关元。悬灸或灸盒施灸。

隔物灸 穴位:肾俞、腰阳关、气海、归来。操作要点:隔姜灸或隔附子饼灸。适合于虚寒性的崩漏。

热敏灸 穴位:关元、隐白。操作要点:① 取穴,对穴位热敏度高发部位关元、隐白穴区进行穴位热敏探查,标记热敏穴位。② 灸感,a. 关元穴单点温和灸,患者可自觉热感透至腹腔并扩散至整个腹部,灸至热敏感消失。b. 隐白穴双点温和灸,部分患者的热感可直接到达腹部,如热感仍不能上至腹部者,再取一支点燃的艾条悬灸感传所达部位的近心端点,进行温和灸,依次接力,使热感到达腹部,最后将两支艾条分别固定于隐白穴和腹部进行温和灸,灸至热敏感消失。每次选取上述穴位,每日 1 次,连续 10 日为 1 个疗程,共治疗 3 个疗程。

耳针或耳穴压豆或耳部撳针 穴位:肝、脾、肾、膈、内分泌、脑干、子宫。操作要点:耳针一般刺入 2～3 mm 即可达软骨,其深度以毫针能稳定而不摇摆为宜,用毫针施以中度刺激,留针 15～20 min,每日或隔日 1 次,10 次为 1 个疗程,治疗 2 个疗程。耳穴压豆或撳针每于行经前半个月开始贴压,至月经来潮为 1 个疗程,共治疗 3 个疗程。

皮肤针 选用拔毛状的皮肤针,选下腹部任脉、肾经、胃经、脾经、腰骶部督脉、膀胱经、夹脊穴,消毒后,腹部从肚脐向下叩刺到耻骨联合,腰骶部从腰椎到骶椎,先上后下,先中央后两旁,以所叩部位出现潮红为度,每次叩刺 10～15 min,以腹部舒适为度。操作要点:2～3 日 1 次,治疗 3 次为 1 个疗程。(《中医妇科外治法·月经病·崩漏》)

第二节 穴 位 敷 贴

治产后血崩不止,如块如片。宜大补脾胃,升提气血。

用当归二两,黑荆穗、党参、白术、熟地、黄芪、川芎、白芷、蒲黄(炒)、灵脂(炒)各一两,柴胡、升麻、陈皮各五钱,乌梅、炮姜各三钱。或加麦冬、五味、羌活、防风、黄连(用吴萸水炒)、黄柏(炒黑)各二钱,再加伏龙肝、蚕沙(炒)、阿胶、香附、艾叶各一两。兼白带者加苍术、半夏各一两。麻油熬黄丹收。敷贴心口、脐下。凡老少血崩皆可用。(《理瀹骈文》)

固经膏 此膏主举经,固经,补阴清火。治经先期血虚有热者,或经行过多先后不定者,或经行不止,或崩中,或漏下,或兼湿热带下,或五旬后经行者,皆可用。上贴心口,中贴脐眼,下贴丹田,或兼贴对脐、两腰。全当归三两(血能归经则不至妄行矣)、丹皮(酒炒)、柴胡、酒芍、生地、黄芩、知母、麦冬、地骨皮、川芎、贝母、黄连各二两,羌活、防风、连翘、薄荷、蔓荆子、紫苏、独活、藁本、细辛、丹参、党参、黄芪、熟地、元参、白术、天冬、赤芍、白薇、苍术、萸肉、怀山药、枳壳、桔梗、麦芽、郁金、贯众、青皮、陈皮、半夏、胆南星、白芷、升麻、葛根、黄柏、黑山栀、生甘草、熟牛膝、杜仲、续断(炒)、桑白皮、椿白皮、樗白皮、秦皮、醋炒延胡、醋炒蒲黄、醋炒香附、黑荆穗、黑灵脂、地榆炭、瓜蒌皮(炒)、五味子、五倍子、诃子肉、乌贼骨、煅龙骨、煅牡蛎、炮山甲、炒黑蚕沙各一两,龟板、鳖甲各二两,炮姜炭五钱,生姜二两,葱白、大蒜、韭白各四两,紫花地丁(即大蓟)、益母草、槐枝(连实)、柳枝、桑枝各八两,茅根、干荷叶、侧柏叶、霜桑叶、薄荷叶各二两,凤仙草半株,苍耳草全株,艾、乌梅各一两。共用油二十四斤,分熬去渣后并熬丹收。再入陈壁土、枯矾、百草霜、发灰、赤石脂、紫石英(煅)各一两,牛胶四两(酒蒸化,如清阳膏下法)。(《理瀹骈文·固经膏》)

烟叶适量,生盐少许。

制用法:将烟叶捣烂如泥,入生盐拌匀,用纱布包好,敷于患者肚脐上,

每日换药 1 次,连续敷 3~5 日为 1 个疗程。(《常见病民间传统外治法》)

肾阴虚损:益智仁、沙苑子各 30 g,生地、牡丹皮各 15 g,艾叶 6 g。共研细末,取药末适量,用醋调为糊状。敷肚脐,固定。6 h 换药 1 次。

肾阳虚衰证:白芷、小茴香、红花各 40 g,肉桂、细辛各 30 g,延胡索 35 g,当归 50 g,益母草 60 g,樟脑、乳香、没药各适量。先将乳香、没药浸入 95% 乙醇溶液中,再将前 8 味药共水煎 2 次,煎液浓缩成稠膏状,溶于适量的 95% 乙醇的乳香、没药液中,将药液加热烘干后研细末,加入樟脑封存。用时取药末 9 g,黄酒数滴,拌成糊状。敷肚脐,固定。药干后则换 1 次,连用 3~6 次。

脾虚失摄证:党参、白术、黑炮姜、海螵蛸各 15 g,甘草 6 g,共研细末。用时取药末适量,用醋调成糊状,敷肚脐,固定,每日换药 1 次。

血热证:生地、地骨皮各 15 g,黄芩、黑栀子、炙龟甲、煅牡蛎各 12 g,牡丹皮 10 g。共研细末,用时取药末适量,加醋调为糊状。敷肚脐,固定。每 6 h 换药 1 次。

血瘀证:当归、川芎、肉桂、炙甘草各 15 g,蒲黄、乳香、没药、五灵脂各 7.5 g,赤芍 3 g,益母草 10 g,血竭 1.5 g。除血竭外,共研细末。取药末适量(20~30 g)与血竭(另研)0.5 g 混合拌匀,加入热酒调和成厚糊状。敷肚脐,固定。每日换药 1 次,至出血干净方可停药。

脾肾亏虚证:黄芪、杜仲、蚕沙、炮姜炭、赤石脂、禹余粮各 10 g,灶心土 30 g。将前 6 味药研细末。灶心土煎水调药末成糊状。敷肚脐,上盖塑料薄膜,胶布固定。每日换药 1 次。血净后停用。(《中医妇科外治法·月经病》)

第三节 熏 洗 法

茱萸浴汤(《杨氏家藏方》卷十六)

【组成】 杜仲(炒去丝),吴茱萸(汤洗七次),蛇床子、丁香皮、五味子各一两,木香半两,丁香半两。

【用法】 上锉,如麻豆大。每用半两,以生绢袋盛之,水三大碗,煎数沸,乘热熏下部,通手淋洗,早、晚两次熏洗。

【主治】 下焦虚冷,脐腹疼痛,带下五色,月水崩漏,淋沥不断。

【方论】夫医者,意也。凡风寒由外而袭内,以致下焦生寒证者,以此方熏而散之,所谓摩之、浴之、开之、发之也。此外治法,于上热下寒,难服温补之药者宜之。(《济阴纲目》)

第四节 纳 药 法

1. **纳药法 1**(《证治准绳·女科》) ·······························

【组成】白矾(溶开成汁)一两,没药一钱,硇砂、黄丹各五分。

【用法】上件将白矾溶开成汁,下余药细末,处搅匀,就成丸子,如弹子大。每用一丸,新绵纳阴中,立效。

2. **纳药法 2**(《中草药外治验方选·妇科外治验方·治崩漏久不止方》) ······

【组成】陈棕炭、血余炭、棉子炭、煅枯矾各等分。

【用法】将上药共碾匀,贮瓶备用。取适量,用消毒纱布或消毒丝绢包裹成如荸荠大小之药球,以长线拴好,外面薄涂茶油或棉子油,嘱患者屈膝仰卧,将药球塞入阴道达子宫颈部,留长线在外,并系上月经带,静卧半日,待血止后拉线取出药球。

3. **纳药法 3**(《女科综要》卷二) ·······························

【组成】枯矾、黄丹各三钱。

【用法】绢裹,外擦麻油,以线扎住成团,留线尾于外,将药团缓缓插入子户,1 h后取出。

第五节 推 拿 法

1. **适应证** 功能失调性子宫出血。

2. **操作方法**

(1)颈部推拿:在颈部施以拿揉法、搓法,拨颈部两侧大筋各2~3遍;拿两侧斜方肌,点按天宗、肩井等穴,并以叩法为结束手法。

（2）背部推拿：① 术者全掌沿患者脊柱两侧膀胱经自上而下推至腰骶部 2～3 遍。② 掌揉法、搓法、按压法、运法沿两侧膀胱经、华佗夹脊穴各做 3～5 遍，用拇指指腹点按八髎穴及心、肝、脾、肺、肾等腧穴，以出现酸麻胀痛感为宜。③ 术者用全掌横擦患者腰骶部，以透热为宜。

（3）四肢推拿：在肢体上施以推法、揉法、搓法，重点穴位停留按压。

（4）腹部推拿：患者仰卧，术者立于其旁，做抬按动作 20 min，用掌根轻擦小腹数次，以腹部有温热感为宜，然后再拿小腹数次，点按中脘、气海、关元、气冲等穴，用颤法结束。

（5）头部推拿：① 点揉印堂穴：从印堂穴到百会穴用一指禅推法，分抹额部；运太阳穴、点睛明穴、鱼腰穴、丝竹空穴、四白穴，分抹上下眼眶、眼睑。② 搓、揉、捏、牵拉耳郭、耳垂及其前后部位，擦全耳，以透热为宜。③ 拿五经，头部用五指扫散法，用指尖扣击头部。④ 拿肩部，轻叩、分抚两肩，结束手法。

3. **疗效** 为一 45 岁患者做经足反射疗法（具体方法略）及全身推拿综合治疗 2 日后，症状减轻。1 周后症状基本消失。后又间断巩固治疗半个月告愈。随访半年未复发。〔周秀清,胡雪梅.足反射疗法与全身推拿结合治疗崩漏一例［J］.双足与保健,2002(2)：17〕

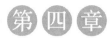

药 膳 疗 法

1.《**备急千金要方**》**药膳方 1**《《备急千金要方》卷四》

【**组成**】肥羊肉三斤,干姜、当归各三两,生地黄(汁)二升。

【**用法**】上四味㕮咀。以水二斗煮羊肉,取一斗三升,下地黄汁及诸药,煮取三升。分四服,即断。

【**主治**】崩中去血,积时不止,起死方。尤宜羸瘦人服之。

2.《**备急千金要方**》**药膳方 2**《《备急千金要方》卷四》

【**组成**】羊肾一具。

【**用法**】以酢煮,去血服之,即止。

【**主治**】崩中。

【**禁忌**】忌猪鱼滑物。

3. **蓟根酒方**《《千金翼方》卷八》

【**组成**】大小蓟根各一斤(切)。

【**用法**】上二味,以酒一斗渍五宿。服之,随意多少。

【**主治**】妇人暴崩中,去血不止。

4.《**外台秘要**》**药膳方**《《外台秘要》卷三十四》

【**组成**】猪肾。

【**用法**】常炙猪肾食之。

【**主治**】妇人崩中漏下。

5. **地黄酒方**《《太平圣惠方·治产后崩中诸方》》

【**组成**】生地黄汁半小盏,益母草汁半小盏。

【**用法**】上件药,入酒一小盏相和,煎三五沸。分为三服,频频服之。

【**主治**】产后崩中,下血不止,心神烦乱。

6. **菖蒲酒方**《《太平圣惠方·治产后崩中诸方》》

【**组成**】菖蒲一两半(锉)。

【用法】上件药,以酒二大盏,煎取一盏一(二)分,去滓。分为三服,每于食前温服之。

【主治】产后崩中,下血不止。

7. 乌鸡丸《仁斋直指方论》卷第二十六）

【组成】白毛乌骨公鸡等。

【用法】用白毛乌骨公鸡一只,重二斤半许,闭死,去毛,肠净,用艾四两、青蒿四两(锉碎),纳一半在鸡肠。用空酒坛一只,纳鸡并余艾、蒿在内,用童便和水灌令浸鸡二寸许,煮绝干,取出去骨,余俱捣烂如薄饼状,焙干,研为细末。南香附子(去毛净)一斤,分作四份,米泔水浸一份,童便浸一份,醋浸一份,酒浸一份,春秋二日,夏一日,冬四日,取出晒干。熟地黄四两,当归(酒浸洗)、白芍药、鳖甲(醋浸,炙黄色)、辽人参各三两,川牛膝(去芦)、白术、知母各二两,川芎三两半,牡丹皮(去心)、贝母、柴胡各二两,地骨皮、干姜、延胡索、黄连(炒)各一两,秦艽一两半,黄芪、白茯苓(去木)各一两,生地黄(怀庆者,勿犯铁)三两。上并香附共为细末,并鸡末,酒醋糊为丸如梧子大。每服五六十丸,渐加至七八十丸,温酒下或米饮下。

【主治】妇人羸弱,血虚有热,经水不调,崩漏带下骨蒸等疾不能成胎。

【禁忌】煎炒辛辣之物及苋菜。

8.《寿世保元》药膳方《寿世保元》卷七）

【组成】用精肉四两,百草霜二两。

【用法】筛过,蘸吃即止。

【主治】血崩。

9. 金凤膏《寿世保元》卷七）

【组成】白毛乌肉雄鸡一只。

【用法】吊死,水泡,去毛去肠杂不用,将金樱子之根,洗净切片,装入肚内,酒煮令熟。去药,将鸡酒任意食之。

【主治】血崩。

10.《串雅内编》药膳方《串雅内编·血崩》）

【组成】女贞子五钱,当归身三钱,北沙参三钱,新会皮三钱五分,莲肉五钱,丹参二钱五分,绵芪三钱。

【用法】各为粗末。用小雌鸡一只,以粗麻线勒毙,去毛并肠杂,入药于鸡腹内,煮半周时,去药食鸡及汤。

【主治】血崩。

11. 《钱氏秘传产科方书试验录》药膳方《钱氏秘传产科方书试验录》

【组成】鲜天门冬。

【用法】用鲜天门冬煮糯米粥,早晚食之效。

【主治】产后血崩。

12. 益母草汁粥《药粥疗法》

【组成】益母草汁 10 mL,生地汁 40 mL,藕汁 40 mL,生姜汁 2 mL,蜂蜜 10 mL,粳米 100 g。

【用法】分别用新鲜益母草、鲜地黄、鲜藕和生姜洗净捣烂绞汁。先以粳米煮粥,待米熟时,加入上述诸药汁及蜂蜜,煮成稀粥即可。

【主治】妇女月经不调,崩中漏下,产后血晕,恶露不净,瘀血腹痛等症。

13. 糯米阿胶粥《药粥疗法》

【组成】阿胶 30 g,糯米 100 g,红糖少许。

【用法】先用糯米煮粥,待粥将熟时,放入捣碎的阿胶,边煮边搅匀,稍煮二三沸即可。

【主治】血虚妇女月经过少,漏下不止或崩中,孕妇胎动不安,胎漏等症。

14. 鸡冠花炖猪肺《中国食疗学·实用食疗方精选》

【组成】鲜鸡冠花 15～25 g,猪肺适量(不可灌水)。

【用法】炖服。

【主治】吐血、咳血、崩漏、带下、血淋、痔疮出血等。

15. 苎麻根粥《中国食疗学·实用食疗方精选》

【组成】苎麻根 10 g,怀山药 5 g,莲子肉 5 g,糯米 50 g。

【用法】将以上三味药适当切碎,与糯米共煮为粥,食用,每日 3 次。

【主治】妊娠下血,习惯性流产,以及崩漏、吐血、咳血、血淋等。

16. 荠菜汤《中国食疗学·实用食疗方精选》

【组成】荠菜 30 g。

【用法】烧汤服用。

【主治】产后出血,以及崩漏、月经过多、吐血、咳血、鼻血等。

17. 三七蒸蛋《中国食疗学·实用食疗方精选》

【组成】三七末3g,藕汁1小杯;鸡蛋1枚,陈酒半小杯。

【用法】将蛋打开,与三七末、藕汁、陈酒和匀,隔水炖熟食,每日1～2次。

【主治】吐血、咳血、崩漏等多种失血证。

崩漏历代名家经验

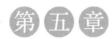

近现代医家医论医话

一、陈韶舞

1. 养肝藏血法 治肝阴不足,肝阳有余,气郁化火,迫血妄行。肝气横决,肝血难藏。脉象弦小数,舌苔微黄尖有红星。用自订养肝藏血汤:蛤粉炒生地 20 g,柴胡 3 g,炒白芍 15 g,乌梅炭、宣木瓜、炒青皮各 10 g,炙甘草 6 g,煅牡蛎 30 g。

2. 健脾统血法 治暴崩久漏,气血虚弱,面浮㿠白,脘满纳差,大便溏薄,经淋色淡,脉象软细,舌质胖或边有齿痕。用自订健脾统血汤:潞党参、土炒白术各 12 g,炙黄芪 30 g,茯苓 10 g,炒当归、升麻炭、炮姜炭、炙甘草各 6 g。

3. 补肾固冲法 治肝肾不足,或劳损冲任,腰酸如坠,头晕,面黄,寐少心悸,经血淋漏不断,脉象沉细带数,舌质红尖绛。用自订补肾固冲汤:蛤粉炒生地、蒲黄炒阿胶、盐水炒川断、枸杞子、山茱萸各 12 g,炙龟甲 30 g,茜草炭 10 g,醋炒海螵蛸 20 g。若偏于肾阳不足者,去龟甲加鹿角霜 12 g,菟丝子、淫羊藿各 10 g,以温壮肾阳,固摄冲任。若心肾不交,心悸失眠加酸枣仁 12 g、夜交藤 30 g 以滋肾宁心。

4. 祛瘀生新法 治产后或流产后瘀血阻滞,少腹急胀疼痛,恶露断续不净,或量多如崩,色紫伴有瘀块,脉象沉滞,舌苔微黄或质紫。用自订活血祛瘀汤:桃仁、全当归、炒蒲黄、酒炒五灵脂、煅花蕊石各 10 g,红花、川芎、炒赤芍各 6 g。

5. 清热化湿法 治湿热下注,蕴蓄胞宫,经水淋漓,脘满腹胀,有时红白相兼,脉象弦大数,舌苔微黄腻。用自订清热化湿汤:制苍术、炒条芩、炒薏苡仁各 12 g,炒川柏、姜半夏、陈皮各 6 g,炒丹皮、茯苓各 10 g。若偏于热重,加黑栀子,偏于湿重,加制川朴 6 g,赤白带下加墓头回、炒泽泻各 10 g。

6. 养阴清肝法 治肾水不足,相火偏旺,水不涵木,肝郁化火,导致阴络伤而血从下溢,经行超前、经期延长,或淋漓不断,经色紫有瘀块,少腹滞痛,颧红潮热,口苦烦躁,脉象弦大数,舌苔微黄尖绛。用自订养阴清肝汤:蛤粉炒生地、北沙参、石决明各 15 g,炒当归、炒白芍、麦冬、炒条芩各 10 g,炒阿胶 12 g。若大便秘结加制川大黄 6 g,黑栀子 10 g,以清热化瘀。经淋不止加墨旱莲 30 g,贯众炭 10 g,以凉血摄血。

7. **暖宫固冲法** 治崩漏日久,气血虚弱,或肾阳不足,少腹觉冷,痛喜温按,面色苍白或晦暗,经色淡或有瘀块,崩中漏下,脉象软缓,舌苔薄白质胖。用自订暖宫固经汤:蛤粉炒阿胶、醋炒海螵蛸各 15 g,吴茱萸 3 g,炒白芍 6 g,肉桂心 3 g,蕲艾炭、炮姜炭各 6 g,茜草炭 10 g。若肾阳不足,背寒腰酸如坠,加鹿角霜以温煦。气血大耗加党参、黄芪以补气益血。

8. **回阳救脱法** 治产后及流产后暴崩,气血大耗,面色苍白,脉细肢寒,甚则喘汗交作,危及生命,阴血下夺、孤阳上越之证。用自订回阳救脱汤:人参 15 g,附子 6 g(上二味浓煎顿服),龙骨 15 g,炒归身、茜草炭各 10 g,煅牡蛎、炙黄芪各 30 g,醋炒海螵蛸 20 g。(《陈木扇妇科临证辑要》)

二、卓雨农

1. **补气法** 崩漏是以失血为主症,止血是首要办法,否则可致虚脱。气可帅血,补气即是止血,古人云"留得一分血,便是留得一分气""留得一分血,便保得一命"。故大出血时当以补气固涩为主,以独参汤补气固脱或《傅青主女科》固本止崩汤主之,虚寒则参附汤回阳救逆。崩为气不摄血,妄行无度,证候有火者宜清而固之。

2. **理气法** 调气即是和肝,但不可破气。重用乌药、木香、砂仁、青皮、陈皮等香燥耗散,调失常气血所致崩漏,拟定化气行滞,调畅情志之法,予加味乌药散主之。气郁者,宜行气舒郁,自制方清肝达郁汤主之。

3. **降火法** 火热之邪易入血分,伤及冲任,使血海不宁,迫血妄行,冲任不固,经血失约,发为崩漏。《素问·六元正纪大论》曰:"少阳司天之政……初之气,地气迁,风胜乃摇,寒乃去,候乃大温……其病血崩胁满。"指出热邪可致血崩。故血热者,应清热泻火、凉血止血,自制方清热止崩汤主之。

4. **升提法** 《万氏女科》说:"妇人崩中之病,皆因中气虚,不能收敛其血。"气可载血、统血、帅血,中气不足,气陷则血失所载、所统、所帅,脱陷妄行而为崩漏,故治应补中益气、摄血固脱,以举元煎、自制方益气补元汤或加味补中益气汤主之。

5. **涵敛法** 即收涩止血。叶天士云:"留得一分自家之血,即减一分上升之火。"故辨证无寒热瘀象时均可酌加收敛固涩之品,如凉血活血、收敛止血之茜根炭,收敛止血之海螵蛸,以自制方清经止崩汤主之。

6. **行滞法** 《妇科玉尺》说:"或瘀积久而血崩,脐腹疼痛。"瘀血阻滞,新血不得归经,而发为崩漏。唐宗海亦说:"瘀血不行,则新血断无生理。"《内经》指出,"血实者宜决之",故治疗上强调通因通用,拟自制方泽兰丹参饮以活血化瘀止血。(《中医妇科名家经验心悟·卓雨农》)

三、王鳌

1. **肝郁为因,气虚为果** 崩漏前人多谓阴虚或血热所致,往往以滋阴清热或清热凉血为治疗大法。但临床上由肝郁致崩者亦屡见不鲜。多郁是妇女性格特点之一。于门诊常见有含泪诉病者,似乎满腹冤屈不得以平。郁怒最易伤肝。任何原因引起的情志不舒,首先犯肝,肝气不舒,疏泄失常,即可出现月经过多,甚至崩中漏下。足厥阴肝经与督脉交会于巅顶,且肝木之气外散太过,鼓动督脉阳盛,即可致崩;肝木生风,内风骚动,引动所藏之血,则可随冲脉之气下注致崩;肝郁克脾,脾气不足,统摄无权,经血妄行,发为崩漏。妇人属气有余而血不足之体,肝气内扰,更耗阴血,虚火妄动,精血不守,血崩而下。故肝气不舒为崩漏最常见的病机之一。

气阳而血阴。血不独生,赖气以生之;气无所附,赖血以附之。故有"气为血帅,血为气母"之说。在崩漏发生早期,以肝郁为主要病机,随着疾病的发展或迁延,气随血脱,临床即表现出一系列气虚证候,如气短心悸,困倦乏力,头晕目眩,甚至肢肿面浮,面色㿠白或萎黄,舌淡,脉细弱无力等。气虚血不能独生,进一步导致阴血不足,气无所附,血无以生,导致气血俱虚。因此,气虚乃崩漏之枢机。

2. **益气柔肝,化瘀止崩** 古人治崩漏,习惯于塞流、澄源、复旧。然此三法如截然分期运用,效果并不理想。若聚三法于一方,则收效甚大。根据发病时间与病情程度,选方用药可分以下三步。首先,病情较轻,贫血不明显,发病时间短者,选用加减四物汤(《傅青主女科》)加味。方中四物乃补血神品,以平肝风内动;荆芥入厥阴经气分,合白术补中有利;山茱萸、续断止中有利。诸药各得其所。酌加三七粉、茜草炭、海螵蛸，既能通经活血，又能固涩下焦，止血而不留瘀。此方仅用于轻证，重证则药力薄弱。其次，病情稍重，出现中度贫血者，可选用寄生胶艾汤（经验方）。方中胶艾汤柔肝和血，养阴止血，温经暖胞；桑寄生养肝滋肾；棕榈烧炭存性，苦涩止崩；炒杜仲性温化湿，甘能守中，合白术以护脾胃之气；续断苦辛微温，补肝肾调血脉，为崩中漏下之要药。偏于气虚则酌加黄芪，虚热者加生地或炒牡丹皮。第三，暴崩如注，气随血脱，出现重度贫血者，可选用升陷汤（《医学衷中参西录》）。阴血暴崩下注，脾气下陷，危在顷刻，若不大升其气则血不能止。升陷汤以黄芪为主药，阴中之阳也，入手足太阴气分，又入手少阳、足少阴命门，善补气升气，惟其气薄而味厚，性温而热，故佐知母凉润以济之；柴胡、桔梗、升麻皆为升提之品，以助黄芪升气向上，使下注之阴血随气上升而止。还可酌加化瘀止血之品，如三七粉、茜草炭、益母草炭、地榆炭、莲房炭等，甚者可加服云南白药。

崩漏的调治，止血相对容易，关键在于调理月经周期，预防再发。态度和蔼，耐心地做患者的思想工作，强调精神摄生，"修心养性"，消除患者的"心病"及恐惧心理，在预防中尤为重要。

人体是一个有机整体，受自然界和社会环境的影响，当情感波动过于激烈或持续长久，超出了机体的调摄能力，则可引起疾病。情志过激导致脏腑功能紊乱，气机失调，冲任督带损伤，即可引起妇科疾病。在治疗崩漏病证的过程中，须劝慰患者恬淡虚无，无欲无求，起居有常，饮食有节，不妄作劳，则可形与神俱，病无从生。（《古今名医临证金鉴·妇科卷上》）

四、哈荔田

崩漏一证其因多端，病机复杂，每每气血同病，累及多脏。哈荔田认为先天藏精与后天生化之源脾胃是病机关键所在。正如清叶天士所说："夫奇经，肝肾主司为多，而冲任隶属阳明，阳明久虚，脉不固摄，有开无阖矣。"治疗崩漏一证应首先调理冲任二脉，而调固冲任奇经又必须从调理脾胃入手，尽管病机变化多端，但万变不离其宗，补脾胃、益肾气为其基本宗旨。

哈荔田认为崩漏的诊断辨证，除注意月经的血量、色、质及其他兼症外，尤应重视舌与脉的变化，而将舌象作为辨证用药的重要依据。崩漏若舌色鲜红，乃病程未久，热迫血行，治宜凉血止血；若舌色淡红胖嫩，舌尖见有红刺或瘀点,则为久崩久漏,气血两虚、血瘀脉络,治以益气养荣,化瘀止血;若舌见淡白无华,胖嫩而润,亦属崩漏日久,命门火衰,冲任不固,治宜温阳益气止血;若见舌色淡青,则是久漏血瘀,即须行血止血。

哈荔田在临床实践中还总结出,崩漏病证多以虚证为主,故脉象以虚脉为多见,即使实证,脉象中也多为虚中夹实。临床上崩漏常见脉象有沉细、沉缓,尺脉尤弱。气血大伤时则见芤脉,而阴虚内热时则脉见细数。瘀血内停、阻塞经脉时则多见滞涩或弦细而滞。血热肝郁则多见弦而有力之脉。因本病多为本虚标实,虚中夹实,故纯实之证弦数有力脉象亦不多见。

哈荔田还特别指出,崩漏患者的腰骶部多有压痛感觉,压痛点在督脉腰俞与腰阳关穴之间的下三分之一处。崩漏血多时此穴压痛明显,淋漓不断时呈酸痛感。血止后无压痛者,预后多佳;反之血止后仍有压痛感,则预后多不佳,病情容易反复。此时应嘱患者做进一步妇科检查。痛经患者此穴亦有明显压痛,结合西医检查,凡此穴有压痛者,多有子宫倾斜。这证明此穴在妇科触诊中有着重要的诊断价值。这敏感的压痛点,暂定为关俞穴,哈荔田认为尚需进一步研究。

哈荔田还研究了穴位皮温与崩漏之间的关系,发现穴位皮温的变化对崩漏的诊断辨证治疗与预后都有一定的参考价值。测定穴位皮温,主要选取肝、脾、胃三经穴位,患者在出血期测定太冲、公孙、太溪穴温度。如太冲穴温度高于其他两穴时,即可诊断为肝郁化火证;如公孙、太溪穴温度偏低时,即可诊断脾肾亏虚证。在血止后,如穴位温度升高,则预示病情好转;如血止后穴位温度不升高,甚至穴温降低,则显示病情如故甚或加重。说明止血后穴温变化对其判断崩漏预后转归有一定的诊断意义。

哈荔田认为崩漏的止血,古有塞流、澄源、复旧三法,临床应遵循整体观念和辨证施治的基本原则,灵活地加以运用。塞流是急则治其标的措施,但止血绝非一味固涩,而是要根据病情的寒热虚实,分别采用清、补、温、泻之法治之。必须权衡常变,辨证施治。因崩漏多属虚火,实火少见,故清法宜用清滋之品,如牡丹皮、生地、白薇、黄芩、白茅根之类,苦寒伤阴之品少用或慎用;温而止之法多用于虚寒证,但不宜用辛燥之品,如温阳不用桂、附,养血不赖归、芎,临床多选用巴戟天、狗脊、菟丝子及人参、黄芪等温阳益气之品,水中补火为当;补而止之法,多用于肝肾脾胃虚弱,冲任亏损之证,滋补肝肾以二至丸、续断、桑寄生、山茱萸、黄精、地黄、何首乌、杜仲等药为主,潜纳之品如龙骨、牡蛎、赤石脂、五味子等亦可酌用;泻而止之法,多用于气滞血瘀者,治宜活血化瘀,如刘寄奴、赤芍、泽兰、三棱、没药、延胡索、茜草、凌霄花等。塞流宜用陈皮水炒墓头回、棕榈炭、炒地榆、山茱萸、五倍子等。山茱萸可重用至 15～30 g,常可收到令人满意的治疗效果。炭类药虽有止血之功,但不宜堆砌使用。止血药中佐以化瘀生新之品,如刘寄奴、茜草等,能防止留瘀之弊。

妇女以血为本,但血与气又相互滋生,息息相关,二者之中,又以气居主导地位,气为血之帅,气行则血行,气滞则血瘀。因为气血之运行与肝之疏泄功能有关,调气即为调肝。而肝气郁滞又会影响脾胃生化之源。所以哈荔田指出在治疗崩漏一病中加入气分药后,一则可以起推动作用,气帅血行,俾血无瘀滞。另则可以醒脾悦胃,生化之源充盈则病体易于康复。临床根据病情可选用不同药物,属于轻证者,气机稍阻,可选用醒动脾胃之品,如佩兰、石菖蒲、砂仁等;若肝气郁结较重,并伴有胸胁及乳房胀痛者,可选用疏肝理气解郁之品,如香附、延胡索、乌药等;若气滞血瘀之重症者,则可选用活血化瘀之三棱、莪术、刘寄奴、蒲黄、郁金等。治疗虚证在用补益药物的同时也可加入些醒脾理气灵动之品,如沉香曲、砂仁、佩兰等,以使其补而不滞。(《中医妇科名家经验心悟·哈荔田》)

五、丁蔚然

1. **辨虚实** 辨别虚实,是辨证的重要一环。典型虚证与实证辨证较易,但不可忽略虚中夹实,即虚中夹瘀。若出血持续日久,仍有腹胀腹痛,是尚有气滞血瘀之象。气滞于血则胀,血滞于气则痛。

2. **辨寒热** 寒凝多血滞,热迫多妄行。阳盛之体,经行先期,经量多,无痛经史,经期嗜食辛辣,或过服温补之剂,可致热壅于血,冲任不固,形成崩中漏下。血寒之体,经期常错后,平日带多质稀,形寒肢冷,喜温畏凉,经行腹痛,经量不多,阳气不足,胞宫失煦,经血不固,亦可发生崩漏。

3. **辨脏腑** 崩漏之病机,常着重于肝、脾、肾功能失调。肝为藏血之脏,调节血量,供人体各部活动之需要。若情志抑郁,郁久化热,血得热则妄行,而形成经多、漏下;若急怒冲肝,肝气逆乱,血不循经,冲任不固而为崩中。

脾主中气,生化统摄血液,使之运行脉中,若脾虚中气不足,不能摄血归经,而为崩漏。

肾主闭藏,八脉皆系于肾。若阴虚生内热,热扰冲任,血海不宁,或肾虚闭藏失职,冲任不固,亦可形成。辨血色、血量、血质:血色深红量多属实;血色淡红量少属虚;色紫红质黏稠有块多属实热瘀滞;血色紫黑有块多属寒凝血滞;量不多色乌黑如黑豆汁多属虚寒;血量少色红质稠多属阴虚化热。

4.**清热养血法** 月经先期,血量多,血色深红,血质稀,急下如流,证属血热。若出血量不多,血色紫红,血质稠,乃阴虚化热之象。二者均属血热。治以清热养血法。以芩柏四物汤、清热固经汤加减为主,抑制胞中之火热,则血海自安。(《古今名医临证金鉴·妇科卷下》)

六、罗元恺

崩漏,乃经血非时而暴下不止或淋沥不尽之谓。《景岳全书·妇人规》说:"崩漏不止,经乱之甚者也。盖乱则或前或后,漏则不时妄行。"崩与漏虽统属一病,但二者的表现却有不同,《诸病源候论·妇人杂病诸候》中对此已有区别,故云:"血非时而下淋漓不断,谓之漏下。"经血"忽然暴下,谓之崩中"。崩漏的主要病机则是冲任不固,使月经失其常度,非时妄行。往往是血崩与漏下交替发作,迁延难愈,故本病为妇科危急重症之一。

崩漏的证候与西医所云之功能失调性子宫出血相类,它主要是身体内分泌功能失调而引起的子宫出血,而生殖器官并无明显的器质性病变,故诊治崩漏时,应首先区别于妊娠、癥瘕、外伤等引起的阴道下血,才能作出正确的诊断和有效的治疗。妊娠早期的阴道下血,如胎漏、异位妊娠等有时因无明显的停经史和妊娠反应,或虽有短期停经史,但患者素有月经不调,或正值产后哺乳期,或患者已采取避孕措施(如上环、避孕套、结扎等)则容易忽略妊娠的可能,以其反复阴道下血而误作崩漏。尝见一患者适产后六个月,仍哺乳,于产后 3 个月时曾有一次月经来潮,其后 40 余日又有阴道下血,量少,淋沥 20 余日仍未止,在工厂医疗室按月经病治疗,屡用止血剂而未效。来我院就诊时实习同学因其下血 20 余日,未询及上次月经时间便拟诊为崩漏,审阅其病案见月经史未备,乃复询患者,并作了有关检查,证实为妊娠,后来作了人工流产。这类例子很多,如不详细询问病史及作必要的检查,往往会贻误病情。

癥之出血有时亦会与崩漏混淆,尤其是癥块尚小,不易查及,则容易漏诊。如早期的子宫黏膜下肌瘤、子宫腺肌瘤、子宫内膜息肉,或宫颈肌瘤、宫颈癌、严重的宫颈炎等均可致不规则的阴道下血,有时单凭一般的检查尚难发现,则需借助现代的仪器设备,如B型超声波、宫腔镜等以协助诊断。

外伤所致的阴道下血多来势急猛,且有外伤史可查,一般不难诊断,但有些患者有意隐瞒性生活史或羞于告人,不能从实相告,故也要注意。对疑为外伤出血者,应耐心引导其陈述病史,并作适当的检查。

崩漏的病因病机较为复杂,有虚有实,或虚实杂见,但以虚证为多。《素问·阴阳别论》云:"阴虚阳搏谓之崩。"人体之阴阳二气是要相对平衡的。按阴阳消长之理,阴虚可致阳亢,则阴虚是本,阳亢是标。阳搏,即阳气搏结,乃比较亢进之意。故李东垣解释说:"妇人血崩,是肾水阴虚不能镇守胞络相火,故血走而崩也。"《沈氏女科辑要笺正·血崩》也说:"崩中一证,因火者多,因寒者少,然即使是火,亦是虚火,非实火可比。"既非实火,而是虚火,乃真阴亏损所引起,与邪热炽盛者不同。因肾阴虚而致肝阳偏亢,冲任不固,经血妄行。若体质偏于阳虚或久病伤肾,肾阳不足者,亦可因命门火衰,不能温煦脾阳,使脾不统血而致崩漏。崩漏日久,离经之血壅阻胞脉,则可致瘀,使新血不得归经,淋漓而下。

崩漏既以虚证较多,故治法多以补虚为主,或先去其实后补其虚,或攻补兼施。如有热者,宜于益阴之中,佐以清热之品。因实火者少,故一般不宜用苦寒泻火之药。《傅青主女科·血崩》亦说:"必须于补阴之中行止崩之法。"古人这些意见,乃属经验之谈,对临床具有重要的指导意义。若有瘀者,则于养血活血之中,兼化瘀生新之药。

血崩一证,不论夹热、夹瘀,总以冲任不固、气不摄血为主要病机。故在大出血期间,应着重补气以摄血,兼顾其热或瘀。《医宗金鉴·妇科心法要诀》说:"若去血过多,则热随血去,当以补为主。"因下血量多,热随血去,气随血泄,即使为阴虚血热而致崩者,经大量出血后,一般都有不同程度的气虚表现,故止血必先固气。余常以自拟之滋阴固气汤为基础加减化裁。方中以菟丝子、山茱萸滋补肝肾,党参、黄芪、白术、炙甘草健脾补气,阿胶、鹿角霜固涩止血,何首乌、白芍养血和肝,续断固肾。全方兼顾了肾、肝、脾三脏,既滋阴又补气,具有较好的止血效果。如暴崩不止、阴阳两虚者,亦可加棕榈炭、赤石脂、炮姜炭,并重用参、芪、术以益气摄血。同时艾灸隐白(双)、大敦(双)、三阴交(双),隐白、大敦可交替灸治,每日 3 次,每次悬灸 20 min 或麦粒灸七壮以收止血之效。如经血黯红、有血块,下腹疼痛者,为夹瘀之象,可加益母草、蒲黄炭以祛瘀止血。出血缓解后,应重在固肾以治本,可减轻补气健脾药,而以淫羊藿、巴戟天、杜仲、补骨脂、枸杞子等出入其间,以补肾养血。通过补肾可促进其正常排卵,俾能恢复其月经周期,其病可愈。

漏下一证,则往往是肝肾阴虚,相火内动而致,或夹瘀滞,或兼湿热。一般表现为经血非时而下,时下时止,淋漓不净,经色鲜红,或夹有小血块。因阴血难以速生,故止漏较之止崩更感困难,且病情易于反复。治漏之法,主要是滋养肝肾,兼清虚热或祛瘀。可用左归饮合二至丸加减。夹瘀滞者加益母草、茜根炭;兼湿热者加蚕沙、黄芩(炒);心火亢盛,烦躁失眠者加五味子、柏子仁、何首乌;偏于肾阴虚而无明显瘀热表现者加菟丝子、鹿角胶。出血停止后当以柔肝固肾为主,以调整月经周期。

崩漏为妇科常见的血证,治疗常需用理血药。但在不同证型与不同阶段,药物的选择应有所不同,才能取得较好效果。血分药中有补血、活血、凉血、止血等不同。补血药有走而不守者,如当归、川芎是矣;亦有守而不走者,如熟地、何首乌、桑寄生、黄精是也。因此,在出血期间,一般不宜投走而不守之类,以免辛温动血,增加其出血量。而在出血停止后,若月经届期或逾期不来者,则可适当选用当归或川芎,以助血行而促其来潮。来潮之后,亦以不用为佳。在止血药中,有凉血以止血者,如牡丹皮、地榆、焦栀子、藕节之类;温经止血者如炮姜炭、艾叶、鹿角霜、补骨脂之类;养血止血者,如岗稔根、地稔根、阿胶之类;益阴止血者如女贞子、龟甲胶、墨旱莲之类;祛瘀止血者如益母草、蒲黄、田七、大黄炭之类;固涩止血者如赤石脂、乌梅、五倍子之类。应分别证型而选用。惟炭类止血药不宜过多过久用于崩漏,以免过于凝聚,反而留瘀为患。

崩漏止血后的调理,着重促其正常排卵以调整月经周期,原则上以滋肾或温肾为主,结合其体质与兼夹,适当加以调治,这即古人称为"复旧",乃固本之法也。(《中国百年百名中医临床家丛书·罗元恺·专病论治》)

七、孟铭三

功能失调性子宫出血属中医"崩漏"的范畴,临床上表现为月经周期紊乱,出血时间延长,经量增多,甚至大量出血或淋漓不止。数十年来,孟铭三采用莲房炭、菱角治疗该病,颇有效验。

莲房炭 45 g,菱角 45 g。先将莲房炭置锅内加水浸泡 2 h,把菱角打碎,将皮、肉同入锅内煎煮。头煎开锅后 20 min,将药汁倒出,加水再煎 30 min,所得药汁与头煎混合在一起。每于清晨空腹服用所煎药液的 50%,其余 50% 分别于午饭前及晚间睡前服下。连服 6 日为 1 个疗程。

莲房炭治疗崩漏,古今医籍多有所载,如《本草纲目》谓此药"入足厥阴血分,止血崩、下血、溺血"。而菱角一药治疗崩漏鲜为医者所知。孟铭三通过其临床实践体会到该药具有良好的止血作用,特别对崩漏下血疗效尤著,《本草求真》谓菱角"红泻白补",所言红者系指菱皮,白者乃指菱肉。菱皮具有清热之功,菱肉有益气健脾之效。大凡崩漏为患,病因主要有二:一者血分有热,迫血妄行所致;二者脾气亏虚,统血无力,血溢脉外而发。取菱之皮肉药用,既可凉血,又可健脾,血热得清,脾气得健,则崩漏可愈。(《古今名医临证全鉴·妇科卷下》)

八、丁光迪

1. 辨别升降,掌握病机　崩漏之病,症状典型,容易辨识,而病理变化,却很复杂,值得研究。李东垣认为此病"皆由脾胃有亏,下陷于肾,与相火相合,湿热下迫,经漏不止"(《兰室秘藏·妇人门》)。简言之,即内伤,中气下陷,气不摄血,所以崩漏。并且果断地说:"宜大补脾胃,而升举血气,可一服而愈"(同上)。李氏此说,确非虚语,临床实验,信而有征。其论其治,归结是"升降"两个字。

临证体会李氏是从平病两者比较立论的。认为元气之充足,皆由脾胃之气无所伤,饮食入胃,阳气上行,津液与气,入于心,贯于肺,充实皮毛,散于百脉。脾禀气于胃,而浇灌四旁,荣养气血。这是正常人阴阳气血的升降。若内伤脾胃之气,元气亦不能充,谷气下流,下泄而久不能升,是有秋冬而无春夏,乃生长之用,陷于殒杀之气,而百病皆起。最是阳气下陷,有降而无升,崩漏病就是其中之一。此种崩漏有两个特点：其一，就月经正常生理而言，是一种蓄泄、潮汐、升降的自然状态。有阳气为之主，阳旺能生阴血，阳气统摄经血，则经候如期。若阳气下陷，有降无升则为崩为漏，淋漓不止。其二，别虚于实，辨其非热。阳陷崩漏，一般并无腹痛，痛者为实，不痛多虚。大部腰脊酸坠，头昏疲乏，这是冲任脉虚，督带受损，正是李东垣所谓脾胃病久不愈者，与冲任督三脉之病有关。同时阳陷崩漏，尽管下血多，阴已伤，而无口渴心烦、便坚溺涩、舌赤脉数，漏血亦无臭气，即没有热盛迫血之症。偶有躁热，亦属于"阴火"，非实热之比。

2. 升阳举陷，调理肝脾　东垣对中焦不足、阳气下陷之病，有一个总的治疗法则：先补其阳，后泻其阴。即先令阳气上升，而后再及其余。宗此，治疗阳陷崩漏先定了一个治崩原则：升阳举陷，治崩止漏。这是针对主要病机而设的。同时，考虑到治崩与调经的密切关系，分别病情之缓急。急者治标，即先止其崩，而后调经，缓则顾本，治崩与调经同时进行。又需斟酌年龄的差别、妇检的情况。青年妇女崩漏，其病较易治，调经亦见效，中老年妇人患此，治崩较难，调经更非易。妇检无明显器质性病变者，可以专任此法，反之，治疗中应严密观察。

常用自拟举经汤，治漏兼以调经，并据临床所见，加减用药。病急治标，用自拟"急挽崩漏汤"，可以预制，以备急需。其方如下。

（1）举经汤：适应证为月经不调，或先或后，经血量多，经期延长，有逾10日或半个月漏下不止者。甚至经信错乱，前期刚净，后期又至，漏无宁日。一般无腹痛，无显著病灶，但有腰酸下坠感。妇检或有病变，如重度宫颈糜烂、子宫息肉、子宫肌瘤等，均可相机应用。

药物组成：炒防风10 g，荆芥炭10 g，白芷10 g，藁本10 g，柴胡5 g，炒白芍10 g，炙黑甘草5 g，炒当归10 g，白术10 g，茯苓10 g，木香5 g，鲜藕（打）250 g。方中荆、防、芷、藁升举阳气，调治奇经，治崩漏而止血为主药，即陷下者举上之义。辅佐逍遥、归脾，和肝脾，调经期。使以茯苓，取其引药入于下焦，从而升举陷下之气。前贤尝谓，"将欲升之，必先降之"，即此意也。鲜藕养血活血涩血为引，合而用之，扶脾调肝，举经止漏。

用法制法：先用煎剂，一般5剂左右见效，连服10剂收功；如见效而不全止者，服至经净为期。下一次经潮5日后，不问经血如何，再服5～10剂。第三个月一般即可恢复正常周期。在第二个月，经行调正以后，将上药 10 剂，研成粗末，分成 20 包，分别在第三、第四个月经前半个月连续煎服 10 日。或用煎剂亦可，5 剂分成 10 日服，以资巩固。

随症加减：如兼腰酸坠痛，为督带虚损，加羌活、独活各 5 g，续断 10 g。如经崩血多，为气虚下陷，不能摄血，加白芷、防风各 5 g，黄芪 10 g。如血色鲜红，去黄芪，加蒲黄炭 10 g。初时血多紫块，为气虚血瘀，加红花、炮姜各 5 g。如见腹痛者，加芍药 5 g，茴香 5 g。兼白带多，经色淡者，为气虚湿胜，加白芷、藁本各 5 g；带多如水者，再加白龙骨、赤石脂各 10 g，亦可加苍术 10 g（有伏龙肝最佳，用 250 g，煎汤代水）。如大便薄泄者，加苍术 10 g。

注意事项：月经不调，经血量多，漏下不止，阳陷为患者，属热者少，属虚者多。因为热证变化，大都急速，延经不愈，多为虚证。气虚下陷，气不摄血，所以出现这些证候，升举较寒凉止血为佳。

月经不调，是脾失其信，脾病又由于清阳之气不升，因此调理肝脾，升阳较守脾更为重要。此病一般忌寒药及寒凉饮食，"血得寒则凝"的法则，在此不能援以止血，虚实异治也。亦不可过用敛涩，治标而不顾本，未为上策。中年以后患此病者，比较棘手，因为病情复杂多变，愈后又易反复，需要平病兼顾，尤须注意愈后的调理巩固。

（2）急挽崩漏汤：适应证为血崩突发，或反复发作，或漏下与崩中交替出现。腹不痛，腰脊酸坠，头额昏沉，四肢无力，面色萎黄，肤凉畏寒，或时躁热。脉细，按之微弦，甚时空大。舌淡微胖，苔薄。

药物组成：炒防风 10 g，荆芥炭 10 g，白芷 15 g，藁本 15 g，羌活 10 g，独活 10 g，白术 10 g，升麻 5 g，柴胡 5 g，炙黄芪 15 g，炙黑甘草 5 g，当归 10 g，红参 20 g（或用炒党参 100 g 代），另煎浓汤频饮。干莲蓬 2 个，炙炭存性，参汤调服。

方意：升阳固奇，益气摄血。血脱益气，是治崩的基本法则，而陷者举之，又为当务之急。立方用药，即循此而设。

制法用法：平时先用干莲蓬 10 个，炙炭存性备用。红参或党参亦最好平时准备。一见血崩，随时煎汤调服，而后再根据病情用汤药。

随症加减：如经血鲜红，为气虚血脱，冲任大损，加陈阿胶 15 g（黄酒烊，调入药汁服），艾叶炭 10 g；假如时发躁热，脉洪大，为有阴火，改用酒炒黄柏

10 g,大生地 15 g。如初时血有紫块,为气虚兼有瘀血,加炒红花、炮姜各 5～10 g。如血色淡质清稀者,为气虚湿胜,加苍术 10 g,伏龙肝 50 g,煎汤代水。崩漏患者,往往有恐惧感,出血量多,生怕病危,可加茯神、远志肉各 10 g,以交通心肾。

注意事项:血崩是急症,得效与否,往往在一二日之间,服药亦须加紧,1日夜 2 剂,连服 2 个头煎,而后服二煎,甚时可连服 3 个头煎。温服,缓缓服,服后以美食压之。得血少血止,再从常规用药。血大崩下不止者,可适当配合输液、输血。

以上二方,能否见效,从临床多年观察,效机情况如下:第一方,见效在 3～4 日,第二方在 1～2 日,如过时而未效,说明药病不相当,应另想别法。药后患者反映有一种全身舒适感,是为药病相当,进一步自感困倦欲睡,微微有汗,药效已显著,最后身温足暖,上下身均似微汗,其病向愈了,这是阴阳相和,气血周流之象。

3. 善后调理,以脾为主　崩漏患者,有的临床症状治愈,其病亦即痊愈,这是多数。但亦有反复发作者,尤其中老年妇人,往往过半年、1 年又作,甚至 1 年反复几次。这些反复之变,与善后调理密切相关。调理得好,疗效巩固,反复亦少,不注意善后,反复亦随之而来。有些患者,愈后即怕吃药,忙于事务,懒得求医,及至病作,追悔莫及。复发还有一个特点,中焦气虚,几乎成为反复的一个体质因素,气虚不复,往往轻车熟路,其病再现,而用前次得效之方,重复亦能应手。对于此种崩漏,从开始治至善后,补中升阳,是一个不可忽略的问题。

善后调理,当以补脾为中心,兼顾心肾。常用方是补中益气汤合归脾汤。可据当时病情,略事出入,改成散剂,服之为妙,丸剂虽方便,往往效果较差。

中年妇女,肝脾两病者多,逍遥散是妙方,可与补中益气相合。中老年患者,冲任日衰,往往出现阴虚、阳虚或阴阳气血俱虚的变化,此时补脾与补肾同等重要,可以补中益气与杞菊地黄、知柏地黄相出入。此外最欣赏的是还少丹一方,"大补心肾脾胃",可以随症加减用之,较地黄丸制剂更为巧妙,屡获功效。

东垣对崩漏之治,在用升阳风药和温肾除寒之时,曾提出"以黄柏之大寒为因用,又为向导"之说,亦有深意。在错综复杂的病情中,从标本多方面兼顾用药,这是一个很大技巧,值得注意。(《古今名医临证金鉴·妇科卷下》)

九、庞泮池

1. 天癸初至,补肾清热 室女崩漏,多见月经初潮过早或偏迟。庞泮池认为属先天肾气不足,肾精匮乏,并常兼有气火偏盛、血分有热之象,导致封藏失司、冲任不固。治疗重在补肾清热,凉血止血。经期药用党参、生地、熟地、山茱萸、女贞子、墨旱莲、黄芩、牡丹皮、荆芥穗、紫石英、花蕊石、仙鹤草。其中生地、熟地、山茱萸补肾固本;女贞子、墨旱莲、黄芩、荆芥、牡丹皮甘寒同入肝肾二经,凉血止血化瘀;紫石英、花蕊石温肾止血不留瘀;仙鹤草、党参补气止血。全方共奏塞流、澄源之效。血止后,则应补肝肾、促排卵、调周期。上方去黄芩、牡丹皮、花蕊石、仙鹤草,加入黄精、肉苁蓉、菟丝子、地骨皮;便秘者,加何首乌、桑椹;便溏者,加补骨脂、鹿角片;舌质红好转,可加淫羊藿、巴戟天温补肝肾,提高卵巢功能。久漏不止,庞泮池常加阿胶滋阴止血,一药收功。

2. 天癸既行,疏肝清热 育龄期女性之崩漏,多见放环后出血、盆腔炎、子宫肌瘤、子宫内膜异位症等引起。多属肝经郁热,冲任失调。治拟清肝泄热止血。药用:柴胡、当归、白芍、牡丹皮、黄芩、制香附、女贞子、墨旱莲、花蕊石、荆芥穗、贯众。其中柴胡、香附、白芍疏肝柔肝;贯众炭、荆芥穗清热止血。郁久化热者,加败酱、薏苡仁、桃仁、生茜草清热解毒。如气随血脱,气血两亏,应补气固摄。药用八珍汤益气养血,加紫石英、牛角鰓、艾叶炭温涩止血;花蕊石止血去瘀。

3. 天癸既绝,健脾止血 绝经前后妇女,肾气渐衰,封藏失司,统摄无权,亦见崩中漏下;然肾为先天,脾为后天,脾胃虚弱,后天不能奉养先天,经期治拟调整阴阳,滋阴止血。药用:知母、黄柏、生地、熟地、牡丹皮、柴胡、广郁金、酸枣仁、麦冬、黄芩、女贞子、墨旱莲、仙鹤草、紫石英、花蕊石、贯众炭、陈皮。如暴崩气血两亏,气随血脱,症见头晕心慌,畏寒肢冷,则用《伤寒论》参附四逆汤,干姜改炮姜,益气摄血;瘀血者,可加益母草、川芎去瘀生新。血止后健脾益气安冲。庞泮池认为年衰肾亏属自然规律,不必强补。健脾益气生血,强壮后天生化之源,可补气以摄血。(《中医妇科名家经验心悟·庞泮池》)

十、何子淮

崩者如山家卒崩，言其血之横决莫制；漏者如漏卮难塞，言其血之漫无关防。急则止血塞其流，缓当凉血澄其源，终以补血还其旧，治疗崩漏三步法也。塞流当有虚实寒热之分，澄源与复旧亦当阴阳虚实以辨。虚则补中益气，实则清泄消炎。血热妄行，清热凉血以遏其流；血失统制，调补冲任以固其源。

血藏于肝，赖脾元以统之，冲任之气以揖之。肝脾二亏，伤及奇经，经事断续，甚则淋漓，便溏食腻，时伤，气亦不固；防崩，急拟调养肝脾，以益奇脉。经至如崩，腹胀不舒，心悸头晕；统藏失司，当益心脾。崩时不止，腰府作酸，其血即下，奇脉暗损，再参固摄。血因气滞，经脉阻闭，若壅极而决，必至复崩。久崩统藏失职，恣血复下，易致脱厥。由崩成漏，冲任奇经失束。血不热，何至淋漓，而且先期；木无火，何至生风，凉营息肝。崩后八脉损伤，带脉不固，带下连绵，经来仍多，维护皆失其职。

崩漏二年，且伴带下，每发申酉必至。思午后为阳中之阴，阴虚阳动，冲任二脉皆动，下无堤防约束。夫奇经者，肝肾主司为多，而冲脉隶于阳明，阳明久虚，气不固精，有开无合矣。冲任二脉损伤，经漏经年不痊，形瘦肤干畏冷，由阴气走乎阳位也；当益气以培元阳，温摄以固下真。阴阳无翕，经水妄行，宛如春潮泛涨，势不可遏；宁静血海，固守堤防，以防堤决。阴阳离绝，非统摄所能治；而止血之剂，犹如急流投石，何足为碍；必令沸腾之水平静，气血各守其乡。阴平阳秘，精神乃治。

血为气之配，气和则妄行者循经而不乱。气乱则血亦乱，不能循行经络，经事一月数至，至则如滂，且营热以甚，恣致血崩。经来淋漓，成块而下，脘痛，少腹滞坠。荡尽停瘀，然后培养；络有停瘀，未易骤补。肝脾肾并亏，摄纳无权，经淋带下；是故古云，久崩久带，宜清宜通是也。崩带日久，形枯脉濡，年近花甲，中气虚而不摄，难以草木奏功。久崩时漏，宜敛阳通阴，以理奇经。冲脉为病，蛤壳镇逆；任脉为病，龟甲静摄；督脉为病，鹿角温煦；带脉为病，当归宣利。故可用龟甲、鹿角霜、阿胶、柏子霜、生牡蛎、锁阳。鹿性阳，入督脉；龟体阴，走任脉；阿胶得济水沉浮，味咸色黑，息肝风，养肾水；柏子霜芳香滑润，养血理燥；牡蛎去湿消肿，咸则固下。仲景云：病患腰以下肿者，牡蛎、泽泻、锁阳。此为固下焦之阳气,乃治八脉之大意。产育频多,冲任脉虚,天癸当止之年,有黑紫块暴下,暴下后又黄水绵绵不断;虽迭经调脾补虚,然未尝涉及奇经也。正产后,营血固亏而脾土又弱,湿滞肠胃,腹痛便溏,里急不爽,心悸头晕,谷食顿减,夜分作烧。久泻伤脾,脾阳不能化生新血,急拟扶土调中,泻止,精神乃复。(《何子淮女科·下篇》)

十一、班秀文

长期以来,崩漏是妇科疑难病之一,临床古今医家大多遵循"急则治其标,缓则治其本"的治则,选用"塞流、澄源、复旧"三大治法。班秀文在多年的临床实践中对前人的治崩三法有更进一步的发挥。对于错综复杂的崩漏重症,班秀文不苟求用一法一方或一味方药来达到止血或调经的目的,他认为应当审证求因,根据地理、气候及个体差异及病因病机的不同,灵活运用治崩三法,局部辨证与全身症状,辨证与辨病相结合,随证随经,因其病而药之。

1. **塞流要止中有化** 崩漏的治疗,常以止血为首务,但班秀文认为,止血并非专事收涩,必须审因论证。因于寒者,温而止之;因于热者,清而止之;因于虚者,补而止之;因于实者,泻而止之;去其阴血妄行之因,其血自止。但塞流止血虽为"急则治其标"之法,但亦不尽为治标,有时也是标本兼治之法。班秀文在塞流止血中,除分清寒热虚实外,还重视防止留瘀之患,常在方剂中选用能止血又能化瘀之品,如三七、益母草、蒲黄、大蓟、小蓟等。他认为塞中有化,既能阻止其源继续崩溃泛滥,又能化其离经之败血。若只塞流不化瘀,则离经之血不能复归故道,又不能与好血相合,则易壅塞经脉气道,阻滞生机,甚则致癥瘕积聚的产生。

2. **澄源宜审证求因** 班秀文认为,在崩漏出血减少或血止后,要进一步寻找导致出血的原因,辨其虚实,随证施治,在此同时,还要处理好标本关系。如因热引起者,要清热凉血;气虚宜补气摄血,血瘀者要化瘀止血,做到辨证求因,审因论治,从根本上找出疾病的根源,不可受前人"次清热"的约束,不管寒热虚实,一概投入凉血清热之剂。

3. **复旧重视脾肾并重** 崩漏的善后调理,前人有补脾与补肾之说,班秀文主张复旧宜脾肾并重,以肾为主。盖脾胃为气血生化之源,主运化而统血,况且脾胃还是口服药物的必经途径。故善后调理,巩固疗效固然要重视脾胃。但肾藏精主蛰而为封藏之本,脾阳根源于肾阳,血之所以异于寻常,崩中漏下与肾的开合闭藏、冲任二脉的亏损有着密切的关系。故治崩漏之巩固疗效的复旧方面,除要注重调理脾胃外,更应重视恢复肾的蛰藏功能,审察肾阴肾阳的偏盛偏衰,以平为期。如脾虚气陷型崩漏,在补益气血、健脾升阳的同时,要注意酌加菟丝子、覆盆子、桑螵蛸之类温肾固涩;而肾阳虚型崩漏在用右归丸温肾壮阳的同时,加党参、黄芪益脾补气摄血。不管是治标还是治本,注意从脾为气血生化之源,肾为冲任之本来考虑,如此调理,常可使崩漏病程缩短,疗效显著。(《中医妇科名家经验心悟·班秀文》)

十二、张志远

妇科崩漏证,是一种常见的出血性疾患,严重影响身体健康。崩出不止能转化为漏,漏下失治也可大出成崩。临床所见以气虚不摄、血失故道、血热妄行者为多,特别是因于热邪迫血妄行而致的,更属屡见不鲜。数十年来,笔者处理此证,曾将重点放在血热妄行这一类型上,根据病情需要,选用具有针对性药物。遵照先师经验,第一不用炭类止血,防其留瘀,且易复发,而且无调整月经周期之功;第二除炒槐米外,大都遣用未经炮制的原质生药。笔者在实践中,一方面采用历代文献收录之方,同时也注意作用较强、疗效明显的药物,如田三七、蒲黄、小蓟、紫草、墨旱莲、阿胶、生地、黄芩、侧柏叶、牡丹皮、鸡冠花、赤芍、茜草等,而从事医学临床 50 载,最富有心得且效果十分彰著者,则首推地榆、贯众、白头翁。

这三味药物皆为苦寒之品,有凉血作用,《神农本草经》《名医别录》《日华子本草》《本草纲目》言有治崩漏之力,事实证明,的确其效甚伟。它们在止血方面的区别是:地榆味酸偏于收敛;贯众促进宫缩,侧重清热解毒;白头翁祛瘀生新,兼消积聚。三药配伍使用,不仅能清热泄火,尚有"涩以固脱"和祛瘀生新相辅相成的特殊功能。用量视人与病二者具体情况而定,一般用 15～30 g,最大量可用至 50 g,每日 1 剂,连服 5 剂。出血若停,减去二分之一量,再服 3～5 剂以巩固之。而后则改用四物汤加减为基础,增入养肝益肾、调理冲任之品以恢复月经周期,常选药物为淫羊藿、肉苁蓉、紫石英、枸杞子、何首乌、桑寄生、黄精、杜仲、狗脊、胡桃、补骨脂、鹿衔草、龙眼肉、红糖、益智仁等。除紫石英、何首乌、桑寄生、黄精、红糖外,均以小量兑入,每味药不能超过

10 g。回忆 1958 年笔者在山东中医进修学校执教时，曾见一位 30 余岁妇女，患崩漏 4 年，西医诊为功能失调性子宫出血，经多法医治，时止时发，终未获痊，此次血出不止，血随腿流，乃给以黄连解毒汤加地榆 30 g，贯众、白头翁各 36 g。3 剂即止。复诊更方减半，善后用补益冲任药物收功。过了 10 年于泰安相遇，彼云已彻底治愈，月经已正常，周期按时来潮了。

据笔者的经验，地榆、贯众、白头翁对血热妄行之崩漏证，不仅治标，也可治本，主要是取其凉血作用使血行"遇寒则凝"，火去"妄出自息"，从而获得治愈。经多年临床观察，三药的实际效果常超越其他同类药物，且符合验、便、廉的应用标准，值得予以重点研究，向医界推广。笔者曾以之和《证治准绳》弘扬的子芩(生用)丸相配，各等分，水煎浓缩制成片剂，名"崩漏丹"，每次 3～5 g，每日 2～3 次，方便患者，甚受欢迎。另外，笔者的师门传授，必须结合食物疗法，从用药之日起，每日以黑木耳 15 g 佐餐，根据复发次数多少，连吃 1～6 个月，最易收到良效。(《古今名医临证金鉴·妇科卷下》)

十三、蔡小荪

临证首别阴阳，塞流勿使留瘀：崩漏可简单地归纳为两种类型，即阴崩与阳崩。阴崩多寒证，阳崩多热证。从出血的色质来看，大致黯淡、质稀的属阴，赤紫、稠厚的属阳。故而阴崩是指出现阴性的症状，阳崩是指出现阳性的症状。阳亢者为阳崩，阴盛者为阴崩。阴崩大多阳虚，阳崩大多阴虚。所以，结合舌脉及全身症状，先别阴阳，就能执简驭繁，掌握疾病的本质，从而区分崩漏属于阴证、阳证、寒证、热证。

治疗崩证，文献所载有三个步骤：塞流、澄源、复旧。崩证来势较猛，前人有"先止血以塞其流"之说，这是应急措施，唯恐失血过多，以防虚脱，而采取单纯固涩止血的方法，对于一般的崩证，诚可取效一时，但在子宫功能性出血的患者，如果不辨证因，而采用单纯止血的方药，往往得不到预期的效果。本病病程长年累月，缠绵不愈，除有实质性病变外(如癥瘕等)，先辨阴阳，非常必要，这样就能确立治疗方针，便于对证用药。

根据血得热则行，得寒则止原理，临床上以阳崩较为多见，齐仲甫《女科百问》说"受热而色赤者，谓之阳崩"。造成阳盛阴虚而致崩者有多方面的原因，由七情所引起的，如张洁古认为"悲哀忧思太甚，阳气内动，真阴虚不能镇守包络相火,故血走而崩"。是以治疗崩证的大法,多数以养阴清热、凉血止血为主。丹溪认为"阳常有余,阴常不足",所以"补阴泻阳而崩自止"。但也有部分是属于阳虚暴崩,或崩久而致阳虚的病例,如萧慎斋《女科经纶》说"崩本为血病而有阳气之虚者,血脱气亦脱也"。血为气的物质基础,失血过多则亡血伤阴,阴血大亏,则气无所附,阳气不足,统摄无权,则致崩之不止,故阳虚致崩的病例,除素体阳虚以外,大致均由久崩所引起的为多。虽然在临床上,阳虚血崩相对来说为数较少,但也并不鲜见,且症势较为严重,必须予以重视。涉及阴虚或阳虚的崩漏之症,以青年及中年后期的妇女较为多见,大致均值肾气应盛未盛或将衰未衰之际,阴阳每多偏虚,故虚证崩漏相当于现代医学的青春期及围绝经期之有排卵或无排卵型功能失调性子宫出血。是以崩漏初起,须别阴阳,久崩久漏,更必然涉及阴阳,故治崩漏如能从阴阳为主辨证论治,则疗效更显。

治崩漏虽首当"塞流",但塞流并非不辨证因,单纯止血,否则愈塞流则崩愈甚,因之妄自固涩,似非良策。对崩漏的诊治,特别是屡治不效的病例,首先区分阴阳,即阴崩和阳崩,先别阴阳就能执简驭繁,对症用药。通过察月经的期量色质,辨明阴阳的偏盛偏衰,同时需详察有瘀无瘀。在具体用药方面,强调"求因为主,止血为辅"。尤其对于血瘀崩漏,则当活血化瘀。否则瘀血不去,新血不生,血不归经,致出血不止。此类崩漏,如不辨证因,单纯固涩,往往得不到预期效果,甚至崩愈甚,漏愈久,缠绵不愈。同时对一些虽非血瘀崩漏,在处方用药时,也可参用少量活血化瘀之剂,以防在使用止血法后,崩漏虽然暂止,而残瘀滞留造成反复出血。如当归、丹参等为常用之品。有说当归、川芎在出血期间不宜用,否则反使出血更多。张山雷在《沈氏女科辑要笺正》中云:"当归一药,富有脂液,气味俱厚……其气最雄,走而不守,苟其阴不涵阳,而为失血,则辛温助阳,实为大禁。"临证于养阴止血及凉血止血方中常参用炒当归,以其养血温通,藉以避免瘀滞,并可约制寒凉药性。川芎则避用,因其辛温上达巅顶,下通血海,走而不守。不若丹参能祛瘀生新,配合止血之剂,能避免瘀滞之弊,但用量宜少。(《百年百名中医临床家·蔡小荪》)

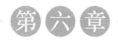

历代医案

第一节 古代医案

一、张子和案

崩由悲哀案。妇人，年五十余。血崩一载，曾用泽兰丸、黑神散、保安丸、白薇散，补之不效。戴人曰：天癸已尽，本不当下血，盖血得热而流散，非寒也。夫女子血崩，多因大悲哭，悲哭过甚，则肺叶布，心系为之急，血不禁而下崩。《内经》曰：阴虚阳搏谓之崩。阴脉不足，阳脉有余。数则内崩，血乃下流。举世以虚损治之，莫有知其非者。可服火剂，火剂者，黄连解毒汤是也。次以香附三两，炒白芍二两，当归一两，将三味同研细末，水调下，又服槟榔丸，不旬日安。

【鸿志按】 悲哀太过，则心闷急，肺布叶举，则上焦不通，热气在中，逼血大行。此意惟张氏知之，故此疾亦惟张氏能治之，神哉。（《退思庐医书四种·女科医案选粹》）

二、汪石山案

一妇，年逾四十，形色苍紫，忽病血崩，医者或用凉血，或用止涩，俱罔效。诊之，六脉皆沉涩而缓，按之无力，乃胃病，非血病也。当用甘温之剂，健脾理胃，使胃气上腾，血循经络，则无复崩矣。遂用补中益气，多加参芪，兼服参苓白术散而愈。（《名医类案》卷十一《崩漏》）

三、薛立斋案

案1 崩由脾肾两虚案。一老妇，患崩，身热肢痛，头晕涕出，吐痰少食。众作火治，转致绝粒数日，仅存呼吸。诊之，乃脾胃虚寒，用生料八味丸一剂。翌早，遂索粥。再剂，热减痛止。愈后，因劳役忧怒，至夏，崩复作，胸饱发热，脊痛，腰不可转，神气怫郁，脉洪无伦，按之微弱。此无根之火，内真寒而外假热也,以十全大补加附子,一剂晕止,崩血渐减,日服八味丸而愈。

【鸿志按】此案崩由脾肾虚寒,薛氏善用温补,可称两合其宜。

案2 崩由脾胃虚寒案。一妇,久患崩,服四物汤凉血剂,或作或止,有主降火,加腹痛,手足厥冷,此脾胃虚寒所致,先用附子理中汤,次用济生归脾、补中益气二汤,崩顿止。若拘泥痛无补法,则误矣。

【鸿志按】脾胃为后天之本,脾胃阳虚,急宜温补,否则崩后肝旺,木乘土位,不独腹痛肢冷,恐上为噫嗳,下为泄泻,气急肿胀,诸候可立至。薛氏之案,每不言脉,由其审证之精耳。

案3 崩久伤中案。妇人,久患血崩,肢体消瘦,饮食到口,但闻腥臊,口出津液,强食少许,腹中作胀,此血枯之证。用八珍汤,四乌鲗骨一藘茹丸,兼服两月,经行而愈。

【鸿志按】此案症状,全是伤中,薛氏断为血枯。夫崩久血虚,虚极则枯,枯之谓者,五液皆涸之谓也。观口出津液,肢体未至干燥,岂血枯之谓乎?故读古人医案,当细审之。

案4 崩由肝火案。妇人,性急,每怒,非太阳耳项、喉齿胸乳作痛,即胸满吞酸,吐泻少食,经行不止,此皆肝火之证。肝自病则外证见,土受制则内证作。先以四物加白术、茯苓、柴胡、栀子、炒龙胆,清肝养血。次用四君子加柴胡、白芍、神曲、吴茱萸炒黄连,以培土制肝。渐愈,惟月经不止,是血分有热,脾气尚虚。以逍遥散倍用白术、茯苓、陈皮,又以补中益气汤加酒芍,兼服而愈。(《退思庐医书四种·女科医案选粹》)

案5 一妇人年将七十,素有肝脾之症,每作则饮食不进,或胸膈不利,或中脘作痛,或大便作泻,或小便不利,余用逍遥散加山栀、茯神、远志、木香而愈。后忧女孀居,不时吐紫血,每作先倦怠烦热,以前药加炒黑黄连三分、吴茱萸二分,顿愈。后因怒,吐赤血甚多,躁渴垂死,此血脱也,法当补气,乃用人参一两,苓、术、当归各三钱,陈皮、炮黑干姜各二钱,炙草、木香各一钱,一剂顿止。信药有回生之功,不可委于天命也。

案6 一妇人年六十有四,久郁怒,头痛寒热,春间乳内时痛,服流气饮之类益甚,不时有血如经行。又大惊恐,饮食不进,夜寐不宁,乳肿与两胁焮痛如灸,午后色赤,余以为肝脾郁火血燥,先以逍遥散加酒炒黑龙胆一钱、山栀一钱五分,二剂肿痛顿退,又二剂而全消。再用归脾加炒栀、贝母,诸症悉愈。

案7 妇人素勤苦,因丧子饮食少思,忽吐血甚多而自止,此后每劳则吐数口,瘵症已具,形体甚倦,午前以补中益气,午后以归脾汤送地黄丸而愈。

案8 妇人面黄或赤,时觉腰间或脐下作痛,四肢困倦,烦热不安,其经若行,先发寒热,两胁如束,其血如崩,此脾胃亏损,元气下陷,与相火湿热所致,用补中益气加防风、芍药、炒黑黄柏,间以归脾汤,调补化源,血自归经矣。

案9 妇人因怒崩血,久不已,面青黄而或赤,此肝木制脾土而血虚也,用小柴胡合四物,以清肝火生肝血,又用归脾、补中二汤,以益脾气、生肝血而瘥。此症若因肝经有风热,而血不宁者,用防风一味为丸,以兼症之药煎送;或肝经火动而血不宁者,用条芩炒为丸,以兼症之药煎送,无有不效。

案10 大化内患月事不期,崩血昏愦,发热不寐,或谓血热妄行,投以寒剂益甚,或谓胎成受伤,投以止血亦不效,乃敬延先生诊之。曰:此脾气虚弱,无以统摄故耳,法当补脾,而血自止矣。用补中益气加炮姜,不数剂而验。惟终夜少睡惊悸,另服八物汤,更不效。叩诸先生,曰:杂矣,乃与归脾汤加炮姜以补心脾,遂如初。谨叙其梗概以附医案,俾后之患者,得有所取法云。嘉靖甲辰孟冬晚生归大化顿首拜书。(《女科撮要·经漏不止》)

四、陆肖愚案

暴崩属气血两虚案 长兴王笠云尊堂,年四十九岁,经事已止半载,忽一日暴至不止,邀陆诊之。比至,已昏晕不省,手足厥逆脉,两手沉微如丝,急投八物汤加附子、姜炭,时余方醒。连服十剂,六昼夜方止。数月后,崩晕又大作,医以犀角地黄汤加藕节、阿胶等投之,不止。又延陆诊,其脉仍沉弱,以附子、干姜、鹿茸,俱烧存性,同釜底墨,酒调服之,血即止。后以六味地黄丸,加四物料,约服三斤,一年不发。次年八月,又暴至,昏晕比前更久。陆在雉城,急相延。诊之,两手脉如前,仍以大剂八物汤,加附子,连进,自日晡昏晕,至黄昏未苏,皆以为必死。陆屡进诊,决其必苏,盖气血暴脱,一时补剂,未能与胃气相迎耳。笠云私延他医诊视,投以牛黄丸,陆不知,仍锉八物汤,少加姜、附,而他医适至,谓昨夜之苏,乃牛黄丸之功,公实不知也。向因屡服参附,以致血崩屡发,今人事既省,断宜以顺气行瘀,去其发病之根,岂可复蹈前辙。陆曰:昨日投大补之药,即不服牛黄丸亦苏,此等脉证,急宜续投参芪,少缓恐成不救,岂可更以他药乎?彼医怫然而去。曰:读父书而抗赵卒,天下每多此人。陆令先服煎剂,随照前制附子等味存性,午后人事更爽,食粥,晚服末药一服,夜间血少止,明日汤散并投,血竟不来。陆留前汤十帖而归,从此愈矣。

陆暗生曰:妇人血不止谓之崩。崩者,取象于山,土虚不固,然后山崩。未有土实而反崩者。人身气血相依,而生血之崩也,由气虚不能摄血,以致不归经而妄走,非峻补其气,能保其不复发乎?此等治法,人亦有知之者,第当绝而决其必生,既苏而复投以温补,皆家传之确见也。(《名医类案·崩漏》)

五、孙文垣案

潘敬斋媳,经水不调,医投安胎之剂,越七月,经水忽大行,内有血块、筋膜,如手大者,一二枚,昏冒困惫。其脉右关洪滑,左寸洪数,两尺皆洪大。病交夜分,咬牙乱语,手心热,口噤,时手足皆冷,心头胀闷不快,面色青。诸医谓难治。孙曰:无恐,此浊痰凝滞血海,以误服安胎之药,益加其滞;血去多,故神昏无依;痰迷心窍,故神昏语乱。其发于夜半者,乃热痰在心包络与胆经,故每至其时而发。为之调气开痰,安神养血,自可愈也。即以温胆汤,加石菖蒲、酒芩、天麻、枣仁、丹参与服,其夜证即减半。次日再服,每帖加竹茹五钱,临睡又与黑虎丹数粒,诸证悉愈。

【俞东扶按】此证,不用脱血益气之法,其察脉审证高矣。然此时着眼在昏冒胀闷等症,非血去多而犹不止也。

【王孟英按】产后亦有此证,沈尧封《女科辑要》中论之颇详。(《退思庐医书四种·女科医案选粹》)

六、裴兆期案

富室妇,崩晕交作,已逾三日。诸医用阿胶、地黄、当归、白术、山药、人参及止崩止晕之药,益剧。裴诊之,六脉小而坚,右关细滑有力,且多呃呃欲吐之状,心下按之硬满而痛,饮食不进,大便不通。此正与王节斋夫人崩晕证相类,受病在肠胃无疑。法宜先行肠胃中积滞,使真气流行,脾得健运而统血,则崩自止,晕自宁矣。遂屏去诸药,先用导滞丸一服,不动,再服大便始通,神志少清,崩亦渐止。改服开胃醒脾药,崩晕顿减,继服大补脾丸。甫半月,饮食起居如故。若泥血病而专用血药,其与刻舟求剑者,何以异?

【鸿志按】崩晕,而用导滞法,实出意料之外。裴氏精于察脉审证,可见一斑。(《退思庐医书四种·女科医案选粹》)

七、王仲坚案

案 1 一妇人,右脉大而无伦,寸脉尤甚,知其冲任伤也,症见月水淋漓,腰腹作痛,头眩脚浮。人参、白茯[①]、白术、甘草、川芎、当归、白芍、熟地、续断、鹿角胶、阿胶、干姜。

案 2 一妇人,产后虚弱,且以蚤合之故,五十日血水淋漓,头眩少食,六脉芤弱。以人参、山楂、荆芥、肉桂、赤石脂、枣仁、黄芪、熟地、远志、续断、艾茸、山药、白术、归身、白芍、甘草、五味。四剂霍然。(《东皋草堂医案·妇人》)

八、程茂先案

程茂先治一女,年十八时,经事五日一行,或十日一行,抑且过多,淋漓不断,五六日方止。平素性躁,君锡以前症告予,余曰:何不为其调治?曰:荆室于归未久,不肯服药,且畏其姑嫜,煎饮不便。予曰:丸药侵晨私服,其谁曰不可?彼乃喜托予制药。予思此症,虽未见脉,详其所云,乃是怒动肝火,复伤其脾。且肝主藏血,又主风,风动则木扬,故血不能潜藏。盖脾主摄血,虽具坤静之德,而有乾健之运。脾气既亏,不能束摄运行,因而流注血海。血海充溢,亦不能如期而下矣,理宜健脾疏肝,清热养血,仍复升举其阳,使气血各守其乡。又何患经之不信矣?遂用参、术、芎、归、升麻、柴胡、子芩、白芍、生地、香附、甘草、黑蒲黄、玄胡索、陈皮、青皮之剂,蜜丸空腹吞之。服药五日经即止。后越二十日方行。次月至二十八日方行。第三月经事不行,而且孕矣。后十月足乃产一女。(《程茂先医案》)

九、张飞畴案

崩由风入胞门案。郭孝闻室,暑月经行时,凉卧风中,先下淋漓,加以恼怒跌哭,遂崩脱不止。小腹中如线下垂,贯心掣痛,常发热头痛,遍体烦疼,服

---

① 白茯:当为"白茯苓"。

第六章 历代医案

止血药不应,而进参芪,忽昏愦不省,崩脱愈甚。深夜邀诊,脉得弦大而芤,独左寸尤滑,知冲任二脉受病,明是风入胞门所致。久之风从木化,血愈伤而火愈炽,非旋覆花汤、金铃子散兼进,不能清其风热,降其逆气也。况此证多有火淫血室,湿结子户及郁结伤脾,怒动肝火及惊恐失跌种种不同,若用通套升发补救之药,乌能获效哉。遂如法治之,而愈。(《名医类案·崩漏》)

十、李用粹案

案 1(悲哀血崩) 大场张公享内正,年逾四旬,伤子悲悯,崩涌如泉。用四物胶艾,或增棕榈、棉灰,毫不可遏。医颇明义理,谓阳生阴长,无阳则阴不能生,用补中益气以调脾培本,势虽稍缓,然半载以来仍数日一崩,大如拳块,彻夜不卧,胸膈胀满,势甚危殆。邀予诊视,面色青黄,唇爪失泽,四肢麻木,遍体酸疼,六脉芤虚,时或见涩,此病久生郁,大虚挟寒之象。夫脾喜歌乐而恶忧思,喜温燥而恶寒湿,若投胶、艾止涩之剂,则遂道壅塞而郁结作矣,若专用升、柴提举之法,则元气衰耗而生发无由也。乃以归脾汤加益智、炮姜,大剂与服,四帖而势缓,便能夜寐,胸膈顿宽,饮食增进,调理两月,天癸始正。记前后服人参十六斤,贫者奈何?

案 2(血崩) 槜李孝廉沈天生夫人,血崩不止,势如涌泉。医谓血热则行,血寒则止,四物加芩、柏等剂,两昼夜不减,延家君往治,诊其脉息安静,全无火象,肌体清癯,原非壮实,知为脾胃气虚,不能摄血,苦寒杂进,反以潜消阳气,须用甘温之品以回生长之令。乃以补中益气汤加阿胶、炮姜,大补脾元,升举阳气,二剂而崩止,以后调理渐安。(《旧德堂医案》)

十一、叶天士案

案 1 经漏日久,犹然,腹膨气激,块下气腥。此血去过多,厥阳无制耳。

黄牛角䚡,真陈墨,人参,白薇,乌鲗鱼骨,血余胶,艾炭,川断,椿根白皮,陈棕炭,阿胶,姜炭。(《未刻本叶氏医案》)

案 2 文(五五)。产育频多,冲任脉虚,天癸当止之年,有紫黑血如豚肝,暴下之后,黄水绵绵不断。三年来所服归脾益气,但调脾胃补虚,未尝齿及奇经为病。论女科冲脉即是血海,今紫黑成块,几月一下,必积贮之血,久而瘀浊,有不得不下之理。此属奇经络病,与脏腑无与。考古云:久崩久带,宜清宜通。仿此为法（奇脉虚血滞）。柏子仁、细生地、青蒿根、淡黄芩、泽兰、樗根皮。

案3 朱。崩漏两年，先有带下，始而半月发病。今夏季，每交申酉，其漏必至。思下午为阳中之阴，阴虚阳动，冲脉、任脉皆动，下无堤防约束。夫奇经肝肾主司为多，而冲脉隶于阳明，阳明久虚，脉不固摄，有开无阖矣。医但以涩剂图旦夕苟安，未及按经论病，宜毫无一效。海螵蛸、鲍鱼、茜草、生菟丝子、石壳广莲肉。接服乌贼鱼骨丸。

案4 张（四三）。经漏十二年，五液皆涸，冲任不用，冬令稍安，夏季病加，心摇动，腹中热，腰膝跗骨皆热，此皆枯槁日著，方书谓"暴崩宜温，久崩宜清"，以血去阴耗耳（冲任阴虚）。人参、生地、阿胶、天冬、人乳粉、柏子仁、茯神、枣仁、白芍、知母。蜜丸。

案5 黄。长斋有年，脾胃久虚，疟由四末，必犯中宫。血海隶于阳明，苦味辛散，皆伤胃系。虽天癸久绝，病邪药味，扰动血络，是为暴崩欲脱。阅医童便、阿胶味咸润滑，大便溏泻，岂宜润下？即熟地、五味补敛阴液，咽汤停脘，顷欲吐净。滋腻酸浊之药，下焦未得其益，脘中先已受戕。议以仲景理中汤。血脱有益气之法，坤土阳和旋转，喜其中流砥柱，倘得知味纳谷，是为转机。重症之尤，勿得忽视，苦寒辛散伤中阳。理中汤。

案6 陈（五十）。五旬年岁，经漏如崩，继以白带绵绵。昔形充，今瘦损，当年饮酒湿胜，大便久溏，自病经年，便干不爽，夜热多汗，四肢皆冷，气短腹鸣，上气，下泄气，腰足跗酸软无力，食物日减，不知其味。此阳明脉衰，厥阴风木由乎血去液伤，冲任交损，内风旋转而为风消之象。病在乎络，故令久延。《金匮》谓"络热则痿"矣（液伤络热风消）。人参、黄芪、苦参、茯神、牡蛎、小麦。滤清，人参汤收。

案7 经漏属冲任阳虚案。成氏妇，冲任二脉损伤，经漏经年不痊，形瘦肤干畏冷，由阴气走乎阳位，益气以培生阳，温摄以固下真，用人参、鹿角霜、归身、蕲艾炭、茯神、炮姜、紫石英、桂心。（《临证指南医案》）

十二、薛雪案

天癸当绝，今屡次崩漏，乃冲任脉衰，久漏成带。延绵之病，且固其下。乌贼骨、小生地、鲍鱼、茜草、阿胶、续断。（《扫叶庄一瓢老人医案》）

十三、徐灵胎案

徽州盐商汪姓,始富终贫,其夫人年四十六,以忧劳患崩证,服参附诸药,而病益剧。延灵胎治之,处以养阴清火之剂,而病稍衰,盖此病本难除根也。越三年,夫卒,欲往武林,依其亲戚,过吴江求方,且泣曰:我遇先生而得生,今远去,病发必死耳。徐为立长服方,且赠以应用丸散而去。阅十数年,郡中有洋客,请治其室人。一白头老妪出拜,徐惊问,曰:我某妻也,服先生所赠方药,至五十二岁而崩愈,今已六十余,强健逾昔。我婿迎我于此,病者即我女也,不但求治我女,必欲面谢,故相屈耳。盖崩证往往在五十岁以前,天癸将绝之时,而冲任有火,不能摄纳,横决为害。至五十以后,天癸自绝,有不药而愈者,亦有气旺血热,过时而仍有此证者,当因时消息之,总不外填阴补血之法。不知者以温热峻补,气愈旺而阴愈耗,祸不旋踵矣。此极易治之病,而往往不治,盖未能深考其理,而误杀人耳。(《退思庐医书四种·女科医案选粹》)

十四、沈金鳌案

案1 经漏带下,奇经为病。

香附子,阿胶,吴萸,紫石英,乌贼骨,蕲艾,白茯苓。

案2 经漏带下,奇经为病,所为三十六疾也。素质肝虚,阴血不足,厥阳之火上僭,乃为痰血、嘈杂、膜胀诸证,脉沉数而虚。

金华香附,乌贼骨,当归身,杭白芍,清阿胶,川杜仲,左牡蛎,白茯苓。

案3 久患吐血,咳嗽气促,是虚损之体,近更天癸过期而发崩漏,色瘁脉虚,恐成脱症。

真人参,炒熟地,茯神,酸枣仁,白芍,清阿胶,北五味子,炙甘草,黑壳建莲。(《沈芊绿医案·经漏崩带》)

十五、魏玉璜案

崩由肝脾两伤案。刘氏妇,年七十岁,病经行如壮年,日久淋漓不断,两月余。耳鸣心悸,头晕目眩,恶食罕眠,奄奄待毙。医者不一,有与归脾补中者,六味四物汤者,十全八珍者,诸治未为无见。然服归脾补中,则膈上胀而面肿，似不宜于补气。服六味四物，则少腹胀而足肿，似不宜于补血。服十全八珍，则中脘胀而气急，似气血兼补又不相宜。延诊先告以不宜用补，以证皆缘补而增也。魏玉璜脉之，沉小而涩，两关尤甚，且无神。曰：此肝脾两伤之候也。以七旬之年，两月之病，非补何以能瘳？第余之补，异乎人之补，无虑也。与熟地二两，以一两炒炭，杞子一两，炒白芍、炒枣仁各五钱，酒炒黄连三分，四剂而淋漓止，去连，再四剂，而肿胀诸证亦愈。（《退思庐医书四种·女科医案选粹》）

十六、孔云湄案

赵仁趾夫人，年四十余。暴崩失血三日不止，呼救于予。予问其因，虚耶？劳耶？气耶？火耶？其有所伤而损耶？赵君曰：损则无，其余数者似皆有之，难以确指也。问：何不早治？曰：医欲用十灰散，以未得棕，尚在寻觅。予曰：固哉！灰虽有十，迫急之时，得一则用一，得二则用二，至十备其九，亦云全矣。乌有因一味不备，而令人忍死以待者。此无他。殆恐服不效，而又别无他法，故为此藏拙之计耳。目下病势何如？曰：现在时下时止。其下也，周身经络处处作响，自四肢宛转而内，渐达于胸膈，渐下于胁腹，渐及于脐下，则血大下矣。下已，周身又响。予曰：此脏血尽，转而抱之外体。外体又尽，转而之四肢，至四肢之血尽，则更无余矣。此时必心热烦躁，气逆而喘，头面一阵大汗，阳从上脱，不可复挽矣。及其未脱也，当重用养阴敛气之药，但资十灰无益也。十灰仅能止血，不能复阴，阴已将尽，无以续之，则危矣。归与医商，时不可缓。赵君急归，则医已潜踪去矣。于是，飞舆延予。予至，则病人头汗津津，心中烦热，兼之形逆，势危甚。入诊其脉，浮数无根，谓赵君曰：此惟人参可救，乡僻安从得此？重用党参，合诸养阴之品，可也。乃用党参、生地、白芍各一两，麦冬、萸肉、黄芩、元参各六钱，阿胶四钱，石斛五钱，五味子钱半，煎汤二升，加十灰散二钱服之。服后稍寝，头汗渐止，呕逆不作，复以稀粥服之。遂熟睡。次日，更进一剂，连啜稀粥数次，心中始不复热，脉之浮者渐沉，数者渐退矣。乃少减前药，去萸肉、黄芩，加山药、芡实，嘱令日进一剂，而续续分服，必与稀粥更间进。赵君请问其故，予曰：君不知乎？食以养阳。夫阴阳互根者也，大失血后，固属阴亏，然血去而气亦随之，阳亦几于无余矣。此症重用阴药以养阴，即当并用阳药以养阳。养阴之味，地黄、芍药之属,足以胜任矣。养阳之味,止一薄劣无力之党参,其堪恃乎?舍党参而他求,性味又不相宜,不得已借资于粥,不过奏功稍缓,其实为用无弊。所以然者,粥之气味,粹然精醇,易食易消,能升能降,与胃中清和之气最相得者也。胃有谷力,正气不馁,药之入于胃中者,各自从容散布于各经。是参力不及之处,而谷精以为之续,则阳生阴化,血之复也可望矣。曰:古人养血,皆用四物,兹何以不用芎、归?又去萸肉、黄芩,而用山药、芡实,何也?予曰:芎、归诚能养血,然性动而气温,其行之阴也,滞者可使之流,静者能使之动。夫惟阴血不静,乃至崩而大下,又可以流走窜动之品,助其动而引之下乎?去萸肉者,已有芍药,恐酸敛之太过也。去黄芩者,已有耶?若似元参,恐苦寒之伤胃也。用山药、芡实,正与用党参、十灰、稀粥同义。然党参合稀粥,生发胃气,宣通之意多,恐阴药之滞腻不行也。山药合芡实,填补胃气,固涩之意多,恐阴药之沉滑作泻也。夫病至危迫之时,治法亦极为逼仄,岂一意孤行,遂能安全无弊乎哉?赵君称善。

予将归,复嘱之曰:此病全在保养,慎勿妄动,起坐行立即能,亦勿速耳。目下血止不下,仅有得生之意而已,可保无虞则未也。更历一载不犯,则气血重固,乃更生之日矣。复指其幼子曰:当为此子,善觑其母。盖赵君之于室家,多有不甚平处,故因以规之云。(《孔氏医案》卷四)

十七、吴篪案

案1 金氏。脉弦数大,乃阴虚阳搏,为热所乘,致伤冲任,血得热而妄行也。宜甘凉清热,兼以固涩,自效。生地、芍药、续断、黄芩、丹皮、山栀、棕灰、侧柏叶(炒黑)水二钟,乌梅二枚,煎七分,食远温服。

案2 刘氏。患崩漏不止,虚损羸瘦,腹痛肢冷,按脉沉迟细。乃中气虚寒,脾胃伤损,故不能统血而妄行,冲任经虚,故月水过多,淋沥不断也。当用附子理中汤专补脾阴,使脾胃气强,则阳生阴长,而血自归经矣。

案3 范氏。月水非时而行,淋漓不断,忽血下不止,头目眩晕,腰腹胀痛,诊脉微细数。乃肝脾俱虚,营气不足,血不能调而妄行者,《经》曰阴虚阳搏谓之崩,又云脾统血,肝藏血,二经亏损则经血暴下,失期而来,久而不止,致成崩中是也。宜用惜红煎加杜仲、香附,使经固崩止,则诸疾自瘥。

案4 宋氏。经行不止,紫黑成块,按脉数疾。系劳动过度,损伤脏腑,冲任之气虚,不能约制经血,故经多漏下,其色黑成块者,热甚火极似水也。当服固经丸。

案5 额氏。脉弦数大,乃阴虚血热火盛,迫血妄行,以致崩淋不止。当进徙薪饮加丹参、续断,先以清之,其血自止。

案6 鹤氏。按脉虚数,系心脾郁结,劳损气血,致伤冲任之源,故月水过多,淋沥不断也。宜投胶艾汤,以养血益阴补阳,则经候自调矣。

案7 朱氏。苦节无嗣,时多忧虑,致患崩淋不止,诊脉弦数。由于忧思郁怒,先损心脾,次及冲任,故血因崩去,势必渐少,少而不止,病则为淋。即用归脾汤加柴胡、山栀、丹皮,以冀渐痊。(《临证医案笔记》卷五)

十八、齐秉慧案

案1 曾治友人周大有之妾,性多欲,忽暴崩不止,昏晕床褥。适余在渝回,彼知请诊。按其脉小无力,乍有乍无,乃血脱之象。大有曰:敝妾还可治否? 余曰:幸脉小身凉,可有救。危乃与安崩汤。用黄芪、白术各一两,另用人参二钱,煎汤调三七末三钱冲服,可反危为安也。夫血崩之后,惟气独存,不补气而单补血,缓不济事,今亟固其欲脱之气,佐之三七末三钱以涩其血,真气固而血自不脱也。果服一剂而崩止。吾意男女好色,均皆所同,遂与补中益气汤合六味地黄汤,大剂煎饮十余剂,顿愈。又与六味地黄丸加龟胶、鹿茸、鹿鞭三味,配服一料而元气大复。

案2 曾治李符山之妻,午膳后闻夫舟覆,怒气填胸,忽患血崩,四肢作逆,痰涎上涌,促骑求诊。按之六脉沉小,惟左关尺细数无伦。乃与逍遥散加黑山栀、黑侧柏、黑姜灰各三钱、炒黑马通(即干马粪,收贮经年者佳)五钱,桔梗、枳壳、半夏各二钱,白蔻一钱,为细末、调药水服一剂,吐出痰涎碗许,神思稍清,明晨进稀粥一碗。惟左乳胁胀痛,寒热往来,欲呕不呕,四肢困倦。予曰:此肝火炽盛,中州不运。遂与六君子汤加柴胡、栀仁、芥穗,而诸证顿退,惟血崩时下。其吉归家谢曰:拙荆恐肝火未熄,先生用凉血之药可乎? 予曰:不可,此乃心、肝、脾三经血弱气虚,宜服补中益气汤补脾土,脾统血也。连服四剂而崩止。乃与鹿茸、鹿鞭加于六味地黄丸内,兼服前汤而元气复,明年四十八双生。(《齐氏医案》卷五)

十九、何书田案

案1 年逾五旬,经漏不止,崩证间作,兼有带下,显系肝肾八脉俱亏。皆多劳多郁所积而来,不易痊愈。大熟地、枸杞子、炙甘草、山药、远志肉、炒归身、鹿角霜、紫石英、茯神、棕榈灰、杜仲、乌贼骨、桑螵蛸。(《竹山草堂医案·崩漏》)

案2 阴虚内热,经漏淋漓,仲景复脉法。党参三钱,生地四钱,阿胶二钱,麦冬二钱,白芍一钱五分,乌贼骨(炙)二钱,茯神二钱,沙苑(炒)三钱,血余炭六分。

案3 淋带不止,月事大下。冲任络伤也,病势非轻。熟地四钱,制于术一钱五分,归身一钱(炒)五分,白芍(炒)一钱五分,香附三钱,沙苑(炒)三钱,川杜仲(炒)三钱,乌贼骨(炙)一钱五分,茯神二钱。加:湘莲肉七粒。(《何书田医案·女科》)

二十、王汝言案

王汝言治一妇,患胎漏,忽血崩甚,晕去,服童便而醒,少顷复晕,急服荆芥,随醒随晕,服止血止晕之药,不效。忽又呕吐,王以其童便药汁,满于胸膈也。即以手探吐之,末后吐出饮食及菜碗许。询之,曰:适饭后着恼,少顷遂崩不止。因悟曰:因饱食胃气不行,故崩甚。血既大崩,胃气益虚而不能运化,宜乎崩晕不止,而血药无效也。急宜调理脾胃。遂用白术五钱,陈皮、麦芽各二钱煎,一服晕止,再服崩止。遂专理脾胃药十数服,胃气始还,后加血药服之而安。若不审知食滞,而专用血崩血晕之药,岂不误哉。

【震按】 此与食中相似,因知见病医病,不究其来历者,最误事也。(《古今医案按》卷第九)

二十一、江汝洁案

江汝洁治叶廷杰之内,十月,病眼若合即麻痹,甚至不敢睡。屡易医,渐成崩疾。江诊得左手三部,举之略弦,按之略大而无力;右手三部,举按俱大而无力。《经》曰:血虚脉大如葱管;又曰:大而无力为血虚;又曰:诸弦为饮;又曰:弦为劳。据脉观证,盖由气血俱虚,以致气不周运而成麻痹。时医不悟而作火治,药用寒凉过多,损伤脾胃,阳气失陷而成崩矣。以岁运言之,今岁天冲主运,风木在泉,两木符合,木盛而脾土受亏,是以土陷而行秋冬之令。以时候言之,小雪至大雪之末,六十日有奇,太阳寒水司令,厥阴风木客气加临其上,水火胜矣。《经》曰:甚则胜而不复也。其脾大虚,安得血不大下乎?且脾裹血,脾虚则血不归经而妄下矣。法当大补脾经为先,次宜补气祛湿,可得渐愈矣。以人参三钱,黄芪二钱,甘草四分,防风、荆芥、白术各一钱,陈皮八分,水煎,食远服。一剂分作三服,不数剂而安。

【震按】脉大而无力,乃气虚之确据,何可指定为血虚?况麻属气虚,先哲之成言也。气虚不能摄血则崩,参、芪在所必用。惟左手脉举之略弦,似有风邪,少加荆、防,亦是。微嫌议论拖沓,借司天运气以张大其说,反觉宽泛耳。(《古今医案按》卷第九)

二十二、易思兰案

治一妇患崩,去血极多,用止血药,崩愈甚。卧床月余,赢瘦食少,面青爪黑,气促痰喘。易诊之,心脉平和,肝脉弦大时一结,肺脉沉而大且有力,脾胃脉沉涩,两尺沉而无力,曰:此气郁证也。询之,果因怒而致。乃用香附、乌药、苏梗为君,抚芎、白芷为臣,当归、白术、神曲、甘草为佐使。服药后,顿觉神爽,诸证减半,举家欣跃。易曰:未也。明日子时分,指甲变桃红色,方可救。至期甲色果红。又诊之,左三部如前,肺脉微起,脾胃虽沉缓而不涩,两尺照旧,谓其家曰:午时血当大崩,毋得惊惶以骇病者。至期,果下紫黑血块数枚,自此遂止。或问曰:崩,血证也,人用血药不效,公用气药而止者,何也?易曰:崩虽在血,其源在气,气如囊籥,血如波澜,血随气行,欲治其血,先调其气。然有调气而血疾不愈者,有不调气而治血亦愈者,又何也?盖所因有不同耳。有因血而病气者,有因气而病血者,能以脉证辨之,而治法之先后定矣。如人禀来血虚者,血虚气必盛,为咳血、潮热、咽痛等证,此则以血为主,而用滋阴降火之剂。今此证时值秋令,肺脉宜浮短而反沉大,失其令矣。有云:下手脉沉,便知是气。大者火也,气有余即是火。沉而兼大,是气郁而不运也。况肝木至秋,脉当微弱,兹反弦大而结,肝脉结者,血积于内也。病因肝家怒火郁结,血不归经而妄行,非因气而病血者乎?故以治气为先也。曰:指甲已黑矣,君断子时变红;血已止矣,君断午时复来,何也?易曰:此正阴阳生长之妙也。盖血活则红,血凝则黑。爪甲黑者,血凝而不散也。今用药以行其气,至子时一阳初动,气行则血活,故黑甲变红矣。至午时一阴复生,肝乃乙木,乙木生于午,肝气得令,其邪不能容,故积血于此时尽出,积出则气运血行,循环经络而病已矣。

【震按】此案议论通畅,大有发明。然开郁疏气之药,一服而瘀血行,新血止,必无其事。不过此病有此理,姑存其说,以示后人,使勿墨守见血治血一法。(《古今医案按》卷第九)

二十三、谢映庐案

丁桂兰内人,年近五十,得崩漏之病,始则白带淫溢,继则经行不止,甚则红白黄黑各色注下,绵绵不绝,迁延五载,肌肤干瘦,面浮跗肿,胸胁作胀,谷食艰进,所下已有腥秽,自分必死。所喜脉无弦大,可进补剂,然阅前方十全、归脾之药,毫无一效。窃思妇人久崩,调补气血不应,必是冲脉损伤。考《内经》逆顺篇以冲称血海,又为五脏六腑之海,又云冲脉起于胞中,而胞中原属命门,因推人身自头至足,腹前背后,无不禀承于命门,以海为百脉之宗,经络发源之地,然非独血海为然也。即气海、髓海、水谷之海,亦皆禀承于命门,与人身气血之盛衰大有关系。再考《内经》于胸胁支满,妨于食,时时前后血,必因少时有所大脱血,或醉入房,气竭肝伤。此症虽非醉犯房劳,必当年产后胞户未扃,房室不慎,损伤冲脉可知。夫冲既不蓄,则诸脉皆废不用,有职无权,由是任脉不为之承任,带脉不为之带束,督脉不为之统督,阴阳跷维不为之拥护,故身中之精华散漫无统,无所禀承,不及变化,所以诸般颜色之物注于冲路而下,譬之漏卮不竭不已也。所服参、芪、归、术,计非不善,但甘温守补,岂能趋入奇经?仿《内经》血枯血脱方法,特制乌鲗丸,义取咸味就下,通以济涩,更以秽浊气味为之引导,参入填下之品,立成一方,似于奇经八脉毫无遗义。且令其买闽产墨鱼,间日煮服,亦是同气相求之意。如此调理两月,按日不辍,五载痼疾,一方告痊。后黄鼎翁之内悉同此症,但多有少腹下坠,未劳思索,迳取前方加黄芪而痊。

附方:熟地,枸杞,苁蓉,鹿角霜,故纸,茜草,牡蛎,锁阳,海螵蛸,桑螵蛸。

鲍鱼汤煎。

【按】《内经》四乌鲗骨一藘茹丸,《素问》治气结肝伤,脱血血枯,妇人血枯经闭,丈夫阴痿精伤,乌鲗骨四两(即乌贼骨),藘茹一两(本草作藘茹,即茜草),丸以雀卵,大如小豆,以五丸为饭后,饮以鲍鱼汁,利肠中及伤肝也。窃忆《内经》之方不多见,除此方外,惟有治心腹满,旦食则不能暮食,名曰鼓胀之鸡矢醴(一剂知,二剂已。其方用羯鸡矢干者八合炒香,以无灰酒三碗煎至一合,滤汁,五更热饮则腹鸣,辰巳时行黑水二三次,次日觉足面渐有绉纹。又饮一次,渐绉至膝上则愈),及阳气盛,阳跷之脉不得入于阴,阴虚,故目不瞑之半夏汤(以千里长流水扬万遍,取五升,半夏五合,煮为升半,饮一小杯,稍益,以知为度,覆杯则卧,汗出则已)而已(一剂知,谓药病相知,犹言药与病合。二剂已,谓病已除也)。男澍谨识。(《得心集医案·产后门》)

二十四、蒋宝素案

崩证有五。有心、肝、脾、肺、肾之分,青、黄、赤、白、黑之异,金、木、水、火、土之属,阴阳、寒热、虚实之别,外因、内因、不内外之因。宿患带下如涌泉,色白属金,主肺,乃白崩,非带下也。脉来迟缓,寒也,阴也;腰痛可按,虚也;五志不治,内因也。肺司百脉之气,气不帅血,血不化赤,白崩甚于赤崩,乃大虚之证,有汗喘之虑。当以固气摄血为主,崇土生金辅之,更益以升清之品。《内经》所谓陷者举之是矣。《医话》宝元煎加减主之。

人参,冬白术,绵州黄芪,乌贼骨,藘茹,椿根白皮,炙甘草,绿升麻,当归身。

脾为统血之经,肝为藏血之脏。血随气行,气赖血辅。肝虚不能藏血,脾虚不能统血,以故崩淋屡发。脉来软数无神。治宜崇土培木,冀其中州气健,方能摄血归经。人参、云茯苓、冬白术、炙甘草、当归身、煨木香、嫩黄芪、酸枣仁、大远志、绿升麻、五倍子。

妇人崩症,与男子溲血一体。《经》以悲哀动中发为心崩。数溲血,当先治心。犀角片、大生地、粉丹皮、大白芍、乌贼骨、藘茹、藕汁、童便。昨进犀角地黄汤合乌贼骨鱼丸,崩势减半,依方进步可也。犀角片、大生地、大白芍、乌贼骨、藘茹、大丹参、熟枣仁、当归身、五倍子、藕汁、童便。

经行不止,阴血常亏,阴亏阳搏成崩。崩久成漏。然诸血皆统于脾,当以治脾为主。拟归脾加减主之,冀其新生之血统属于脾,方无妄行之患,否则有

第六章

历代医案

停瘀变成中满之虑。大熟地、人参、冬白术、炙甘草、当归身、酸枣仁、远志肉、煨木香、大白芍、大丹参、海螵蛸、五倍子。

《经》以阴虚阳搏谓之崩，阴络伤则血内溢。经血乃水谷之精气，和调于五脏，洒陈于六腑，源源而来，生化于心，统摄于脾，藏受于肝，宣布于肺，施泄于肾，灌溉一身，所在皆是。上为乳汁，下为月水。上以应月，月以三旬而一盈，经以三旬而一至。应月满则亏，亏极则病。阴亏无以配阳，阳盛则搏阴络，络伤则血妄行，血去则气随以散，气散则不能摄血，必至气血散亡而后已。现在年逾四十，素患崩淋，数载以来，屡发不已，至今益甚。其色或紫或鲜，腹无胀满，非停瘀可比。血去后必继之呕吐，中虚可知。甚至心烦虑乱，不知所从，动作云为异乎平昔。人年四十，阴气自半矣。当阴气减半之年，值屡崩亡血之后，阴液愈亏。木失滋荣，必乘土位，胃虚不能容受水谷，脾虚不能运化精微，故呕。肾阴虚无以配阳，胞络之火入心为笑。脉来软数而空，有喘汗痉厥之虑。大熟地、怀山药、山萸肉、人参、野三七、五倍子、北五味、大麦冬、嫩黄芪、煅牡蛎、桑螵蛸、冬白术、五色龙骨。（《问斋医案》卷第五）

二十五、戚云门案

戚云门治许公安令媳，脉数弦芤，肝肾真阴内损，阴虚阳搏，血动下溢淋漓，固当滋益肾阴，引血归肝，但肝病必然乘脾，又当佐以植土。又脉缓弱，火渐降，血自得引归经，但汗多食减色夺，此阴虚阳无所附也。急宜补气以通血，勿徒见血投凉。（《珍本医书集成·龙砂八家医案》）

二十六、王旭高案

案1 何某。漏下淋沥不断。少腹板痛，微寒微热，口渴不欲饮。此有瘀血着于脐下。拟化瘀生新法。

小生地，当归，丹参，桃仁泥，泽泻，延胡索，旋覆花，柴胡，大黄炭（酒炒），地鳖虫（酒浸）。

复诊 漏下淋漓，少腹板痛。化瘀和营，未能奏效。食少无力，微寒微热。治在肝脾，缓之调之。

柴胡，当归，丹参，茯苓，泽泻，赤芍，白术，香附，地鳖虫，山楂炭。

案2 陆某。营分有热，则经至淋漓；卫分有寒，则脉小而迟缓。脾为营之本,胃为卫之源。经至而舌苔反布,胸无痞闷,是胃阳虚而无气以化浊也。拟醒胃阳以摄脾阴为法。归芍六君子加神曲。

复诊 经行过多,血气两衰,肝肾失固,丽翁所论包括尽矣。然治病之道,有相机从事之权。夫舌白多痰,胃有浊也;咽干色红,阴虚而火浮也;脉细迟缓,中气不足也。考古人肾虚有痰浊者,金水六君煎;气虚而上有浮火者,生脉四君子。合而参之,似觉不可擅易,还祈晒政。

大熟地,半夏,五味子,归身炭,陈皮,于术,茯苓,麦冬,人参,谷芽,建莲肉。

三诊 肝肾与脾胃同治,经漏仍然不止。左脉稍觉有力,原得归、地之功;右脉更觉细微,脾气虚衰不振。许学士谓补肾不若补脾,盖谓脾胃虚者言之。今心跳食少,心脾不足可知。经血如漏卮不息,冲任不得不固;腹中微痛,气虚且滞,不得不补,不得不通。仿黑归脾法。

熟地炭,黄芪(炒焦),茯神,枣仁,白芍,广木香,归身炭,冬术,人参,陈皮,炙甘草。

【**渊按**】既云固冲任,而无固冲任之药。仍用归脾,恐漏仍不止。古人治崩漏急证,自有专方,如血余、棕炭、百草霜、倒挂尘等,殊有效验。且脉小迟缓,其漏未必属热,或脾肾阳虚,不能固摄其血,尤非固而兼温不效,未可见血即以为热也。(《王旭高临证医案》卷第四)

二十七、费晋卿案

案1 心生血,肝藏血,脾统血,郁怒伤肝,思虑伤脾,肝脾气郁化火,火旺血动,则肝不能藏,脾不能统,是以荣血下趋,崩漏不止。阴血既已下流,心失荣养,以致悸惕不宁,夜寐不酣。脉来虚弦而数,舌无苔而尖绛。姑拟养血柔肝,扶土摄纳。

当身,白芍,茯神,柏子仁,炒枣仁,乌贼骨,丹皮,阿胶,杜仲,川断,陈皮,莲蓬炭,牡蛎,棕炭。

案2 寒热久延,经水淋漓,腰腹腿酸,头眩胸闷,两关俱弦。黑逍遥散。

炒柴胡八分,炒薄荷二钱,炙生地三钱,香独活一钱,炙草五分,毛脊四钱,赤、白芍各一钱半,丹皮二钱,橘红八分,酒炒川断三钱,当归二钱,桑枝三钱,核桃二枚。

第六章

历代医案

案 3 经停两月忽行,淋漓旬余不止,胸阻作恶,乳肿腹痛。宜黑逍遥散加减。

潞党三钱,当归二钱,炒川楝子三钱,炙生地三钱,炒柴胡八分,丹皮二钱,川芎八分,乌药二钱,青皮一钱,赤、白芍各一钱半,炒冬术一钱,炒荷叶一钱,金橘饼三枚,藕节三枚。(《费伯雄医案》)

二十八、王士雄案

案 1 王士雄治郎氏妇,崩后淋带,五内如焚,溲热口干,不饥脘闷,腰疼肌削,卧榻呻吟,头晕耳鸣,夜不能寐,脉来细数,少腹不舒,滋补杂投,皆不见效。余以沙参、菖蒲、斛、柏、薇、苓、蛤壳、冬瓜子、藕、十大功劳先为清展,服五剂,热退渴和,脘舒安谷,且能起坐,夜亦能眠,其气机已调畅矣。参入潜阳养血而瘥。

案 2 周光远妻,因悲郁而患崩漏,面黄腹胀,寝食皆废。孟英用龟板、海螵蛸、女贞、旱莲、贝母、柏叶、青蒿、白薇、小麦、茯苓、藕肉、莲子心而康。(《王氏医案》)

二十九、顾鬓云案

谢。思虑伤脾,郁怒伤肝。血崩之下,气营大虚,彻夜不寐,神不自持,触事惊疑,此乃怔忡疑虑之症,并非癫痫类也。脉症合参,脾藏气血大伤。脾为营之源,虽云心主生血,然血不自生,须得脾气运液,中焦取汁,变化而成。心虚而不知补脾,绝其生血之源矣。且大便亦溏,胆怯异常,显属不足之症,切勿执定痰火有余也。

大生地,炒白芍,炒枣仁,云苓,制冬术,广郁金,元眼肉,麦冬,莲肉,川贝。

又诊 脉象细而带弦,微见虚数。血崩本属气虚下陷,血去阴液亦亏,心中悸惕,惊疑无主。寻源求本之计,宜补立中气为先,倘专清痰火,必有延成痫疾者也。

党参,制冬术,大麦冬,归身,黄芪,炙黑草,血余炭,白芍,云苓,枣仁,川贝母,加龙眼肉、大黑枣。

又诊 日来脉象,颇形起色,元气渐振,故恐惧忧疑之象,已可支持。肝郁日畅,寡有恼怒,诚佳机也。心脾血液未充,尚须怡养为佳。

制洋参,云茯神,五味子,川贝,制冬术,左牡蛎,元眼肉,苡仁,枣仁,生甘草,加金橘饼、野蔷薇露,临卧服白金丸三分。

又诊 不寐阳升,脾气下陷,风阳游行无定,肾志少液,当引阳潜藏之法。

党参,大熟地,左牡蛎,白芍,黄芪,制附子,池菊瓣,枣仁,橘白,炙草,川石斛,元眼肉,加鸡子黄。

又诊 大便得实,肾液藏而脾气运矣。神情渐复,惟或感心事,肝阳犹易扰及包络,亦由心营血气未能充足耳。

党参,元参心,远志炭,炒枣仁,黄芪,川贝母,大熟地,柏子仁,山药,炙甘草,龙眼肉。

又诊 行动步履有力,眠食亦均匀适中。中气虽复,血虚犹少营养,血不养肝,肝经郁火,欲达未达。现值暑令,当于补剂之中,参入清畅之品,秋凉肃降时,可冀无恙,仿许学士法加减。

大生地,党参,赤芍,川贝,乌犀尖,云苓,玳瑁,山药,麦冬,橘白,加囫囵鸡子黄、白荷花露。(《珍本医书集成·花韵楼医案》)

三十、王润园案

案1 戊午秋,张七兄亲家之夫人,继室也。年未四旬,得血崩疾。其家富甲下乡,因距城颇远,恐有仓猝病,医药不便,乃设药肆于家。而乡中贫苦者,辄造而请视疾,故亦时时观医书。以夫人病崩,自用血余散止之不效。更一医,又以为热,用寒凉清之,转益甚。乃嘱张侥求余治,余以路远辞,而张哀恳至再,不得已,随之去。入而视之,见病者面如石灰,唇指皆白。知为血虚之极。乃诊其脉,则微弱特甚。乃曰:此中气下陷,脾虚不能摄血,故崩不止。再服寒凉恐血脱也。此时不宜峻补,但提其中气,气能统血,则崩自止。涩之、截之皆非法。因为开补中益气汤,宋似嫌其平平无奇。乃告之曰:君曾读医书,不闻士材先生之言乎?其云:补气有行血之功,补血无行气之理。二语极为明确,可见血随气行,气升则血升,气降则血降,若不摄其气而徒止其血,所谓扬汤止沸也。今升其气,使摄血而不下降,然后再用圣愈、养荣之类补其虚,气血相调,并可受孕,治病犹余事耳。宋豁然悟,首肯者数四。更为开大剂圣愈汤,告曰:服补中汤不四帖血当止,后以圣愈汤继之,如恐其烦，可易汤以丸。余去矣，不必再视也。归不数日，时将春夏之交，宋邀人过牡丹二本，并道病已痊愈，再三申谢。余受而栽于盆，培植，以吾乡水土杂盐卤，其性极恶，除石榴、葡萄而外，凡花果不宜此水，宋所选之牡丹，来时正含苞欲吐，余遣人灌溉，不数日，苞痿而枝渐枯，拔而弃之，增惜焉尔。（《醉花窗医案·脾虚血崩》）

案2 邻人刘锡庆之姊，三醮而仍寡，年近五旬，忽患血崩。村医以为蹉跌，用发灰、地榆类涩之而不效。经月余，来邀余治。见其面白如灰，气息仅屑，甚不堪视，其脉则沉细迟弱，凡虚象无所不有。乃曰：此病危如朝露，过半月，恐不救也。又贫寒难事药饵，急欲辞归，其婿忽止之曰：岳母病如可愈，药钱我任之，万一不救，则不必矣。余感其义，乃告之曰：君热肠如是，余当竭力，虽无旦夕效，然性命或无碍也。投以大剂六味回阳饮，二日而精神起，然崩则如故。其婿来曰：命似可救，而血崩不止。余曰：君无虑，止血崩实易事，但岳母阳阴两虚，不固其气，血崩难止。今有回阳饮以作其气，再用提补，靡不效矣。又投人参养荣丸，加柴胡、升麻以提之，又加芡实、龙骨以涩之。凡五进而血止。因命专服人参养荣丸。两月后，偕其婿来敛衽拜谢。就内人取针线数事而去。越数日精心密缕，封而呈焉。并云贫无可酬，聊以手指答救命之恩云耳。（《醉花窗医案·年老血崩阴阳两虚》）

三十一、陈莲舫案

案1 右。崩势稍定，尚零零落落，红白交见，奇经大损，肢酸腹痛。治以和养。

阿胶，香附，龙骨，沙苑，艾叶，夏曲，牡蛎，侧柏，党参，白芍，棕炭，会皮，红枣。

案2 右。经漏三月，腰酸腹痛，心跳头蒙，种种营亏气痹，脉见沉弦。治以和补。

阿胶，血余，木神，白芍，党参，陈棕，龙骨，侧柏，香附，楂炭，丹参，会皮，焦荷蒂，红枣。

案3 梅，右。奇经不摄，崩放后又为经漏，应月淋漓，营阴大伤，诸虚杂出，头眩耳鸣，心悸腰楚，脉见弦滑。治以和养。

阿胶，血余，木神，杜仲，党参，陈棕，龙骨，白芍，香附，莲房炭，炮姜炭，新会,侧柏,另服吉林须、红枣。

案4 高,右。老年崩放,绵延未止,脉息濡细。冲海不摄,气营两亏,肢腰酸楚。治以和养。

阿胶,血余,木神,杜仲,党参,陈棕,龙骨,沙苑,香附,莲房炭,白芍,新会,侧柏。

复 崩放减而未止,向有失血,老年营阴不摄,内络已损,脉见芤细。炎夏急宜调和。

阿胶,血余,木神,白芍,党参,陈棕,龙骨,杜仲,香附,莲房,茜炭,会皮,侧柏,藕节。

案5 右。操劳过度,有伤奇经,经漏三月,绵延不止,以致统藏不摄,血海愈涸,脉见细弦。当温养八脉,兼补气血,栽培火土,以固其根本,涵养乙癸,以充其渊源,俾得天癸有恒,阴顺阳和为法。

安肉桂(去粗皮、后入),艾绒,木神,赤石脂(醋煅、包煎),陈阿胶(蒲黄炭,炒),血余,龙骨,杜仲,党参,陈棕,白芍,会皮,枣。

案6 崩止仍漏,劳顿即甚,致心脾失养,肝阳转旺,遂至头眩颧红,腰脊酸楚。营愈亏则气偏独用,当脘胀满,腹痞上升。再以和养。

吉林须,真獭肝,玉蝴蝶,制香附,抱茯神,川杜仲,柔白薇,阿胶珠,绿萼梅,玳玳花,广橘叶,花龙骨,生白芍,乌沉香,丝瓜络。

案7 妇科以肝为先天。肝气偏旺,肝营有摄,牵引心脾两经,如崩如漏,绵延月余,腹角作痛,于下更多。渐至头眩心悸,腰腿酸软,脉息濡细。治以和养,接以摄纳。

安肉桂,吉林须,元生地,抱茯神,川杜仲,炒侧柏,制香附,陈阿胶,生白芍,花龙骨,沙苑子,广陈皮,红枣。

复方 红藤膏,吉林须,西洋参,抱茯神,川杜仲,陈棕炭,制香附,陈阿胶,生白芍,川楝子(炒),花龙骨,沙苑子,小蓟炭,荷蒂。(《陈莲舫医著大成·陈莲舫先生医案》卷下)

三十二、薛瘦吟案

崩由风邪内陷案。黄氏妇,崩血不止,大便泄泻,半身痹痛,脉右濡,左浮弦略数,知其脾有积湿,肝有郁热,因外风内陷,入肠胃则泄,入血室则崩,窜络则痛也。与旋覆花汤,加归须、桃仁、柏子仁,润血和络;川芎、神曲以化湿;芩、防坚营散风。五服而三恙全愈。(《名医类案·崩漏》)

三十三、柳谷孙案

案1 癸停三月而作崩漏,下焦有瘀可知。三四日来,崩势已减,尚觉淋沥不断,从前上中焦肝气撑迫块痛,因此均得畅泄。则不特肝瘀从此疏达,并肝气亦从此泄降,于病机颇为顺利。惟少腹尚觉牵掣不和,此必有余瘀留滞,致营络之气未得调畅。宜养营固奇,和络调气,乘此营血松动之机,加意调理,可使从前宿疾一切扫除矣。其善自调摄为主。

全当归,白芍,生地炭,丹参,丹皮,川断,杜仲,茜草炭,阿胶(蒲黄炒),橘核,橘络,石决明,砂仁,香附。

另:参须、鸡血藤膏各一钱,二味另煎冲服。

案2 经漏数月不已,由瘀紫而转为鲜淡。脉象细软带数,腹痛止而腰脊酸,病象由实而虚。当滋养营血,固摄奇脉。

生地炭,归身,白芍,茜草炭,牡蛎,阿胶(蒲黄,炒),川断肉,菟丝饼,乌贼骨,甘杞子,沙苑子,陈棕炭,荷叶炭。

再诊 崩漏已止,而腰尚酸,营血亏损,未能遽复也。

党参,茯苓,生地,归身,白芍,川断,杜仲,木香,砂仁,沙苑,菟丝饼,枣仁,红枣。

案3 经水淋沥不断,腰脊酸疼,奇脉不调,经络不畅,而痞块撑痛,兼见虚窒之象。用调畅奇经,兼疏血络。

生地炭,全当归,白芍,青皮,广皮,川郁金,茜草炭,阿胶(蛤粉炒),川断,海螵蛸,橘核,橘络,枇杷叶。

方按:宜加木香。

案4 崩漏屡发不止,右关脉弦数壅结,肝火内扰,血不能安。据述起由经阻,营络先已不畅,当息肝和营,勿速用涩。

生地,白芍,归身,丹皮,丹参,白薇,黑山栀,阿胶(蒲黄炒),茜根炭,刺蒺藜,牡蛎,乌贼骨,稽豆衣,侧柏叶炭,藕节。

再诊 血漏未止,稍劳即发,下部经络不舒,奇脉不畅,肝火不平。宜以摄营法内,佐以清肝和奇。其上部之痰浊不清,当另化之。

生地,全当归,白芍,川断,菟丝子,杜仲,乌贼骨,阿胶(蒲黄一钱拌炒),丹皮,白薇,石决明,砂仁,苡仁,太子参,茜草。

藕煎汤代水。

案5 先经停而后崩漏,腰脊酸痛,奇脉不调,冲任不固,头晕少纳,肝胃不和。当固摄奇脉,兼和肝胃。

归身,生地,白芍,砂仁,川断,杜仲,菟丝子,金毛脊,川郁金,木香,青皮,杭菊,阿胶(蒲黄炒),藕。

再诊 崩漏之后,肝血必虚,其头晕嘈绞,乃肝阳上扰之病;脘块攻撑,木气不和也;带下腰酸,中气虚陷也。总以调补肝脾,固摄奇脉为主。

生地炭,归身炭,丹皮,白芍,石决明,刺蒺藜,于术,苓皮,砂仁,川郁金,茜草炭,菟丝子,杜仲,乌贼骨,银杏肉,鲜藕(煎汤代水)。

案6 崩漏后,晚热盗汗,脉象细数而弦。此必有微邪乘虚袭于营分,留恋日久,即为营损。舌心黄厚,兼有食滞不化。拟方养阴泄邪,稍兼化滞之意。

细生地,归身,白芍,丹皮,青蒿,白薇,延胡,荆芥炭,生鳖甲,枳实炭,焦六曲,茅根肉。

【方按】用青蒿鳖甲煎加归、芍、薇、荆,从阴分泄邪。延胡、枳、曲,以化食滞,面面周到。

案7 左脉浮数,右脉虚细,经漏淋沥,腰酸嘈运,血不养肝,木燥生风,血不能藏,愈漏愈虚。当清肝摄营,用滋息法。生地炭、归身炭、东白芍、茜草炭、乌贼骨、丹皮炭、黑山栀、左牡蛎、刺蒺藜、女贞子、旱莲草、十灰丸(绢包)、藕节。另:归脾丸,每服三钱,藕汤送下。

【方按】既云滋息,何不用蒲黄炒阿胶。(《吴中珍本医籍四种·柳宝诒医案》)

三十四、张乃修案

案1 袁右。经来淋沥,满腹痛胀,甚则四肢肩背攻注作痛。厥气纵横,气行入络。当正其气。

橘皮一钱,砂仁五分,香橼皮一钱,川朴一钱,大腹皮二钱,枳壳一钱,香附二钱,藿香三钱,苏梗三钱。

案 2　金右。淋带漏下，少腹自觉冷气结聚，气分攻撑。此冲气不和，冲脉不固，为崩败之先声也。

党参，阿胶，吴萸，炮姜，炙草，茯神，当归，白芍，香附。

案 3　某右。崩下之势，尚算和平，而呕吐恶心，滴水不能容纳。脉细弦，苔浊质腻。此由血去过多，木失涵养，致厥阴冲侮胃土，胃中之浊阻而不降，恐致痉厥。

台参须，炒竹茹，茯苓神，干姜，川连（连姜同炒），血余炭（包），陈皮，制半夏，旱莲草，茜草炭，炙乌贼骨，炒黑蒲黄一钱五分，藕节（缺剂量）。

案 4　徐右。崩带日久，脉形濡大。年近花甲，中气虚而不摄，恐难以草木奏功。

党参，黄芪，冬术，生地炭，茯神，当归炭，阿胶，炙枣仁，炙椿皮，蕲艾炭三分，公丁香三分。

案 5　严右。久咳痰多气逆，脉象沉弦，苔白黏腻。此饮邪阻肺，而天癸当止反多，恐有崩坏之虞。

党参，茯苓神，炙乌贼骨，土炒于术，炙黄芪，茜草炭，蒲黄炭，当归炭，远志肉，炒苏子，枣仁，藕节。

案 6　某右。经至如崩，腹胀已舒，心悸头晕。统藏失职，再益心脾。

炙黄芪二钱，野于术一钱五分，血余炭一钱，阿胶珠三钱，党参三钱，炒枣仁三钱，乌贼骨三钱，蒲黄炭八分，朱茯神三钱，龙眼肉三枚。

案 7　某右。崩淋不止，腰府作酸，其血即下。奇脉暗损，再参固摄。

生地炭四钱，乌贼骨四钱，茜草炭一钱，厚杜仲三钱，旱莲草三钱，地榆炭二钱，丹皮炭二钱，血余炭一钱，百草霜（与血余炭同包）一钱，藕二两。

煎汤代水。

案 8　刘右。经积九月而崩，崩后又停年余，腹满不和，脐下气坠，胸脘灼热，脉形沉滞。此血因气滞，冲脉阻闭。若壅极而决，必至复崩，不可不慎。

延胡索，粉全归，茺蔚子，炒赤芍，粉丹皮，制香附，降香片，丹参，川芎，郁金。

案 9　右。半产之后，淋漓不止，去冬竟至崩败，崩止而漏下咳频。冲任俱损，兼感风邪，宜为兼顾。

当归炭二钱，炙乌贼骨四钱，前胡一钱，沙苑子三钱，震灵丹二钱，象贝母二钱,川断肉一钱五分,杜仲三钱,杏仁泥三钱。

案 10 右。屡次血崩,由崩成漏,少腹作痛。冲任奇经失束,恐复崩致厥。

蕲艾炭,真阿胶,制香附,厚杜仲,公丁香,乌贼骨,沙苑子,菟丝子,川断肉,震灵丹二钱。

案 11 范右。崩漏数日不止,始则少腹作痛,今则痛止而觉作酸,间数日辄成块作片而下,头晕耳鸣,面色浮黄,饮食少思,中脘不舒。脉数濡软,舌苔浮白无华。此久崩之下,肝脾并亏,统藏失职,恐血复下而致晕厥。

台参须(另煎,冲)七分,远志肉(甘草汤拌炒)五分,朱茯神三钱,炮姜四分,炒山药三钱,血余炭一钱,熟附片三分,野于术一钱五分,木香四分,当归(炒透)一钱五分,潼沙苑(盐水炒)三钱,川断肉三钱,震灵丹莲子汤送下。

案 12 张右。漏经不止,成块作片而下。迩则胸脘不舒,涎涌作恶,气撑腹满。脉细,关部弦劲。此由阴血失营,致厥气冲侮胃土。恐虚中生变,不可不慎。

广皮,制半夏,茯苓,旋覆花,煅赭石,川楝子,金石斛,砂仁,盐水炒竹茹,左金丸。

又 调气镇逆而和肝胃之阴,作恶较定,复下血块,气撑胸满由此而松。良以冲为血海,其脉从气街夹脐上行,而散于胸中,冲瘀既行,则胸中之气自展。特口中黏腻,津液悉成涎沫,不能下咽,频吐之余,喉舌转燥,舌边白糜星布。脉虚左大,右关无情。胃阴耗残之甚,恐虚火挟浊上蒸,而糜腐大布,所谓虚中生变者,即此而是。

西洋参,麦冬,赤苓神,制半夏,橘皮,乌贼骨,茜草炭,赭石,竹茹,枇杷叶。

又 昨进降胃之逆,和胃之阴,口腻恶心顿减。其为胃阴耗残,略见一斑。脉象较敛,舌糜已化。药既应手,宜再扩充。前方去赭石,加细子芩、北沙参、金石斛。(《张聿青医案·崩漏门》)

三十五、方仁渊案

案 1 由脾不统血而为癸事淋漓,致血舍空虚,手足麻木,腰如束带,胸中嘈杂,阴血既亏,蹻维督带,俱不用事。病关八脉,未能急于建功。

制首乌,白芍,冬术,鹿角霜,朱麦冬,当归须,升麻,杞子,朱茯神,天麻,枣仁,木香。

案2 肝脾两伤,脾伤则气陷,为癸事淋漓。肝伤则气逆,为腹作痛。病延日久,脉细而弦。由肝脾而及冲任矣。舌苔光剥,乃阴亏,进以腻补恐伤胃气。今先平其肝逆,举其陷气,使木气条达,土气和煦。苟能谷食日增,虽不补阴补血,自能潜滋默长。

于术,炙草,吴萸,肉桂(炒),白芍,归身,柴胡,砂仁,鹿角霜,艾绒,川断肉,防风。

案3 寒热往来而见灰腻湿伴之苔,湿遏热伏于太阴、阳明耳。汗多不解,恶露淋漓,脉浮虚数。小产既伤其血,汗出复夺其营,病涉虚虚,但一候有余,伏邪未化,更属正虚邪实,殊难措手。

黄芪桂枝汤去炙草,合小柴胡汤去参枣,加茯神、竹茹。

二诊 昨晓寒热来时瘀露又大行,几至气逆昏厥。今冷热未作,口渴较减,舌苔较化,伏邪已有化机。但左脉空大,正气营液虚极,若再寒战汗出,恐有厥脱之变。拟方同承之先生酌议。

黄芪桂枝汤合小柴胡汤加阿胶、陈皮、竹茹。

三诊 伏邪解后,漏止胃醒,颇为佳象。惟白带未净,少腹作痛。乃小产元虚,气不固摄,八脉失护所致,再养血益气以摄之。

熟地,白芍,艾绒,归身,小茴,黄芪,防风,阿胶,炮姜,黄柏炭,炙草,牡蛎。

案4 营虚气弱,冲任失固,经事淋漓,腰酸带下,头目晕眩,肝肾两伤,脾不能统,延防崩漏,宜肝、脾、肾三脏并治,兼摄奇经。

土炒当归钱半,苏梗(盐水炒)钱半,生甘草三分,紫丹参(盐水炒)钱半,乌贼骨三钱,煅牡蛎(先煎)七钱,赤、白芍(土炒)各钱半,黑料豆三钱,云茯苓三钱,沉香曲(包)三钱,大砂仁(盐水炒)一钱,青、陈皮各一钱,震灵丹(包)钱半,潼白蒺藜(盐水炒)各三钱,薄荷梗(后下)五分。

案5 气虚营热,木火易张,肺经受刑,为咳嗽,经事淋漓。拟凉营益气,佐以调固奇经。

细生地,黄芪,牡蛎,菱皮,百合,升麻,南北沙参,茜草炭,浮麦,风白芍,桑叶,川贝,红枣,冲入鲜藕汁一杯。

二诊 经漏已止,咳嗽亦松,再养血清肺。

熟地,当归,赤、白芍,川续断,黄芪,乌贼骨,牡蛎,川贝,前胡,桑皮,砂仁。

三诊 带止咳瘥,议益气以生血。

四物汤加黄芪、艾绒、蒲黄炒阿胶、陈皮、川续断、砂仁。(《倚云轩医话医案集》妇人门)

三十六、曹智涵案

案1 气不化水,水下血亦随之而来,今午冲晕,较上次为剧,当时恶心嗳气,呵欠并作,左手足时麻且冷,惊惕,手振,脉不敛静。

熟地炭,左牡蛎,紫石英,陈棕炭,制首乌,辰茯神,杜仲,白芍,苍龙齿,香枣仁,台乌药,漂白术。

案2 经漏十二年,五液皆涸,冲任不用,冬令稍安,夏季病加必摇动,腹中热,腰膝跗骨皆热,此皆枯槁日著。古谓暴崩宜温,久崩宜清,以血去阴耗耳。

人参,生地,天冬,人乳粉,柏子仁,茯神,枣仁,白芍,知母,阿胶,蜜丸。

案3 腰酸带下经漏,便溏,牙疳肿腐,病绪杂出,当治新急。

青蒿子一钱半,白蒺藜四钱,怀山药三钱,杜仲三钱,桑叶一钱半,石决明一两,茯苓四钱,金樱子三钱,川石斛四钱,飞中白一钱半,扁豆衣三钱,六曲三钱,焦麦芽五钱(绢包)。(《吴门曹氏三代医验集》)

三十七、沈尧封案

案1 妇人,日服人参、阿胶,崩不止,用地榆二钱,生地四钱,生白芍三钱,川连五分,黄芩一钱五分,炒甘草八分,莲须一钱,丹皮钱半,黑栀一钱,生牡蛎二钱,水煎服即效。因伊带多,偶以苦参易芩,血复至,用芩即止,去莲,血又至,加莲即止。

案2 一妇患崩月余,余诊时大崩发晕几脱,是方(地榆二钱,生地四钱,生白芍三钱,川连五分,黄芩一钱五分,炒甘草八分,莲须一钱,丹皮钱半,黑栀一钱,生牡蛎二钱)加人参一钱,服之即定,十剂而安。(《退思庐医书四种·女科医案选粹》)

三十八、徐锦案

案 1 某,半产失调,经来不断,近更淋漓。此属血崩,兼有干呛骨蒸,色㿠怕怯。

固本汤去麦冬,加乌贼骨、甜杏仁、银柴胡、茯神、白芍、丹皮、川贝。(《心太平轩医案·血崩》)

案 2 曹家巷李延诊。多产之体,天癸当绝,而崩淋且多,头晕心㤭,腰酸,脉象空弦,所谓崩中日久为白带,漏下多时骨髓枯。

制洋参、乌贼骨、杜仲、阿胶、牡蛎、山药、茯神、猪脊筋,另服十灰丸。(《心太平轩医案·崩淋》)

三十九、刘子维案

刘子维治一妇,年三十余,于岁除前三日经净,今正月初一日复来,即十余日不止,左脉有力。往常经期大约二十六七日一至。

紫草三钱,秦归二钱,泡参三钱,地骨皮二钱,杭芍三钱,黄芩一钱(酒炒),甘草三分。二付。

李俊注:此经漏也。月事非时而至,谓之经漏。经漏者,血崩之渐也。宿昔皆先期至者,血分素有热也。冬尽春来,由寒生温,寒温相搏,郁而生热,则血分较往时尤热,故离经妄行而为经漏。正月建寅,肝木渐旺,至而太过,则满于经,故左脉有力也。木旺宜平,故平以白芍;血热宜凉,故凉以紫草、地骨皮;寒温相搏而生热,热宜凉而寒宜散,故散以当归;五行消长之序,木旺则金衰,金愈衰则木愈旺,故用酒芩泡参,清金益肺以生水养木,四时皆不离土,故微用甘草以和中也。(《圣余医案诠解》卷四)

四十、陈廷儒案

非时下血,淋漓不止,谓之漏下;忽然暴下,若山崩然,谓之崩中。其症有虚实之分,实者易治,虚者难治,虚中有实者尤难治。丙申冬,余客天津,刘君伟齐之侄妇,月水淋漓不尽,已经数月,并见胸腹胀闷等症。余诊之,脉数,右盛于左,知是温邪内蕴、血不归经所致。用芩栀二物汤、槐榆清血汤加减治之,两旬而愈。愈后,匝月即孕。盖《经》所谓:阴阳和而后万物生也。此实

证易治之一证也。(《珍本医书集成·诊余举隅录》)

四十一、孙采邻案

孙采邻治海盐张铁珊乃室,道光丙戌十二月二十四日诊。经停两月余,忽于是月十七,经行三日,至二十日,骤然大崩,以致神倦乏力,食少汗多,怕明喜暗。服药后经水仍频出不止,于是始告治于余。余至,适前医周半池兄诊完疏方,用人参、黄芪、于术、熟地、龟板、鹿角霜、牛角鰓、枣仁、棕灰、龙齿、牡蛎、阿胶、续断、杜仲等。观其方意,却是固气统血之法,第熟地、阿胶辈,可以从缓。一嫌其腻,又嫌其食饮未贪者,恐不利于脾胃也。余于方中去此二味,加丹参三钱,血余炭五分(冲)、五味子三分(临服),冲入童便一酒杯。佐此四味,取其安神定志,亦固纳止崩之一助耳。

二诊 进昨议方,崩血渐减。因欲贪食,稍啖荤味,便泄随至,脉象细软。滋腻之剂究宜缓投,宜以益气扶脾,希其坤土得令,庶几无妨。用党参、山药、芡实、茯苓、益智仁、煨木香、炙草、陈皮、南枣等。煎服三四剂,漏下已停,而便泄仍日四五次,皆缘脾土之不足耳。拟异功法,加建莲、芡实、砂仁、归、芍、陈皮、南枣等。治之服两贴,便溏日一次,再二帖而止矣。(《竹亭医案》·女科)

第二节　近现代医案

一、张锡纯案

天津二区,徐姓妇人,年十八岁,得血崩证。病因:家庭不和,激动肝火,因致下血不止。证候:初时下血甚多,屡经医治,月余血虽见少,而终不能止。脉象濡弱,而搏近五至,呼吸短气,自觉当呼气外出之时,稍须努力,不能顺呼吸之自然,过午潮热,然不甚剧。诊断:此胸中大气下陷,其阴分兼亏损也。为其大气下陷,所以呼气努力,下血不止。为其阴分亏损,所以过午潮热。宜补其大气,滋其真阴,而兼用升举固涩之品方能治愈。处方:

生箭芪一两,白术(炒)五钱,大生地一两,龙骨(煅捣)一两,牡蛎(煅捣)一两,天花粉六钱,苦参四钱,黄柏四钱,柴胡三钱,海螵蛸(去甲)三钱,茜草二钱。

西药麦角中者一个,搽乳糖五分,共研细,将中药煎汤两大盅,分两次服,麦角末亦分两次送服。

效果:煎服一剂,其血顿止,分毫皆无,短气与潮热皆愈。再为开调补气血之剂,俾服数剂以善其后。(《医学衷中参西录》第六期第四卷)

二、丁甘仁案

案1 丁右。

血生于心,藏于肝,统于脾。肝脾两亏,藏统失司,崩漏已久。迩来面浮足肿,纳少便溏,脉细,舌绛。此阴液已伤,冲任之脉失固,脾胃薄弱,水谷之湿不化。人以胃气为本,阴损及阳,中土败坏,虚象迭见,已入险途!姑拟益气生阴,扶土运中,以冀阳生阴长,得谷则昌为幸。

炒潞党参二钱,炙甘草五分,连皮苓四钱,生熟谷芽各三钱,米炒于术一钱五分,扁豆衣三钱,陈广皮一钱,炒怀山药三钱,干荷叶一角,炒苡仁四钱,炒补骨脂一钱五分。

案2 罗右。

崩漏不止,形瘦头眩,投归脾汤不效。按脉细数,细为血少,数为有热,营血大亏,冲任不固,阴虚于下,阳浮于上,欲潜其阳,必滋其阴,欲清其热,必养其血。拟胶艾四物合三甲饮,滋养阴血而潜浮阳,调摄冲任而固奇经。

阿胶珠二钱,生地炭四钱,大白芍一钱五分,左牡蛎(先煎)四钱,广艾炭八分,当归身二钱,丹皮炭一钱五分,炙龟板三钱,炙鳖甲三钱,贯众炭三钱,血余炭二钱,鲜藕切片,入煎,一两。

案3 李右。

肝脾两亏,藏血统血两脏失司,经漏如前,面色萎黄,按脉细小,腰骨酸楚。腰为肾府,肾主骨,肾虚故腰痛而骨酸。兹从心脾两经调治,拟归脾汤加味,俾得中气充足,力能引血归经。

潞党参三钱,清炙草五分,远志肉一钱,厚杜仲(盐水炒)二钱,红枣两枚,炙黄芪三钱,抱茯神三钱,当归身二钱,川断肉二钱,桂圆肉二钱,甜冬术一钱五分,炒枣仁三钱,大白芍一钱五分,阿胶珠二钱,藕节炭两枚。

案4 钱右。

冲任亏损,不能藏血,经漏三月,甚则有似崩之状。腰酸骨楚,舌淡黄,脉细涩。心悸头眩,血去阴伤,厥阴易于升腾。昔人云:暴崩宜补宜摄,久漏宜清宜通,因未尽之宿瘀留恋冲任,新血不得归经也。今拟胶艾四物汤,调摄冲任,祛瘀生新。

阿胶珠二钱,朱茯神三钱,大白芍二钱,紫丹参二钱,广艾叶八分,生地炭四钱,大砂仁(研,后下)八分,百草霜(包)一钱,当归身二钱,炮姜炭四分,炒谷麦芽各三钱。

案5 钱右。

漏红带下,时轻时剧,便后脱肛,肛门坠胀,腑行燥结,腰腿酸楚,脉象虚弦。气虚不能摄血,血亏肝阳上升。拟补中益气,调摄奇经,冀望气能摄血,血自归经。

生黄芪三钱,当归身三钱,大白芍二钱,全瓜蒌(切)四钱,吉林参须八分,朱茯神三钱,稽豆衣三钱,苦桔梗一钱,清炙草六分,炒枣仁三钱,柏子仁三钱,嫩钩藤(后入)三钱,黑芝麻(研、包)三钱,松子肉三钱。

案6 余右。

初诊 冲任亏损,血不归经,经事淋漓不止,行而太多,有似崩漏之状。目白红赤,肝火升腾。姑拟调摄奇经而清肝火。

阿胶珠、蒲黄(四分同炒)三钱,当归身二钱,大白芍二钱,左牡蛎(先煎)四钱,抱茯神三钱,荆芥炭一钱,花龙骨(先煎)三钱,象贝母三钱,滁菊花二钱,青葙子钱半,陈棕炭三钱,血余炭(包)三钱,藕节炭二枚,活贯众炭三钱。

二诊 经行太过,似有崩漏之象,头眩心悸,胸闷纳少,脉象左弦右细,舌苔白腻。此冲任亏损,血不归经,肝气肝阳上升,胃失降和。仍宜养血柔肝,调摄奇经。

生白芍二钱,当归身二钱,阿胶珠二钱,朱茯神三钱,左牡蛎(先煎)四钱,花龙骨(先煎)三钱,黑豆衣三钱,潼蒺藜三钱,厚杜仲三钱,活贯众炭三钱,广橘皮一钱,生熟谷芽各三钱,藕节炭二枚,嫩钩藤(后入)三钱。

三诊 目白红赤已见轻减,崩漏虽减,未能尽止。冲任亏损,血不归经。仍宜调摄奇经,而清肝热。

清阿胶、蒲黄炭(同炒)三钱,当归身二钱,大白芍二钱,抱茯神三钱,左牡蛎(先煎)四钱,花龙骨(先煎)三钱,厚杜仲三钱,陈棕炭三钱,血余炭(包)钱半,乌贼骨三钱,贯众炭三钱,嫩白薇钱半,藕节炭三枚。(《丁甘仁医学全

集·妇产科类》)

三、蔡小香案

案1 始则血崩,继则淋漓,精神疲软,纳少节痛,脉形细数,气血俱损。拟约营煎治之。

焦白芍钱半,地榆炭三钱,荆芥炭钱半,熟地炭三钱,云茯神三钱,炒杜仲钱半,炒冬术钱半,菟丝子钱半,广陈皮钱半。

加陈棕灰 9 g(包煎),井水煎。

案2 金右。年逾七七,天癸应绝而频至,历三月许,时崩时漏,终无净日。伴腰痛如折,面热升火。脉反细弱。阴虚阳亢,上遏下逆,经水沸溢。治在肝肾,养荣滋阴,培本固经。

生地炭四钱,炙龟甲三钱,杭白芍三钱,墨旱莲三钱,阿胶珠三钱(蒲黄拌炒),山茱萸三钱,左牡蛎一两(先煎),潞党参三钱,黑芥穗三钱,川柏炭三钱。

(《海派中医蔡氏妇科流派医案集·第六章》)

四、贺季衡案

案1 魏右。经行不已,甚则崩漏如注,少腹痛腰痛,内热。舌红,脉细数。血虚冲脉不固,奇脉失调也。

大生地(炙炭),白归身,川杜仲,炙甘草,肥玉竹,墨旱莲,五灵脂,川断肉,大白芍,阿胶珠,煅牡蛎,血余炭,红枣。

案2 程右。崩漏已久,八脉皆伤。气从下陷,肛坠尾闾胀,便结不寐,少腹急胀。脉沉滑细数,舌红苔白。业经已久,势无速效可图。

淡苁蓉,当归,大生地(炙炭),旱莲草,鹿角霜,大白芍(吴萸拌炒),炙黄芪,炮姜炭,大丹参,炙甘草,香附炭,紫石英。另:补中益气丸二两,黑归脾丸二两,和匀。

案3 杨右(常州)。产育十胎,崩漏五次。血分固亏,冲带二脉复损,心火肝阳妄动。舌碎作痛头眩心荡,入夜不寐,虚里跳动,面黄足肿。脉虚弦,舌苔腐白。拟黑归脾汤出入。

大生地(炙炭),炙黄芪,云神,大白芍(吴萸拌炒),当归,潞党参,炒枣仁,夜交藤,焦白术,炙甘草,潼白蒺藜,紫石英,红枣。

案4 王右。屡次崩漏,血块磊磊,腹胀因之已减,而两足复肿,不良于行。脉沉细,舌红无苔。荣阴已亏,肝脾不和也。久延非宜。

当归,大生地(炙炭),大丹参,白蒺藜,大白芍,五灵脂(醋炒),香附炭,炙甘草,阿胶珠,云神,怀牛膝,莲房,红枣。

又 久经崩漏已止,再以膏方善其后。

大生地,大熟地,大白芍,炙甘草,肥玉竹,云神,煅牡蛎,旱莲草,女贞子,炙黄芪,龙眼肉,香附炭,当归,大丹参,红枣。

上味煎取浓汁,文火熬糊,入清阿胶烊化,再入白蜜收膏。

案5 徐右(金沙)。产后又经崩漏,血去甚多,肝脾之统藏失职。月事不调,延绵时日不净,绕脐作痛,久利不爽,气逆则脘闷,食少面黄。脉沉细右滑,舌苔腐白。脾家兼有积湿可知,虚实夹杂,速效难求。

潞党参,大丹参,焦白术,益智仁(盐水炒),大白芍(吴萸拌炒),煨木香,炙甘草,云苓神,当归,大砂仁,炙乌梅,佛手,红枣。

案6 高右(常州)。始而经居年余,刻下连行两次,血块磊磊甚多,腹胀。夜不安寐,自觉体胖,喉间时觉寒气上泛。左脉弦数,右滑。血热肝旺,冲任二脉不调。延有暴崩之害。

大生地(炙),大丹参,云神,当归,煅龙齿,夜交藤,大白芍,旋覆花,大麦冬(连心),女贞子,旱莲草,莲子(连心)。

另:天王补心丸二两,四物丸一两,和匀,每晚临卧时开水下三钱。

案7 曹右。崩漏半年,血块磊磊,夹以黄水白带,腰胯酸楚,肢面肿,脘闷食少。脉细滑左弦,舌红无苔。血亏气滞,肝失藏守,冲任二脉不调,湿热乘入血分所致。

当归(土炒),大丹参,大生地(炙炭),香附炭,旱莲草,炮姜炭,川断肉,怀膝炭,阿胶珠,乌贼骨,大白芍,炙甘草,桑寄生,红枣。

案8 汤右(镇江)。经行甚多,色黑成块,旬余不已,不时腹痛,间或寒热。脉弦细而数,舌红中黄。热结血分,肝胃不和也,暴崩可虑。

当归,大丹参,大白芍(吴萸拌炒),川楝子(醋炒),延胡索,青陈皮(各),炙甘草,香白薇,五灵脂(醋炒),香附炭,粉丹皮(酒炒),佛手,红枣。

案9 李右。年近五旬,经行甚多,血块磊磊,延绵时日不已。腰痛少腹胀,经后赤白带淋漓,腰俞痛。脉小数,舌黄。冲带两亏,湿热乘入血分。延防暴崩。

当归,大丹参,旱莲草,大生地,金香附(醋炒),乌贼骨,川楝子,川断肉,大白芍,云苓,炙甘草,紫石英,红枣。

案 10　朱右。始而经居五月,刻下猝然崩漏如注,血块磊磊,腹大虽减,右畔尚结痞有形,按之痛。外痔肿突作痛,两足肿。日来又增左畔头痛。脉虚弦右芤,舌苔腐白满布。积瘀未清,肝阳暴升,风湿乘袭也。症殊夹杂。

荆芥炭,大生地(炙炭),大川芎,大白芍,当归,大丹参,白蒺藜,川楝子(醋炒),清阿胶(蒲黄拌炒珠),香附,荷蒂。

改方:加炮姜。

二诊　经治漏红虽少,秽水如鱼肠者尚多,前阴坠胀已退,逐日寒热将清,头痛十之去七。舌苔亦化,脉转虚滑小数。湿瘀日化,营卫未和。腰前痛,下元暗亏矣。不宜生枝。

当归,大白芍,川断肉,大川芎,白蒺藜,云茯神,乌贼骨,大丹参,厚杜仲,焦白术,佛手,红枣。

案 11　刘右。崩漏两旬,或多或少,腹右痞硬有形,按之痛。日来又增寒热,一日两作,汗极多,神迷,脘闷便结。脉沉郁不甚了了,舌苔腻白。虚实夹杂,症情尚未稳定。

当归,香白薇,半夏曲,炮姜炭,大白芍(桂枝拌炒),炙甘草,焦山楂(赤砂糖炒),云神,细青皮,红枣。

二诊　寒热三日未来,虚态亦就复,自汗亦少。大腑未通,心嘈头痛。舌白转黄,脉已起。新邪已解,肠胞积蕴未清,血亏未复也。当润养调畅。

油当归,大白芍,炒枳壳,火麻仁,黑山栀,白蒺藜,瓜蒌皮,云神,焦楂炭,焦谷芽,佛手,红枣。

案 12　毛右。年近五旬,屡次崩漏,血块磊磊,少腹不时刺痛,水道不利,胃呆脘闷,头眩面㿠。脉沉细,舌苔糙白满布。血虚气滞,肝胃不和也。延非所宜。

当归,大丹参,焦白术,大白芍(吴萸拌炒),炮姜炭,炙甘草,云神,香附炭,焦谷芽,大砂仁,佛手,红枣。(《指禅医案·崩漏门》)

案 13　年甫十三,月事初行,血块磊磊,入夜尤甚,月余不已,脉弦数鼓指,舌苔腐白。冲海积热不清,不宜入延。

当归二钱,大丹参一钱五分,大生地五钱(炙炭),京赤芍一钱五分,蒲黄炭一钱五分,香附炭一钱五分,阿胶珠二钱,粉丹皮一钱五分,荆芥炭一钱,炙甘草八分,旱莲草三钱,血余炭一钱五分,红枣三个。

二诊 月事淋漓已止,腹中尚或作痛,舌白口干。年甫十三,患此症者亦仅见。当再和荣调经,以善其后。

大生地五钱(炙炭),当归二钱,川郁金二钱,大丹参一钱五分(炒),金香附一钱五分(炙炭),白蒺藜四钱,炒丹皮一钱五分,炙甘草五分,荆芥炭一钱,大白芍二钱,莲房三钱(炙),红枣三个。

另:四物丸三两,每服三钱,开水下。(《指禅医案》)

五、巢渭芳案

案 1 小河,王某,三十五岁。崩下,因多服化湿药,以致胃脘疼痛,血仍不止,食物不多,服此方效。

炮姜,归身,五味子,香砂仁,炙草,川断,炒白芍,川杜仲,黄芪,丹参,延胡索,枸杞子,南枣。

案 2 王某,四十四岁。血崩已久,前曾经治愈。近来气虚血弱,温摄兼酸缓微甘法进治,以白归身、川杜仲、五味子、卷柏炭、鹿角胶、茯苓、川续断、炙黑草、大白芍、大丹参、生黄芪、炒防风、龙眼肉。三剂已效。

案 3 夏墅,某右,二十六岁。崩漏屡作,面黄带红,并不腰痛,脉来弦滑无力,此乃肝虚湿痰阻经。宜调肝化湿法。以藿梗、炒白芍、炒黑杜仲、法半夏、杭甘菊炭、大丹参、炮黑姜、制香附、茯苓、橘红、佩兰、川续断、红枣等治之而痊。(《孟河四家医案医话集·巢渭芳医话》)

六、范文虎案

案 1 范文甫治一冯姓妇案。

初诊 血崩为日已久,淋漓不净,色淡质薄,面色㿠白,舌淡,脉细滑,血虚已极。

白术9 g,党参9 g,黄芪30 g,当归9 g,甘草3 g,茯神9 g,远志3 g,木香3 g,大枣6枚,龙眼肉9 g,侧柏炭9 g。

二诊 崩漏止。体倦,面虚浮肿。脉细。

当归9g,桂枝3g,白芍12g,炙甘草6g,生姜3g,大枣6枚,饴糖30g。

案2 又治戴师母案。

初诊 苦血崩。

西党参30g,生于术24g,炙甘草6g,炮姜炭6g,淡附子9g,真阿胶9g,童便1杯。

二诊 原方淡附子易厚附子,加桑叶9g。

案3 陈师母。

苦血崩,量多色淡,面色无华,舌淡脉细,尺脉尤甚。

厚附子9g,西党参30g,生冬术12g,姜炭6g,炙甘草9g,真阿胶9g,黄芪9g。

二诊 厚附子9g,西党参30g,生冬术12g,姜炭9g,炙甘草9g,真阿胶9g,桑叶9g。

三诊 血崩已止,气血两亏。

厚附子9g,归身9g,茯苓9g,党参30g,川芎6g,炙甘草3g,炒冬术12g,黄芪30g,真阿胶9g。(《范文甫专辑·妇女病》)

七、金子久案

案1 肝脾肾脏阴虚,奇经八脉交亏,下焦固摄失权,腹痛漏红带下,左脉关部弦涩,右部虚大。当用滋填三阴足经,参入固纳下元,以充冲任。

茜草根,炙龟板,白芍,海螵蛸,粉丹皮,大生地,紫丹参,枣仁,甘杞子,怀牛膝,腺鱼胶。

案2

初诊 先由白带,继而赤带,益以经水淋漓,甚而色紫成块,少腹抽痛,牵及经络,形寒头痛,脘满食少,脉象弦芤,舌苔腻白。病在奇经八脉,兼挟寒湿阻遏。治法益气血之虚,参用通气血之滞。

丹参,白芍,牛膝,新绛,丹皮,茺蔚子,驴皮胶,海螵蛸,紫石英,法半夏,橘络,甘草。

二诊 肝肾阴虚,冲任失固,自白带而转赤带,由经漏而致成块,血去气无所附,气逆乘于络脉,少腹掣痛,面目浮肿,冷热头晕,耳鸣盗汗,脉象弦芤而滑,舌苔薄腻而白。脾胃为湿所困。治法缓投滋腻。

旋覆花,归须,白蒺藜,杜仲,丹参,炒白芍,新绛,甘草,茯苓皮,海螵蛸,丹皮,枳壳,炒白术。

案3 妇人以肝为先天,肝藏血而脾统之。肝有宿热,则肝阳偏强,藏失其职,则疏泄太过,经水来时不能摄止,且脾脏有湿,阴分日亏,而带下不止矣。益以悲愁交集,抑郁不舒,肝木失条达之性,而心神亦耗。心肾失交,不能主血,此崩漏所以日盛也。腰痛腿酸,眩晕耳鸣,胃钝口苦,面浮腹痛,动辄气喘。脉左关独弦,余部濡细,拟治当以柔肝凉血为主,而以养心滋肾辅之。

生地炭,乌贼骨,柏子仁,炒白芍,炙龟板,丹皮,黑茜根,龙齿,九孔石决明,佩兰叶,生谷芽,焦山栀,黑地榆,左金丸,茯苓,砂仁,棕榈炭。(《金子久专辑·妇女病》)

八、朱南山案

姜姓,年42岁。

生8胎,末次用人工流产手术后,月经初尚正常,4个月后,忽然行经过多,形成崩漏,持续五六个月,淋漓不断,形瘦,心跳,失眠,腰痛,心中懊恼。复刮子宫二次,崩量更多。西医认为必须切除子宫,方能止血,患者不图,转请中医治疗。补气益血止涩药多剂,未见功效,乃来先君处求治。所述症状,如头晕眼花、腰酸肢软、精神疲倦等,多属虚象。惟按其小腹,则坠隐作痛,切其脉则虚细而涩。先君认为久病血出甚多,固属虚亏,但其内尚有残余的瘀滞未化,因此新血未能归经,前服补养,因涩剂未能见效,关键即在虚中有实,遂处将军斩关汤方:

熟大黄炭3 g,巴戟天9 g,仙鹤草18 g,茯神9 g,蒲黄炒阿胶9 g,黄芪4.5 g,炒当归9 g,白术4.5 g,生熟地各9 g,焦谷芽9 g。

另用藏红花0.9 g,三七末0.9 g,上两味用红茶汁送服。

甫服1剂,崩即停止,再经调理,恢复健康。[《上海中医药杂志》,1962,(8)]

九、赵文魁案

赵文魁治一46岁褚姓妇。

癸事淋漓不止,发已半载有余,面色萎黄,指爪无华,左寸关细小且滑,按之弦而急躁，右脉弦小略数，舌红口干，心烦，夜不安寐。全是失血过多，冲任失和，肝气横逆，厥阴失和。养血育阴以治其本，升和疏化，少佐止红。辛辣宜忌，切不可恼怒动气，防其成崩。

醋柴胡一钱，醋升麻一钱，当归二钱，白芍四钱，细生地四钱，清阿胶三钱（烊化），黄芩二钱半，生牡蛎四钱。

【按】患者癸事淋漓不止，病延半年有余，失血过多，阴亏血少，冲任不固，血不上荣则面色萎黄。肝藏血，司血海，冲脉附于肝肾，失血过多，血海空虚则肝血亦虚。肝血为魂之所寄，肝血虚则无以制肝阳。肝阳上亢，魂不守舍，而见心烦，夜寐不安。肝阳上亢，肝气横逆，又可扰动气机，使血不循常道而外溢，加重出血。肝主筋，其华在爪，肝血不足则爪指无华。左寸关脉细小而滑，说明心肝阴血不足而有热；按之弦而急躁，说明肝阳偏亢。右脉弦小略数，舌红口干，均为血虚阳旺之征。综观本案，以阴亏血少、冲任不和为本，以肝阳偏亢、厥阴失调为标。治当养血育阴、调理冲任以治其本，抑肝潜阳、升和止血以治其标。方中当归甘辛而温，补血和血，调经止痛。白芍甘苦酸而气寒，入厥阴肝经，味酸则能柔肝止痛、敛阴止血，味苦则能降泻、平抑肝火，味甘则补血养阴，故崩中漏下、心烦不寐、月经不调等症，白芍为必用之品。阿胶甘平，为血肉有情之物，能补血养阴而润燥，且因胶质黏腻，能凝固血络，故又善于止血。生地甘苦且寒，能滋阴养血、清热凉血止血。柴胡辛苦且微寒，性升散而疏泄，"为肝之所喜"，疏肝解郁以防肝气横逆。柴胡与白芍相配，柴胡理肝之用，白芍补肝之体，一散一敛，一补一泻，刚柔相济，以复肝木曲直升降和条达之性。冲任不固，血液下泄日久，清阳亦随之下陷，出血愈发难止，故用升麻配柴胡，升阳举陷，又可清热解毒，流通气机，且能防止生地、阿胶等滋腻碍胃，醋制者，即能引药入肝，又可防其升散太过。生牡蛎咸涩而微寒，育阴潜阳以平肝气之横逆，收敛固涩以止血液之淋滴。诸药合用，使阴血充足，肝气条达，冲任调和，则漏下难疾可望向愈。辛辣之品可以动火助热，恼怒恚恨可使肝气逆乱、肝阳鸱张，均可使气血运行逆乱，迫血妄行，恐有成崩之虞，慎之戒之！(《赵文魁医案选·宫廷外部脉案》)

十、张寿颐案

初诊 冲任不摄，经漏绵延，所失不少，真阴伤矣。腰酸脊痛，脉细软，体痿年弱,治宜固摄。

炒潞党 4.5 g,制于术 4.5 g,生打牡蛎 15 g,炙桑螵蛸 4.5 g,血余炭 4.5 g,生延胡 4.5 g,炒厚杜仲 6 g,蕲艾叶 1.2 g,广木香 1.8 g,带壳春砂仁 4 粒。

二诊 经漏日久,昨议补中固摄,仍是鲜瘀杂下。脉细弦涩,舌滑无苔。阴虚本质,虚阳不摄,且有干咳,宜摄纳固护奇经。

西洋参(另熬调冲)4.5 g,甘杞子 6 g,苍龙齿 6 g,生牡蛎 4 g,炙海螵蛸 6 g,炙桑螵蛸 6 g,炒山茱萸 6 g,生杜仲 6 g,大生地 12 g,石榴皮炭 6 g,侧柏炭 6 g,小蓟炭 9 g,丹皮炭 7.5 g,带壳春砂仁 1.2 g(杵)。(《张山雷医话医案·崩漏》)

十一、周小农案

案1 小产后将近三月,漏下不止。又自服尤渡泻药,大下如崩,盖苏木、大黄锉散云。头晕目花,心悸,子宫下堕。气血大亏,速宜调补。

党参,黄芪,于术,当归,醋炙升麻,醋炙柴胡,茯神,枣仁,地榆炭,生地炭,阿胶蛤粉炒,侧柏炭,鳔胶。

另牛角腮二钱,煅研细末,空腹开水下。数剂愈。

案2 崩经数年,不时举发。今且血崩,头晕,心悸,少寐,腰酸,汗多,胃钝,便溏不固,面黄失华。心脾冲任均虚。兹宗匮药丸法,缮固血室,兼顾中州。

生地(蛤粉炒)四两,首乌四两,阿胶三两,血余灰一两五钱,白及二两,海参开水浸糖盐擦净(炙)四两,乌梅二两,杜仲四两,茜草二两,川断二两,黑木耳二两,乌贼骨二两,牛角腮二两,丝茧壳二两(炙炭),鳔胶三两,醋炒五灵脂二两,墓头回三两,干河车(研末,水泛如秫米,晒)二具,别直参二两,于术三两,炒枣仁二两,麦冬二两,龙骨二两,石莲二两,香附二两,北箭芪三两,菟丝二两,臣鹿角二两,百草霜二两,杞子三两,五味一两,牡蛎二两,禹余粮二两,潼蒺藜二两。

研末,先用炼蜜水洒湿前丸,将后药泛上。晒。早晚各服四钱。崩愈。

案3 自丁巳冬大病复原之后,起居如常。乃庚申夏经来饮冷,后即经少,自谓体虚应少,不之异也。辛酉停经三月,至五月初二日经至而少腹痛气滞,服红花、桃仁、归尾。初三日经下如崩,紫色成块似猪肝状。知其积瘀下行,然恐变脱。初进香附、茜草、归身、党参、升麻、醋炒白芍、续断、血余灰、茺蔚子、合欢皮、狗脊、震灵丹。初四日夜续崩更多,夜不能寐,其势防脱。初五日早诊:脉象散弱,神情倦怠。急备人参汤,并定风固脱之龟甲、牡蛎、枣仁、阿胶、山萸肉、白芍、乌贼骨、龙骨、香附、党参、干地炭、丹皮炭,已购未煎,巳初忽气散阳飞,腹痛,上呕下泄,肢厥,冷汗自出,瞬即口鼻气冷,舌冷目暗,面色如灰,脉急止歇。赶于五分钟内进以参汤。将已配之药去干地、丹皮炭,加制附子、桂枝、伏龙肝、淮小麦、炒麦冬、鸡内金等,煎而急进。吐泻冷汗旋止,身渐温,脉渐出,惟肢尚厥。下午续进芪皮、龙、牡、龟甲、山萸肉、白芍、香附、当归炭、党参、炒麦冬、枣仁、淮小麦、川断肉、乌贼骨、熟地炭、合欢皮之类。肢温,神转振,遂得起九死于一生,险哉!以后瘀仍续行,日进人参、阿胶、白芍、当归炭,扶其正气,久而方瘥。

案4 素多气恼,以夫有外遇也。旧曾血崩。

初诊(戊寅三月四日诊) 经停二月方通,滞而不爽。自服黄糖烧酒,崩血不止,防其下脱。

潞党参一两,山萸肉一两,生于术三钱,当归头(醋炒)三钱,炒枣仁四钱,生地炭四钱,地榆炭三钱,茜草炭四钱,醋炒五灵脂四钱,鳔胶三钱,川断五钱,狗脊五钱,丝吐灰四钱,蒲黄炭二钱,制香附二钱。

二诊(至九日复诊) 述知大崩时药尚未进,冷汗晕脱,险甚。药中自加芪、仲,崩渐减。又变便溏,肢寒,仍欲晕跌,腹痛未止。脉虚,舌淡白,口苦。兹又阳虚欲脱,中兼肝气夙咳,再为补救。

生于术五钱,炮黑姜三钱,熟附片钱半,山萸肉一两,川断五钱,生鹿角四钱,炒枣仁四钱,五味子二钱,款冬花四钱,龟板一两,制香附三钱,百草霜五钱,煨木香钱半,乌梅炭二拨,罂粟壳一两。

服二剂即泻,而漏血未楚,自服芪、参、仲、膝等。

至四月二日又大崩,服参六元不止。来诊。仍投效方出入,并嘱制丸常服。

案5 赵瑞九,住娄巷。其妻即丰师之女,年约四旬外。

丙子夏,崩漏将及二月,延诊。面唇萎黄无血色,脉虚带弦,苔薄黄,腹中有气攻撑,血去气无归宿。余拟滋血止崩,敛肝潜阳法。嘱服三剂,二剂而血已止。方为：当归头（醋炒）、白芍、生地炭、龙骨、牡蛎、山萸肉、金铃子、川断肉、狗脊、女贞、旱莲、白薇、丝吐灰、鳔胶而已。

习俗遇久崩，每用蕲艾、炮姜等，与血去阴伤忌燥之例相抵触。又拘定血脱益气而用参，不知参为硫、砒栽培，辽医亦云性亦燥烈也。

案6 血崩至漏一百五十日，脉虚神惫，气力衰弱，治以固下补奇经法。

当归头（醋炒）、生地炭、白芍、鳔胶、丝吐灰、地榆、川断、龟甲、狗脊、绵芪、白术、茜草炭、炒枣仁。另黑木耳、牛角䚡（煅），研末，开水冲服。

数剂，漏血已止。嘱其必服丸方以善其后，渠以力乏辞。越半月，经来如崩，又来治愈。代拟丸方，案：久病崩漏，一再反复，心悸无力，脉虚不振，诚恐每月行经过多，不能复原。

潞党参三两，绵芪三两，白术二两，枣仁二两，鳔胶四两（蛤粉炒），乌贼骨二两，龟甲心三两，白及四两，女贞二两，菟丝三两，广木香一两，熟地六两，山萸肉六两，川断三两，黄精三两，杜仲三两，河车二具，禹余粮二两，旱莲草二两，百草霜三两，血余灰三两，牛角䚡三两，茧壳炭二两，茜草灰二两，狗脊三两，当归头二两，地榆炭二两，莲蓬壳二两。

研末，用桑椹膏八两、鸡血藤膏四两，溶开水泛丸，晒。早晚各服四钱。

（《周小农医案》卷六）

十二、恽铁樵案

案1

初诊（八月廿三日） 姚右。经行淋沥不净已一月余，脉舌均有寒象。当补以固之，然血分不清，根治颇费周折。

炒荆芥五分，归身三钱，滁菊钱半，潞党参二钱，制香附三钱，蒺藜三钱，枸杞三钱，菟丝子三钱，炒车前三钱，佛手一钱，绵仲三钱，赤白芍各钱半。

二诊（八月廿六日） 经淋漓不净，而腹部较大，胸脘亦闷，脉无喜征，补则闷甚，通则虞其成崩。

制香附三钱，赤芍钱半，归身三钱，缩砂仁八分，左金丸四分，川芎八分，潞党三钱，赤白苓各三钱。

前方补以固之，得药而闷，病者疑是漏经胎，而脉无喜征。假合是喜，前方当能受。今既闷，补之不相当。若以通为止，则虞成崩。认定参归补法，参以行气之品。

案2

初诊(八月十八日) 沈奶奶。经行如崩,旋即淋漓不净,腹硬有块,腹硬,腿脚均肿,面色不华,气急,舌光,此为肝与冲任并病。将来有甚危险之变化,从速维持脏气,不得再行戕伐。

制香附三钱,砂仁(研)八分,枸杞子三钱,桂心(研丸吞)一分,炒绵仲三钱,橘皮钱半,朱茯神三钱。

腹硬,腿脚均肿,气急舌光,崩漏已成血瘴之候也。大量贫血,目前已甚危险。

二诊 色脉较昨日为佳,病不见减,病深本非旦夕可愈。虚甚当固经。

制香附三钱,人参须(另煎)八分,川断(炒)三钱,归身三钱,大生地三钱,生(牛)角鳃(醋炙)三钱,绵仲(炒)三钱。

三诊(八月廿日) 经略减,却见胸闷腹胀,病在肝脾不能运,强止无益。似乎有如痢状,是新添外感所致,亦必须兼顾。

逍遥丸钱半,归身三钱,缩砂壳八分,大生地三钱,制香附三钱,炙草六分,茯苓、神各三钱,鲜藕汁一杯。

四诊 病略差,经尚未净,面色略转。所惜者,经病治之虽效,又添痢疾。

逍遥丸一钱,大生地三钱,赤白芍各钱半,橘络钱半,当归身三钱,制香附三钱,西洋参钱半,茯苓、神各三钱,木香钱半,鲜藕汁一杯。(《药盒医案全集·月经》)

十三、冉雪峰案

案1 宦某之爱人案。

初诊 体素薄弱,经事不调,赤白带下,饮食精汁不变气血而化秽浊,由来者久,近年加剧,崩漏频频,暴下如注,色黑成块,肌肉瘦削,皮肤反浮肿,足腿面部肿尤显著,色夭不泽,唇口惨白,喘气矢气,四末清冷,脊膂腰髀酸楚,俨近下痿。

抗日战争时期,住重庆某院治疗,时历半载,所费不赀,后虽小愈,尚不了了。胜利后回汉,病又复作,鉴于前此迁延,心殊惧惧,来我处商治。问:中医能疗此病乎?答:带下崩漏,乃妇科常有病,不过此病延久,病重,渐近痨瘵，五液俱涸，八脉不固，精竭髓枯，下元败坏，阴病及阳，气不统血，不仅虚证，且为虚证之甚者，中法当可治愈。诊脉沉迟细弱，血脱气泄，阴阳俱竭，诸虚百不足。拟方重味填补，升固八脉，不刚不腻，半调半摄，方用：

当归四钱，杭芍四钱，茯神五钱，杜仲三钱，鹿角霜三钱，桑螵蛸三钱，蒲黄炒半黑三钱，广木香一钱，升麻一钱五分，甘草一钱。

三剂略安，精神较好。

二诊 去蒲黄加蕲艾炭三钱，又三剂，崩减，气渐平调。

三诊 加炮姜炭一钱、侧柏炭三钱，四剂崩止。

四诊 去姜炭、艾炭、鹿角霜、升麻，加枸杞子、覆盆子、女贞子各三钱。

守服 2 周，漏下亦愈。治疗历程共计不过 1 个月，后以复脉汤加：桑螵蛸、龟胶、鹿胶、紫河车，膏剂收功。此病养血不用芎、地，补气不用参、术，温下不用桂、附，固涩不用赤石脂、禹余粮，均值得探索。盖参、术呆滞，芎、地滋腻，桂、附刚烈，二石顽钝，要非奇经之妥善治法。妇科此证甚多，学者注意。（《冉雪峰医案·崩漏》）

案2（武昌张某之媳案） 患血崩，邀往诊视。见病者身尽肿，喘逆上气，在床头选厚被坐靠，不得卧，血崩，前后逾半年，剧时每日多至一二碗，或半痰盂，脉微弱兼带慢而时有结止象，色夭不泽，唇色惨白，指头冷，皮肤亦感冷沁，近月已晕厥数次，因所服方系六味，重用熟地加凉血、止血、利小便、消肿之品。予曰：上竭下厥，阴阳离绝，八脉不固，肾阳式微。因拟：

黄芪一两，当归二钱，芍药三钱，桂枝一钱五分，附子三钱，蒲黄三钱（炒半黑），甘草一钱。

时病人母亲在座，曰：小女从未服桂附等药，气喘用黄芪，血崩用蒲黄，是何深意？予曰：此病气不统血，气血两不维系。当归合黄芪为当归补血汤，乃补气以摄血，桂枝协芍药则暖营建中，桂枝协附子则化气温下，固护真元。此病服阴柔药太多，阴气用事，经隧滋滞凝泣，血不归经。用蒲黄者，在本药性能是以止血者行血，而本方意义则是以行血者止血，合之为补气摄血，温固八脉，以升为降，以通为止。药煎好，迟迟未敢服，入暮，又晕厥一次，无已，乃以予药姑试。初服二调羹，越二时许，无恙，再服二调羹，又越二时，气喘略平，因将余药大半盅服下。夜半，病者曰：我倦甚，可将靠被撤去，令我稍平。睡下后，熟眠一小时，月来未平卧者，居然平卧，未熟眠者，居然熟眠。

第六章 历代医案

醒后气渐平,崩渐少。翌日复诊,原方桂枝加为三钱,芍药加为六钱,去蒲黄,加桑螵蛸三钱,鹿角霜一钱,1周气平崩止,后以当归内补建中汤、复脉汤等收功全愈。(《冉雪峰医案·血崩》)

十四、叶熙春案

案1 师女,十二岁。上海。

初诊(九月) 年未二七,经汛已临,量多色鲜,延已五旬未净,面容少华,午后有虚潮之热,唇色淡红,冲任已损,有入怯途之虑,亟拟固摄奇经。

熟地炭 18 g,山茱萸 5 g,龙骨 12 g,清炙黄芪 9 g,炒白芍 9 g,炒阿胶珠 12 g,炙侧柏叶 9 g,艾叶炭 6 g,墨旱莲 15 g,陈棕炭 9 g,煅牡蛎 30 g,小蓟炭 9 g。

二诊 前方服后,经漏顿止,而潮热未清,脉虚无力。血去阴伤,再拟滋养肝肾,以丽八脉。

熟地炭 18 g,阿胶珠 12 g,炒白芍 9 g,炙侧柏叶 9 g,墨旱莲 15 g,清炙黄芪 9 g,小蓟炭 9 g,黄芩炭 5 g,制女贞子 9 g。

案2 王女,三十八岁。富阳。

初诊(七月) 经行半月未止,量多色鲜,午后潮热,掌心如灼,心悸头晕,夜寐不安,口干心烦,足跟隐痛,脉来虚数,舌红中有裂纹。肝肾之阴不足,虚火内扰,冲任失固。治法:固经汤化裁。

炒白芍 9 g,黄柏炭 3 g,醋炙香附 6 g,炙樗皮 9 g,炙龟甲 15 g,炒黄芩 6 g,侧柏炭 9 g,地榆炭 9 g,仙鹤草 30 g,生地炭 15 g,地骨皮 12 g。

二诊 经漏已止,心悸头晕减轻,夜寐较安。

治以前方去侧柏、地榆、仙鹤草,加旱莲草、女贞子。续服 6 剂。(《叶熙春专辑·妇科》)

十五、王仲奇案

案1 方某。霞飞路,七月廿三日。

初诊 上月经行浃旬方净,现两来复未弭,初起坌涌色深有块,日来则淋沥色黄,气殊恶浊,少腹坠胀。子脏为病,消弭隐患于未然,斯为上策。

禹余粮(制,先煎)三钱,紫贝齿(煅,先煎)三钱,条芩(酒炒)钱半,白蔹三钱,贯众(炒)二钱,白蒺藜三钱,凌霄花三钱,忍冬藤三钱,卷柏(炒)钱半,海螵蛸(炙黄)三钱,海桐皮三钱,红、白鸡冠花各一钱。

二诊(七月卅日) 恶露已弭,少腹胀坠获舒,隐患可冀潜消。仍守原意为之,以期除恶务尽。

禹余粮(制,先煎)三钱,紫贝齿(煅,先)三钱,石决明(煅,先煎)四钱,龟板(炙黄,先煎)六钱,白蔹三钱,条芩(酒炒)一钱,忍冬藤三钱,海桐皮三钱,海螵蛸(炙黄,刮去皮)三钱,凌霄花二钱,红、白鸡冠花各一钱,白芍(炒)二钱。

案2 陈某。广西路。

初诊(嘉平初七日) 经来时断时续已经匝月,头眩,脉濡弦涩。夜寐太迟,营血内耗,脉海失固,防崩漏。

龟板(炙黄,先煎)六钱,石决明(煅,先煎)四钱,左牡蛎(煅,先煎)三钱,禹余粮(制,先煎)三钱,地榆(炒)三钱,贯众(炒)二钱,续断(炒)二钱,白芍(炒)二钱,白蒺藜三钱,海桐皮三钱,条芩(酒炒)一钱二分,海螵蛸(炙黄)三钱,红鸡冠花钱半。

二诊(十二月二十日) 胞脉既固,时断时续缠绵匝月之经水得以见止,带下仍多,脉濡弦。守原意调其奇经可矣。

龟板(炙黄,先煎)六钱,石决明(煅,先煎)四钱,左牡蛎(煅,先煎)三钱,甘枸杞(炒)二钱,白芍(炒)二钱,续断(炒)二钱,潼沙苑三钱,丹参二钱,野茯苓三钱,海螵蛸(炙)三钱,白鸡冠花一钱。

案3 汪某。

初诊 三月经停不行。四月忽坌涌如崩漏,头眩目花,筋骸酸痛,心悸脉数,夜寐不安,治以调摄冲海。但素有水肿之患,今足尚微肿,亦宜兼顾也。

龟板(炙焦黄,先煎)五钱,石决明(煅,先煎)四钱,生牡蛎(先煎)三钱,茯苓三钱,丹参二钱,白蒺藜二钱,续断(炒)二钱,金钗斛二钱,桑寄生二钱,丝瓜络三钱,条芩(炒)一钱,夜交藤三钱。

二诊 调摄冲海,以和络血,络血通行,方免跗肿之患,冲海镇摄,庶无崩漏之虞。

紫石英(煅,醋淬)一两二钱,牡蛎(煅)两半,禹余粮(制)二两,海螵蛸(炙黄,刮去皮)二两,全当归两半,白芍(炒)两半,续断(炒)二两,于术(蒸)一两,茯苓二两,川桂枝六钱,白蒺藜二两,丹参两半,桑寄生两半,条芩(炒)八钱,海桐皮两半。

上药研末,用益母草二两熬水法丸。每早、晚以开水送下二钱。

案4 张某,周家咀路。

初诊(七月廿一日) 经来四十余日,或淋漓缠绵,或盆涌而至,是为崩漏。但少腹有所膨胀而痛,乍起乍伏,痛剧欲坠,便溺不爽,腰酸心悸,脉弦涩而数。不仅气结血耗,脉海弗固,殊防隐疾也。

龟板(炙焦黄,先煎)六钱,石决明(煅,先煎)四钱,地榆(炒)三钱,卷柏(炒)钱半,贯众(炒)钱半,忍冬藤二钱,络石藤三钱,续断(炒)二钱,凌霄花三钱,茯苓三钱,粉丹皮(炒)钱半,海螵蛸(炙黄)三钱,红鸡冠花一钱二分,震灵丹(吞)二钱。

二诊(八月初六日) 恶露红已见净,白仍未弭,少腹膨胀有癖,卧则扪之可得,便溺不利,脉弦滑。日来感受伤风,咳嗽痰多。仍以原意消弭隐患,参以化风豁痰。

法半夏钱半,生薏苡仁三钱,玉苏子二钱,桑白皮(炙)钱半,杏仁(去皮尖,杵)三钱,紫菀钱半,茯苓三钱,青皮(炒)一钱二分,厚朴花钱半,凌霄花三钱,白薇三钱,卷柏(炒)钱半,海螵蛸(炙黄)三钱,白鸡冠花一钱二分。

三诊(八月十七日) 恶露弭已三日,小溲较畅,少腹膨胀气癖亦瘥,精神稍振。仍有咳嗽,胃纳未强。守原意变通之。

白蒺藜三钱,茯苓三钱,贯众(炒)钱半,杏仁(去皮尖,杵)三钱,橘红衣一钱,紫菀钱半,忍冬藤三钱,绿萼梅八分,卷柏(炒)一钱,海螵蛸(炙黄)三钱,凌霄花二钱,白鸡冠花一钱二分。(《王仲奇医案·崩漏》)

案5 帅某,侯家浜。

初诊 一月中经来三转,淋漓继续弗爽,乍寒乍热,夜难安寐,入寐多梦,腹乍痛,大便不调,脉濡弦。心藏神,主血属营,营行脉中,脾为营之源,心神失宁,脾运呆钝,营弱不共卫气谐和。姑以本事方意。

青龙齿(煅,先煎),香白薇(炒),青蒿,全当归,柴胡(炙),生于术,茯苓,丹参,远志肉(炙),橘红衣,绿萼梅,鸡冠花,海螵蛸(炙黄)。

二诊 恶露已断,大便欲解弗爽,少腹两旁暨腰胁作痛且胀,偏左较甚,胸闷欠适,时或嗳噫,夜寐多梦弗宁,或有汗出,脉濡滑而弦。仍以心脾两治,参以疏肝。

青龙齿(煅,先煎),远志肉(炙),茯苓,全当归,白芍(炒),柴胡(炙),生于术,香白薇(炒),续断(炒),绿萼梅,白蒺藜,鸡冠花,海螵蛸(炙黄)。

案6 于女士,爱麦虞根路。

初诊 流产之后胞脉损伤,久未平复,恶露忽行忽止,劳顿吃力较甚,神思失宁,胃纳弗旺,喜麦恶谷,脉濡滑,且以调营镇摄。

左牡蛎(煅,先煎),龙骨(煅,先煎),茯苓,生于术,当归头,白芍(炒焦),菟丝饼,白蔹,刺猬皮(炙),海螵蛸(炙黄),鸡冠花,椿樗白皮,赤石脂(煅,先煎),震灵丹(分吞)。

二诊 胞脉已固,恶露获止,惟四肢仍酸软乏力。缘流产奇恒有亏,精血难复,脉濡滑微弦。仍以原法出入。

左牡蛎(煅,先煎),赤石脂(煅,先煎),生于术,当归头,白芍(炒焦),菟丝饼,潼沙苑,淡苁蓉,甘枸杞(炒),续断(炒),茯苓,海螵蛸(炙黄),鸡冠花。

(《王仲奇医案·月经不调》)

十六、施今墨案

案1 董某,女,22岁。

初诊 平素月经尚属正常,十日前因事急怒,又届经期,竟然暴下如注,十日未净,少腹时痛,别无其他症状。脉象大而软。辨证:急怒伤肝,肝为藏血之脏,适届经期,遂致暴下如注。治法:急拟疏肝理血法治之。方药:

鹿角胶 10 g(另烊化兑服),砂仁 3 g,醋柴胡 5 g,阿胶珠 10 g,生熟地各 6 g,杭白芍 10 g,酒川芎 5 g,当归身 6 g,醋蕲艾 6 g,白蒺藜 12 g,炒远志 10 g,炙甘草 3 g。

二诊 连服 6 剂,服至第三剂时血量大为减少,现症只余带下粉色,剩再服 2 剂,即可停药。

案2 高某,女,47岁。

初诊 近一年来,经期不准,忽前忽后,忽多忽少。本月来潮二十余日未净,量多且有血块,背痛腰酸,头晕耳鸣,心跳气短,食欲不振,四肢无力。舌苔薄白,脉象虚弱。时届更年之期,忽呈崩下之症,血气大伤,统摄无力。血

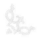

不达于四肢则酸软倦怠;上不荣于头脑则头晕耳鸣;心血不足则气短心跳。肝不藏血,脾不统血,经期延绵二十余日。心肝脾皆为掌管阴血之脏,治此三脏,当可恢复。方药:

野党参 10 g,野于术 6 g,炙甘草 5 g,炒远志 10 g,土杭芍 10 g,柏子仁 10 g,山萸炭 15 g,莲房炭 12 g,鹿角胶 10 g,川续断 6 g,沙蒺藜 10 g,春砂仁 5 g,川杜仲 6 g,白蒺藜 10 g,生熟地各 10 g,五味子 6 g,五倍子 6 g。

二诊 前方服 4 剂,血已减少,精神好转,食欲增,酸楚减,睡眠甚安,心跳头昏显著减轻,仍有少量血块。

原方去莲房炭,加玫瑰花、月季花各 5 g,再服 4 剂。

三诊 血已止,症状除,但昨日突然眩晕,恶心。血压为 80/60 mmHg。遂又觉心跳,仍是血不上荣之症,拟补虚养血法。方药:

党参 10 g,当归身 6 g,明天麻 5 g,白薇 6 g,鹿角胶 6 g,阿胶珠 10 g,远志 6 g,沙蒺 10 g,生龙骨 10 g,狗脊 15 g,白蒺藜 10 g,生牡蛎 10 g,石菖蒲 5 g,野于术 5 g。

案 3 靳某,女,29 岁。

初诊 3 年前由于过劳,适届经期,遂致淋漓不断,时少时多,日无间断,色黑紫有血块。腰腿酸楚,少腹坠痛,头晕气短,倦怠无力,经协和医院检查诊断为子宫黏膜下肌瘤,本人不愿手术,故求诊中医设法。舌质淡并有齿痕,六脉沉迟而弱。辨证:月经淋漓不断,业已 3 年,气血双损,虚寒为祟,血色黑紫有块,非热结之瘀,实系出血缓慢,稽留时久,凝结所致。察其脉沉迟而弱,舌质淡红,均非热证可知。治法:升阳补中固涩。

米党参 10 g,干姜炭 3 g,蕲艾炭 10 g,苍术炭 6 g,川续断 10 g,黑升麻 5 g,白术炭 6 g,川杜仲 10 g,黑芥穗 5 g,生地炭 15 g,五味子 5 g,熟地炭 15 g,赤石脂 10 g(血余炭 10 g 同布包),五倍子 5 g,山萸炭 18 g,鹿角胶 10 g,陈阿胶 10 g,紫厚朴 5 g,炙甘草 3 g。

二诊 服药十剂,此间曾血止两日,为 3 年来未有之现象,而后血又再来,量甚少,色亦转淡红,头晕渐好,仍觉倦怠。

前方照服,另用仙鹤草 60 g,荷叶 30 g,红鸡冠花炭 60 g,伏龙肝 90 g,煮汤澄清代水煎药。

三诊 又服十剂,出血大为减少,有时如红带,气短心跳、头晕均效,精神

亦转佳,腰腿酸楚减轻,拟用丸方巩固。方药:每日早服定坤丹1丸,晚服玉液金丹1丸。(《施今墨临床经验集·月经病》)

十七、陈大年案

案1 经事不调,夜寐少安,纳食作胀,一度淋漓二月,舌薄腻,脉细弦,心脾不足,主统失职,防反复,拟以栽培火土以固根本。

制于术一两,炒白芍一两,新会皮一两,炒远志一两,合欢皮三钱,桑寄生(炒)三钱,枣仁(醋炒)一两,香附三钱,春砂壳八分,海螵蛸(炙)四钱,煅牡蛎三钱。

【按】脾为气血生化之源,具统血功能,若脾气虚弱,统摄无权,可致经事延长,甚有淋漓不净二月之久;下血过多,气血不足,心失所养,则心神不宁,夜寐少安;脾气不足,运化失健,故食欲不振,纳食腹胀,证属心脾不足,统摄失职。

陈大年予栽培火土,以固根本治疗。方中于术和白芍为君药,于术又称白术,善于补脾益气而燥湿,为健脾要药,白芍功善养血敛阴,补阴抑阳;臣药为砂壳、新会皮,砂仁壳善芳化中焦之湿浊、温理脾胃之滞气,新会皮具有健脾和胃、理气燥湿功能,二药配伍,健脾理气固本;佐以酸枣仁,味酸甘性平,入心肝经,功能养心安神,可用于阴血不足、心神失养之虚烦不得眠者;远志苦平微温,入心肾经,可交通心肾,宁心安神,用治心肾不交之失眠者;合欢皮甘平,入心肝经,能疏肝解郁,悦心安神,适宜忿怒忧郁之烦躁不宁、失眠多梦者;上述三药均入心经,合而用之,加强宁心安神之效。郁金入心肝胆经,具有行气解郁、凉血清心的功效,可助上述三药更好地发挥作用。牡蛎咸涩微寒,入肝肾两经,固涩收敛;海螵蛸咸涩微温,入肝经走血分,长于收涩,可收敛止血,两药相伍,收敛止血,常用于妇女崩漏等疾患;桑寄生主入肝肾两经,功能祛风湿,益肝肾,强筋骨,用以缓解肢体酸麻之症,上述诸药俱为佐药;使以香附,辛香入肝,善能散肝气之郁,乃气中血药,可通过疏肝郁之气,调理气机,以防肝气乘脾证,体现了知肝传脾,以防反复之功。纵观全方,用药审证求因,配伍得当,尤其重视防止复发的重要性。(《陈大年论治中医妇科疾病拾萃·医案解析》)

案2 肝木偏盛,脾不统摄,经转每每缠绵,腰腿酸软,舌苔薄黄而腻,脉象细弦。拟养荣清热,调理肝脾。

生熟地炭各四钱，蒲黄炭（包）三钱，阿胶珠三钱，墨旱莲（炒）三钱，白芍（炙）钱半，远志（炒）钱半，枣仁三钱，鸡冠花三钱，椿根皮（制）三钱，狗脊（炒）三钱，藕节四个。

说明：上方以养荣、止血、固摄为主，适用于一般经行日期过长而淋漓不止的患者。

案3　年已五十，月经应断未断而反颇多，断续不已，皆因气郁伤肝，肝不藏血故也。面无华色，头晕目蒙，肢节酸软，舌苔薄腻，脉细弦。治拟养荣柔肝、引血归经。

大熟地（五钱炒炭）一两，杭白芍三钱，枸杞子（炒）三钱，远志（炒）钱半，枣仁三钱，川连三分，煅牡蛎（先煎）五钱，桑寄生三钱，海螵蛸（炙）四钱，鸡冠花炭四钱，川黄柏三钱，藕节炭四个。

【说明】本例为老年患者，3年来月经量多如崩，妇科检查未发现异常，经上方治疗后出血即止。此方出自严鸿志《女科医案选粹》，原方药物组成为：大熟地（一两炒炭）二两，枸杞子一两，白芍五钱，枣仁（酒炒）五钱，黄连三分。要点在于黄连只用三分，达到苦寒坚阴，合白芍而成戊己，两调肝脾之目的。对年老经断复来，或应断未断的患者，用之有验。（《陈大年论治中医妇科疾病拾萃·随师临诊中的一些体会》）

十八、汪逢春案

李某，女，35岁。

初诊（12月12日）　经行一月有余，迄今不止。面黄无华，两脉细弦而滑，心跳不安，胸闷气滞。病由肝气太盛，冲犯络分。拟以先和厥太二阴，补涩之剂，宜乎暂缓。

逍遥丸四钱（布包），枯子芩一钱五，抱茯神四钱，干荷叶三钱，杭白芍五钱，青皮一钱（同炒），玫瑰花一钱，合欢皮三钱，陈棕炭三钱，淡吴萸钱五，川连七分（同炒），制半夏三钱，粉草钱五（同炒），橘子络钱五，藕节炭三钱，鲜柠檬皮三钱，生熟麦谷芽各三钱，香砂壳一钱。

二诊（12月14日）　经行已止，胸闷亦舒，腹胀且瘦，阵阵作痛，带下如注，两脉弦滑。再以和肝运脾，兼治八脉。

逍遥丸四钱（布包），炮姜炭一钱，首乌藤一两，延胡索钱五，杭白芍五钱，青皮一钱(同炒),淡附片钱五,秋石一钱(同拌),抱茯神四钱,七制香附三钱,淡吴萸钱五,川连七分(同炒),海螵蛸四钱(洗净),金狗脊五钱,合欢皮三钱。新鲜紫河车三分,去毛,研细末,以小胶管装好匀两次进下。(《泊庐医案》)

十九、温存厚案

凡妇人血崩之症,多得之于中年之后,皆由生产过多,气不能统,以致月事妄行,遂成崩症,盖由阳虚气弱之故。患此症者,脉必沉细,身必恶寒。予内子年逾四十,生产十余胎,于庚辰季秋候患血崩,日数十行,先用收涩之剂不效,及五灵脂散、棕灰散俱不灵,势甚危笃,已见脱兆,因检查陈修园先生《女科要旨》,后载武叔卿鹿茸丸一方论颇精详,仿而加减之。方用鹿茸末五钱(分三次兑服),高丽参五钱,制附片一两,干姜五钱,肉桂五钱(研末,分三次兑服),陈艾四钱,当归三钱,续断三钱。另用灶心土四两,煮水煎药,方内有赤石脂、禹余粮去而不用者,防其坠也,一服即效,次服血止,真起死回生之方也,后用归脾丸剂加鹿茸作丸,补剂之而愈。(《温氏医案·血崩》)

二十、孔伯华案

案1 梁姓妇案。

初诊(八月初五日) 血分湿热,肝家阳盛,迫血下行,不能自已,晋前方药后尚未能止,脉仍弦滑,再依法加减之。

生龙齿四钱,生牡蛎六钱,血余炭三钱,生石决明一两,川柴胡三分,赤小豆六钱,川草薢四钱,旋覆花二钱,代赭石二钱,炒湖丹皮三钱,台乌药三钱,盐知母三钱,盐黄柏三钱,鲜茅根一两,蒲黄炭三钱,藕一两(带节须),芡实米三钱,犀黄丸四分(分吞)。

案2 何姓女案。

初诊(3月19日) 据述经水不常,往往一二月淋漓不断,胁痛气短,腰胀且酸,体倦怠,胃纳板顿,食后发恶,脉弦不匀,法当调理脾经,兼和肝气。

当归身四钱,川芎二钱,桑寄生五钱,炒五灵脂三钱,血余炭三钱,炒栀子三钱,赤芍药二钱,细生地四钱,延胡索二钱,阿胶珠三钱,艾炭二钱,甘草一钱,生藕节三钱。

二诊(3月23日) 服前方药两剂,经水已止,停药后又淋漓如故,而头痛心烦,胁痛腹胀,肢体酸软。此乃肝脾两虚,肾精又亏,不易治也。脉见弦虚,依前方加减再进。

桑寄生五钱,当归须五钱,川芎二钱,赤芍药四钱,细生地四钱,炒灵脂三钱,木瓜三钱,云苓块四钱,盐泽泻三钱,炒栀子三钱,四制香附二钱,甘草一钱,生藕节三枚。

案3 杨姓妇案。

初诊(10月14日) 经血淋漓,三月不已,遂致崩下,血块颇多,脉数大尚不甚弦。盖湿热素重,乘血分而迫之下行也,当清滋摄止之。

生龙齿四钱,生牡蛎五钱(布包先煎),血余炭三钱,醋柴胡三钱,龙胆草炭三钱,鲜石斛五钱(劈,先煎),蒲黄炭三钱,白茅根两,炙升麻二钱,侧柏炭三钱,煨广木香一钱,芡实米三钱(盐水炒),泽兰叶三钱,莲房一个。

二诊(10月18日) 崩已较止,带下尚多,近两日又为邪袭而发寒热,脉大而伏数,当先以标解之。

鲜石斛(劈,先煎)四钱,薄荷一钱二分,地骨皮三钱,冬桑叶三钱,白茅根一两,杏仁(去皮尖)三钱,杭菊花三钱,枯黄芩三钱,生侧柏叶三钱,苏梗一钱,栀子炭三钱,知母三钱,干藕节五枚。

案4 薛姓妇案。

初诊(9月16日) 阴虚血燥,肝热脾湿,迫血下行,淋漓不绝,杂有血块。曾服补涩之品,津液较伤,口干,脉细数而伏,宜滋摄育阴。

生牡蛎六钱,赤小豆三钱,石斛四钱,桑寄生六钱,石决明八钱,炒湖丹皮三钱,天花粉三钱,盐黄柏三钱,盐知母三钱,白蒺藜三钱,旋覆花二钱,代赭石二钱,血余炭三钱,芡实米三钱,地骨皮三钱,干藕节七枚,川草薢四钱,莲子心二钱,耳环石斛二线(另煎,兑服)。

二诊(9月22日) 症象渐转,加减前方。

生牡蛎八钱,石决明一两,血余炭四钱,旋覆花三钱,代赭石三钱,桑寄生八钱,赤小豆(布包)一两,川草薢四钱,蒲公英三钱,湖丹皮钱半,白蒺藜三钱,天花粉三钱,盐橘核三钱,芡实米(盐水炒)三钱,莲子心二钱,钗石斛(先煎)四钱,炒谷芽三钱,炒稻芽三钱,干藕节(带须)七枚,耳环石斛(另煎,兑)二钱,犀黄丸(分吞)六分。(《孔伯华医集·崩漏》)

二十一、蒲辅周案

案1 黄某,女,30岁。

初诊(1956年10月) 半年前曾因月经流血过多,施行刮宫术一次,术后又以淋漓不止,住院两个月之久,以后每次经行,仍然大量出血,常致休克,必须至医院施行急救,注射止血针等。月经周期不准,有时为半个月1次,有时二十多日,来时有鲜红血块,四肢酸痛难移,头痛,头眩,耳鸣,心跳,面色苍白,食欲不振。诊其脉象右微左涩,舌中心裂如镜。由去血过多,气血两亏,而止之过急,络中瘀滞,因而脉证虚实互见。但毕竟虚多实少,虚者当补,实者当消,法拟益气养荣为主,消瘀为佐。处方:

红人参二钱,鹿角霜二两,龟甲一两,补骨脂三钱,续断二钱,白术三钱,龙眼肉五钱,海螵蛸三钱,杜仲四钱。

每晨并服化癥回生丹二十粒。

二诊(1956年11月) 服后腰痛、腹痛均见减轻,精神亦转佳。因其经前心中紧张喜哭,脉沉迟无力,有脏躁现象,原法参入甘麦大枣汤意。处方:

附子三钱,巴戟天三钱,龟甲二两,炙甘草三钱,小麦六钱,补骨脂三钱,杜仲四钱,白术二钱,大枣六钱。

三诊 因其腰痛一个半月未瘥,自腰部至两大腿中部有时酸痛,有时刺痛,改进温补肾阳而强腰脊之法。处方:

黄附片三钱,白术三钱,杜仲四钱,补骨脂四钱,熟地四钱,狗脊五钱,枸杞子五钱,桑寄生五钱,川牛膝二钱,鹿角胶(烊化冲服)六钱。

四诊(1957年1月) 症状虽有好转,但尚未见显著进步,总由去血过多,气亦大伤,内不足荣脏腑,外不足濡筋骨而利关节。继宜培气血、强心肾、建中气。处方:

西洋参一钱,炙甘草一钱,陈皮一钱,白术三钱,茯神三钱,龙眼肉三钱,山药四钱,肉苁蓉四钱,龟甲五钱,砂仁二钱加生姜、大枣煎。

连服十剂,症状大好,疲累减,又按原方再进,另用参茸卫生丸,每日二丸,分早晚两次开水送下。至2月底月经来潮只有5日,血量仅较一般略多,腰腿痛均减大半,并能停服西药,续予黄芪建中汤加术、附,早晚另服右归丸。经过两个月后,经行渐趋正常,4月份月经逾期16日未转,妊娠试验阳性,已怀孕矣。

【按】流血过多而致休克，其为气血两亏可知。但止之过急，往往留血成瘀，故第一步以补虚为主，消瘀为佐。血虚则肝失所养，欲作脏躁，肝苦急，急食甘以缓之，故第二步参入甘麦大枣。气为血帅，血虚则气无所附，故第三步益气以统血，则气血调而月事以时下。

案2 周某，女，54 岁。

初诊（1962 年 6 月 22 日）　患者阴道流血已 4 个月余。从去年起月经每数月来潮一次，量稍多，夹有血块。今年春节期间，连续流血 15 日，止后 40 多日又开始流血，迄今已 4 个月之久，始终不止，血色鲜红或偶下烂肉样血块，素有头晕目赤，腰疼，大便干燥，小便正常，尚能行动和操持轻微家务。询其既往史及生育情况，曾有性病史，早已治愈，正产八胎，健在三人，余均早夭。诊其脉两寸尺均弱，左关弦急，右关弦缓，舌质嫩红，舌苔薄白。此属崩漏日久，营气已虚，冲任不固，治宜调复冲任、止血化瘀。处方：

干地黄五钱，当归三钱，清阿胶（烊化）三钱，川续断二钱，杜仲（炒）二钱，炮黑姜一钱半，茜草二钱，海螵蛸三钱。

6 剂。

二诊　阴道流血今始稍减，精神、食纳、二便均如常，睡眠亦可，脉寸细、关弦、尺弱，舌淡苔薄白，于原方加白芍二钱、艾叶一钱、醋制香附一钱半。

10 剂。

三诊　四个月余之阴道流血，药后基本停止，但尚有白带，偶有心慌，头不晕，胃纳佳，二便正常，脉沉弱，舌质、苔同前。由于病程过久，气弱血虚，非益气无以助统摄之力，故用人参、茯苓、白术、甘草，非补血无以复血海之损，故用当归、地黄、阿胶。然补而毋滞，故仍用海螵蛸、茜草、香附以化瘀理气。处方：

党参二钱，白术二钱，茯苓二钱，炙甘草一钱，清阿胶三钱，当归二钱，干地黄三钱，海螵蛸三钱，茜草一钱，制香附一钱。

5 剂。

六至十二诊　最近 2 个月一直未见阴道流血，精神、体力均逐渐恢复，食、眠俱好，间有头晕、目眩、噫气、腰疼、白带等。其脉沉弱或沉缓，舌质色正，苔多薄白。根据营虚气弱，冲任不固，始终以养荣益气为主，兼调补冲任，下方进退共服 54 剂。处方：

炙黄芪三钱，当归二钱，干地黄五钱，清阿胶三钱，白芍一钱，杜仲（炒）二钱，续断二钱，海螵蛸三钱，茜草一钱，或加地榆炭、艾叶炭，或加怀山药、炮姜炭。

【按】傅山谓"妇人有年五十外或六七十岁，忽然行经者，或下紫血块，或红如血淋，人或谓老妇行经是还少之象，谁知是血崩之渐"。本例年已 50 之外，又流血 4 个月之久，渐成血崩，且老妇阴精既亏，岂容久漏，恐血脱而气立孤危。究其本原，来自冲任不固，血海空虚，故急用当归、地黄、阿胶养荣滋阴，杜仲、续断调复冲任，妙在不去止血而惟补血，而以黑姜引血归经，是补中又有收敛之意；尤以海螵蛸、茜草祛瘀生新，是应用古人"气以通为补，血以和为补"之旨。若一见血崩，即用止涩之品，虽亦能取效于一时，恐随止随发，不能痊愈。必须于补血之中，兼行瘀和营之用。

案 3 郭某，女，36 岁。

初诊（1956 年 7 月 5 日） 腰痛，月经淋漓不净，面色萎黄，精神不振，口唇干燥，消化不好，经常泄泻，头痛，睡眠欠佳。脉两尺沉弱，两关弦大，舌苔中心黄腻。属经漏，由气血失调、脾胃不和所致。治宜调脾胃，和气血。处方：

红参三钱，白术（炒）三钱，茯苓三钱，炙甘草二钱，当归二钱，川芎一钱，白芍二钱，生地三钱，川续断二钱，茜草二钱，香附二钱，海螵蛸五钱，益母草三钱。

3 剂。一剂两煎，共取 200 mL，每日 2 次。

二诊（1956 年 7 月 9 日） 服第一剂睡眠好转，第二日精神较佳，食纳知味，经漏已止，尚有心烦，脉舌同前。治宜和胃养心。处方：

红参三钱，酸枣仁（炒）五钱，茯神三钱，远志（炙）二钱，柏子仁四钱，小麦（炒）五钱，法半夏二钱，知母（炒）三钱，宣木瓜二钱，建曲三钱，荷叶三钱，炙甘草二钱，龙眼肉五钱。

3 剂。煎服法同前。

三诊（1956 年 7 月 12 日） 经漏未犯，食纳好转，大便已成形，惟噩梦多。脉弦微数，舌苔减退。治宜养心安神为主。柏子养心丸四两，早晚空腹每次二钱，白开水送下，以资巩固。

【按】本例消化不好，便溏，面色萎黄，脾弱气虚，久漏营血亦虚，故用八珍汤加味，益母草、海螵蛸止血消瘀，以通为补，非血热崩漏，则不可凉血止血。（《蒲辅周医学经验集·第四篇》）

二十二、蔡香荪案

案1 失血后去瘀过多，精神疲倦，腰酸骨楚，营卫俱损，急宜培益。

蒲黄炒阿胶9g，炒归身4.5g，朱茯神9g，醋炒白芍4.5g，炒黄芪4.5g，炒杜仲4.5g，土炒冬术4.5g，新会皮4.5g，川郁金4.5g。

加稽豆衣4.5g，井水煎。

案2 周右。

先崩后漏，色鲜质稀，屡治不止，迄逾四旬。面色少华，眩晕乏力，腰酸腿软，显见气阴不足，营血大亏，久病损肾，冲任失固。脉细软，舌嫩红偏绛，根部苔薄略腻。固其以往所服固涩等剂，均未获效。自当审证明辨，改辕易辙，非血肉有情之品，似难奏功。或谓当今盛夏湿令，饮食尚宜清淡，药石自不例外，然证既明断，有病则药当之，箭在弦上，不得不发耳。

炒潞党15g，生黄芪20g，炒归身9g，大生地12g，焦白芍12g，炒杜仲12g，川续断肉12g，炙龟甲9g，地榆炭12g，牡丹皮炭9g，蒲黄炒阿胶9g。

案3 罗右。

久患崩漏，肢体消瘦，屡服四物凉血之剂，迭用养营固摄之法，前医已尽仁职，无奈药不应效。或作或辍，午多乍少。因怒悲伤，经血遂漏，自服降火，尤加腹痛肢清，大便溏泄。脉形沉弱，舌淡而胖。脾肾不足之证，冲任虚寒之象，莫以见血投凉，因郁清火。宜温补冲任，培元固摄。

潞党参12g，炙黄芪12g，熟附块9g，生地炭12g，当归炭9g，炮姜炭3g，杭白芍9g，煅牡蛎30g，阿胶珠（蒲黄拌炒）9g，伏龙肝（包）9g。

案4 王右。

晚年气血两亏，肝阳独旺，逼迫营分，肝脾不合，阴络内伤，是以忽然血崩狂放不禁，脉形细涩，血脱益气，宗斯治之。

潞党参（土炒）4.5g，炙黄芪4.5g，化橘红4.5g，焦归头4.5g，焦怀膝9g，地榆炭9g，野于术（土炒）4.5g，朱茯神9g，香附炭4.5g。

1剂。加陈莲房 9 g,陈棕灰(包)9 g。

井水煎。(《海派中医蔡氏妇科流派医案集》)

二十三、岑观海案

王某,女,28 岁,已婚。

初诊(1965 年 4 月 18 日)　患者因上避孕环后阴道流血 30 余日,淋漓不净,色鲜红、质稀、无腹痛,神疲乏力,面色㿠白,头晕心悸,略感腰酸,纳食欠佳,口渴喜甜饮,二便正常,舌质淡,脉细弱。妇科检查无其他疾患,环位正常,既往月经正常。证属上环崩漏。审其因系手术损伤子宫血络,出血既久,气血俱损,气不摄血,治以益气止血之法。方药:益气止血汤。

人参 9 g,黄芪 30 g,白术 10 g,阿胶 12 g,海螵蛸、茜草根各 15 g,荆芥炭 6 g。

3 剂血止,获效甚速。后以归脾汤调治,月经恢复正常。(《现代名中医妇科绝技·岑观海》)

二十四、张伯龙案

王敬翁夫人,平时肝胃虚寒,每病厥寒上逆,头巅痛疼,呕吐不止,脉迟虚。大进吴萸汤加减,二剂即愈。此次暴崩如注,身寒战栗,头痛筋掣,吐泻并至,腿与尾闾刺痛欲裂,脉沉两关紧甚。寒邪伤及血分,应以血脱益气法主之,参入温中之品。

炒白术一两,高丽参三钱,鹿角霜四钱,炙黄芪八钱,炮干姜二钱,川附片二钱,全当归四钱,阿胶珠三钱,血余炭四钱,炙甘草二钱,艾叶炭五钱,伏龙肝一两。

再诊　脉滑大数急,右关迟紧,各症略减。因去血过多,仍以前意加以养血之品。

生白术五钱,阿胶珠四钱,熟地炭五钱,炒白芍四钱,米党参八钱,炮姜炭二钱,牡丹皮钱半,炙黄芪五钱,乌梅炭一钱,炙甘草二钱,淡吴萸六分,血余炭三钱。

再诊　各症递减,呕止,周身筋痛,尾闾刺痛,脉已静,紧形犹存。当于血中补气,参入温寒之品。

生白术五钱,米党参八钱,炮姜炭钱半,妙白芍四钱,炙甘草钱半,乌梅炭一钱,阿胶珠四钱,炙黄芪五钱,血余炭三钱,茯苓片三钱,当归身四钱,大枣肉三枚。

又诊 炮吴萸二钱,米党参八钱,当归身三钱,半夏三钱,炒白术四钱,阿胶珠三钱,炙甘草钱半,干姜二钱,蕲艾叶二钱,焦白芍三钱,代赭石四钱。

再诊 脉沉紧,无神,腰与尾闾刺痛欲裂,心空无主,温补督冲为要。

川附子三钱,炒杞子五钱,黑归身三钱,川杜仲四钱,破故纸二钱,炙黄芪五钱,鹿角霜三钱,巴戟天三钱,高丽参三钱,鹿茸末一钱。(《雪雅堂医案》)

二十五、张汝伟案

案1(张氏固冲汤之神效) 癸酉元夜,荆人患崩,初犹不介意,畏谓月事逾常耳。寝至二日夜,洋溢不绝,沉卧榻中,默默不思饮食,诊其脉,数滑中有弦意,初取张氏安冲汤小其制与之,晚膳后进药。中夜忽汗出如珠,咽干舌强,艰于言语,予焦灼甚,屡为持脉。平明竟六脉弦硬异常,行将脱矣,乃疏方如次。

生煅龙骨各三钱,生煅牡蛎各三钱,海螵蛸钱半,茜草一钱,生薯蓣一两,山茱萸一两,生地、熟地各三钱,川续断三钱,生白芍三钱,西党参三钱,炒白术三钱。

此本寿甫先生固冲汤而加减化裁之者,为煎汁一大碗分多次温饮之,以观其变。1 h后,病者语予,舌已转软,咽亦加润,惟血仍未止,特略稀少耳。予曰:药已对证,毋自惶惧,但尽次煎可也。

二诊 日向晡,能进饭半小碗矣,爰增重原方,并加数品与之。

生煅龙骨各六钱,生煅牡蛎各六钱,海螵蛸钱半,茜草一钱,生薯蓣一两,山茱萸两半,生地、熟地各三钱,生白芍三钱,川续断三钱,阿胶珠二钱,西党参三钱,炒白术五钱,生上芪三钱,侧柏炭二钱,五倍子(研冲)五分。

时漏已向尽,初汁既进,夜中余沥遂全绝。然虚汗犹时时淋漓不已,明早后汁续投,入咽片时,脉缓汗收。又去黄芪、倍子,减轻山茱萸、薯蓣,加桂枝五分,服1剂,后病虽愈,而小便点滴不通。思仲景有云:小便不利者,亡津液故也,勿治之。再三踌躇,取苓桂术甘汤加味与之,尽数剂始瘥。(《神州国医学报》)

二十六、钱伯煊案

案1 丛某,女,25岁,未婚。

初诊(1976年2月23日) 主诉:末次月经1月28日来潮,5日净,量色正常,净后3日,阴道淋沥出血,量少色褐,至今17日未止。主述春节劳累失眠引起,余均正常。舌苔中剥尖刺,脉象细弦。病属劳伤心脾,冲任不固。治以补心脾,固冲任。方药:

党参16 g,白术9 g,茯苓12 g,玉竹12 g,阿胶珠12 g,生白芍12 g,麦冬9 g,夜交藤12 g,五倍子3 g,侧柏炭12 g。

6剂。

二诊(1976年3月4日) 服药3剂后,阴道出血于1976年2月26日得止,后又出血1日,现无不适。舌苔薄腻、边尖刺,两边略有齿痕,脉象细弦。治以补心益肾。处方:

党参15 g,白术9 g,茯苓12 g,玉竹12 g,地黄15 g,生白芍12 g,阿胶珠12 g,生牡蛎15 g,麦冬9 g,侧柏叶12 g。

6剂。

三诊(1976年4月5日) 阴道出血净后1周,月经于1976年3月4日又来潮,5日净,量中等,色正常,下腹隐痛。月经净后7日,阴道又淋沥出血,9日始净,现小便频数,余均正常。舌根黄腻、中剥边尖刺,脉象细弦。仍从前法。处方:

党参12 g,茯苓12 g,山药12 g,制香附8 g,黄芩6 g,地黄12 g,白芍8 g,阿胶珠12 g,麦冬9 g,覆盆子9 g。

6剂。

四诊(1976年4月15日) 此次月经延期9日,于1976年4月13日来潮,今日行经第三日,量中等,于1976年4月5日感受外邪,至今未愈。舌苔薄白、边尖刺,脉细微浮。治当先祛风热,兼顾冲任。处方:

桑叶9 g,薄荷3 g,荆芥6 g,生甘草6 g,桔梗8 g,杏仁12 g,牡丹皮9 g,橘皮6 g,益母草12 g。

6剂。

【按】 此例属于漏证,病属劳伤心脾。心主血,脾统血,心脾受伤,失其主宰统摄之权,以致月经淋漓不止,故治法以补益心脾为主,兼固冲任,继后症状,有下腹隐痛、小溲频数,此系血不养肝,肝不敛气,则下腹隐痛,肾虚则封藏不固,于是小溲频数,故治法以补心脾,益肝肾,最后因又挟外邪,又值经行,故治法先祛风热,兼顾冲任。此后未来复诊。于本年10月去信访问,回信云:月经于4月13日来潮,5日净,之后月经从此正常。由此可见,此症原因,主要在于心脾,其次在于肝肾,若能使心强脾健,肝柔肾固,四经功能恢复,则病亦自能向愈。

案2 宛某,女,17岁,未婚。

初诊(1962年8月18日) 月经过多已3年,14岁月经初潮时,参加剧烈运动,遂致月经淋沥不止,持续5个月之久。迄后又复停经5个月复来,周期40～60日。末次月经1962年7月5日,量多,下大血块,头晕目花,心慌失眠,倦怠无力,口干纳差。流血20日时,曾服补气养血、止血之剂,出血至今已43日,仍未得止。面色苍白无神,舌苔薄、尖刺,脉细微数。证属劳伤气血,损伤冲任,不能约制经血。病久气血两虚,当防暴下而致气从血脱。急以大补元气,固摄冲任。处方:

朝鲜人参6g,白术6g,山药9g,炙甘草3g,熟地12g,山茱萸6g,菟丝子9g,五味子6g,乌梅炭6g,生龙骨15g,禹余粮15g,赤石脂15g,伏龙肝30g(煎汤代水)。

6剂。另:河车粉9g,早晚各服1.5g。

二诊(1962年8月24日) 药后,次日血止,诸羔悉减,舌苔薄白、尖刺,脉细微数。药即应病,仍从前法加减。

人参6g,白术6g,山药9g,炙甘草3g,熟地12g,山茱萸6g,五味子8g,赤石脂15g,禹余粮15g。

6剂。

三诊(1962年8月30日) 症状日见好转,舌苔薄白,脉象细软。治以补气养阴。

人参6g,白术6g,山药9g,炙甘草3g,熟地12g,山茱萸6g,五味子6g,阿胶12g,生牡蛎15g,白芍9g。

5剂,后以此方加减。另:河车粉60g,每日早晚各服1.5g。以后月经按期来潮,色量正常,余无不适。

【按】此例由于月经初潮,参加剧烈运动,以致冲任损伤,经血淋漓,持续5个月之久,于是气血虚损。故治法以大补气血为主,使气能摄血,冲任得固月经渐趋正常。此为治本之法。(《钱伯煊妇科医案·月经病篇》)

二十七、王渭川案

案1 杨某,女,49岁。

初诊 症状:患者近更年之期,暑月行经时,卧风处,突然大量崩下,数日不减,黑污成块。嗅觉失灵,不辨香臭。食欲极差,思热饮,体力委顿。自觉腹中如有物下坠,遍体疼痛。脉弦大而芤,独左寸显有滑象。舌质淡,苔薄白。辨证:风入脑门,冲任失固。治法:疏风降逆,通厥络,调冲任。处方:

钩藤9g,青蒿穗9g,制旋覆花9g,炒川楝9g,血余炭9g,苍耳子9g,辛夷花9g,香薷1.5g,枸杞24g,何首乌24g,蒲公英24g,女贞子24g,旱莲草24g,秦艽6g,琥珀末6g,仙鹤草60g,芫蔚子15g。

二诊 疗效:上方连服6剂后复诊,血已显著减少,身痛止,食欲略振,体力渐复。尚感眩晕气紧,呕逆,服食均差。脉弦缓,舌白。仍守前方疏风降逆之法,略予变更如下。

刺蒺藜18g,钩藤9g,炒川楝9g,制旋覆花9g,阿胶珠9g,鸡内金9g,夜交藤60g,生白芍12g,仙鹤草24g,广藿香6g。

上方每日1剂,连取10日痊愈。

案2 汪某,女,31岁。

初诊 病发以前,胸乳时时作痛。突然崩中暴发,历时6个月,由崩转漏,时作时止,绵绵不绝,血色深褐,口苦,舌燥,溲黄。脉弦涩。舌质深红,苔光薄,舌边青。辨证:阴虚阳亢,由崩转漏。治法:凉血清肝,滋肾固冲。处方:

沙参9g,川楝子9g,生地12g,枸杞12g,阿胶珠9g,地榆9g,川贝9g,槐花9g,生白芍12g,地骨皮12g,女贞子24g,墨旱莲24g,仙鹤草60g。

二诊 疗效:上方连服6剂后复诊,漏下已止。原方续服半个月痊愈。
(《中医当代妇科八大家·王渭川》)

二十八、丁叔度案

姓女,19岁,已婚。

第六章　历代医案

小产后漏血,两个月未止,腹痛,腰酸,四肢无力,小溲疼痛,脉弦数。处方:

生地炭15g,当归9g,炒蕲艾4.5g,棕榈炭6g杜仲6g,炒阿胶9g,丹参6g,延胡索6g,炮姜1.5g,甘草1.5g,山药9g,黄芩4.5g,生芪9g,生姜1.5g,乌梅1.5g。

服上方后漏血大减,腹痛已愈。

二诊 处方:

生地炭15g,归身12g,蕲艾6g,川杜仲6g,续断6g,阿胶9g,茯苓9g,白术6g,砂仁2.1g,甘草4.5g,山药12g,生芪12g,生姜1.5g,乌梅1.5g。

服此药2剂后,漏血已止。又连服3剂,诸症悉退而痊愈。(《津门医粹·第1辑》)

二十九、朱小南案

案1[顽固性崩漏(肝虚肾亏型)] 陆某,38岁,已婚,教师。

患者13岁月经初潮,周期尚准,20岁后有痛经,29岁结婚后经水超前。1957年因操劳过度,经水淋漓不止,有时量多如冲,严重时卧床浸透棉垫。崩漏年余,初夹血块,色紫红,后渐淡,质稀薄如清水,头眩目花,嗜睡乏力,面目水肿,有一个时期尚有潮热,曾在医院用激素治疗,仍然无效。1959年1月前来门诊。患者面色萎黄,两目虚肿如卧蚕,唇色淡白,时常眼前发暗,头晕腰酸,精力不支,时崩时漏,下部流血,已无关拦,脉细软,舌苔薄白。证为肝肾虚亏,固摄无权。治用填补肝肾,塞流固本。处方:

潞党参9g,焦白术9g,大熟地9g,茯苓9g,牛角鰓9g,杜仲9g,五味子4.5g,淡远志9g,陈阿胶9g,炒贯众9g,海螵蛸9g。

经上方调经后,崩漏渐停,甚至在1年间,经水已准期,量亦一般,3日净。以后虽曾出现月经超前,量稍偏多,但未再发生血崩及淋漓日久的证候。

【按】 本例崩漏连绵2年之久,流血无度,肝血虚亏,肾气不固,非峻补不能获效。治以傅青主固本汤(人参、白术、熟地、当归、茯苓、甘草、杜仲、山茱萸、远志、五味子)为主。其间用参、术、苓、草以补气健脾,增加摄血能力;以杜仲、山茱萸、五味子补肾固涩,堵塞其流;用归、地以补血;用远志不仅可以安心宁神,从朱小南临床体会,此药也有止胞宫出血的功能。傅氏自称:"此方固气而兼补血,已去之血可以速生,将脱之血可以尽摄,凡气虚而崩漏者,此方最可通治。"但单用固本汤治上症,力尚薄弱。因崩漏如此之久,肝肾均亏,八脉空虚,纯用草木、矿石药,效力缓慢,必须增入血肉有情厚味胶质之品,填补冲任,所以加牛角鳃、海螵蛸、阿胶等药。至于贯众,对于胞宫出血亦有卓效,与远志同用,效验显著。当归易动血,因此不用。朱小南经验,逢此类久崩久漏者,每嘱其于隆冬封蛰之际,重用厚味胶质以峻补,如以阿胶、龟甲胶、黄明胶、牛角鳃等为主,加入补养止血、健脾和胃等品熬成膏滋药,每日进服。崩漏已止者,可以巩固疗效;未止者可以截止,获效确实。尚需注意的是,膏滋质地黏腻,久病者脾胃必差,所以加入健脾和胃帮助消化之品,可避免虚不受补的流弊。

案2(阴虚火旺型崩漏) 胡某,34岁,已婚。

患者月经17岁初潮,即伴有痛经。婚后经期偏早,而连绵日久方停,逐渐形成崩漏,有时经水超早半个月,又如淋漓半月而无净期,兼有黄带连绵,曾行刮宫,术后量不见减。某医院又曾建议子宫切除,本人不愿而要求服中药。诊时,经淋已20余日未停,头眩心虚,腰酸肢楚,内热口燥,望其面色,颧红目肿,切脉芤而带数,舌苔黄腻。询其傍晚有否怕冷现象,彼谓:"平时素来怕冷,而午后出现潮热。"乃诊断为阴虚火旺型崩漏。治用壮水制火法。

潞党参9g,归身6g,生地9g,白芍9g,山茱萸9g,女贞子9g,焦白术6g,青蒿6g,盐水炒黄柏9g,蒲黄炭9g,熟大黄炭3g,陈皮6g。

上方服4剂后,淋漓已停,而黄带连绵,乃用健脾束带法,服后带下亦减。先后调理1年,经水已趋正常。隔3年后随访,3年来经水已准,痛经亦减,未有崩漏现象。证明已获得长期疗效。

【按】崩漏初起,以有热有瘀的病因占多数,《素问·阴阳别论》谓:"阴虚阳搏谓之崩。"阴虚则阳亢,阳亢则迫血妄行,下注成崩,崩漏日久,流血日多,固未有不气血亏损、奇经不固者,此时应补养固脱为主,以补充气血、巩固奇经,增强摄血能力,塞流止血。但往往久病用此法无效者,其关键即在是否尚有残瘀未清;如有瘀邪,纵用补涩法,无济于事,必须于补涩之中酌加清理瘀热之品,方能中鹄。在《济阴纲目》眉批中谈及治崩漏要法:"愚谓止涩之中,须寓清凉;而清凉之中,又须破瘀解结。"朱小南在此种情况下,常选用熟大黄炭、蒲黄炭、震灵丹(禹余粮、紫石英、代赭石、赤石脂、乳香、没药、五灵脂、朱砂)、益母草、参三七末等药,其中尤以熟大黄炭的疗效最佳。大黄有将军之称,因其取效峻快,力猛性霸,不敢轻用于体质较弱者,此乃指生锦纹而言。至于熟大黄炭用量从 0.3～3 g,有清热凉血、祛瘀行滞的功能,能推陈致新,引血归经,而并无腹痛便泻的副作用。张璐《张氏医通》中,其止血所用十灰散,即以本品为君,极有卓见。朱小南常于崩漏日久而身体虚弱,尚有瘀热残邪未清,用补涩药无效者,乃于补养药中加入熟大黄炭一味(患者兼有便秘可用至 4.5 g)每能应手而止。

本例患者患崩漏 10 余年,阴虚血少,身体虚弱,有头眩心虚等症状;但亦不能忽视其虚况,如内热口燥,颧红潮热,脉象虽芤而数,舌苔黄腻。所以用党参、白术、陈皮补气健脾,归、地补血,白芍、山茱萸、女贞子滋养肾阴外,复用青蒿、黄柏清其余热,蒲黄、熟大黄炭清热祛瘀,攻补兼施,崩见停。候内部已无余邪,始用补养之品调理,巩固疗效,并恢复健康。(《朱小南妇科经验选·月经病》)

三十、秦伯未案

血崩。

张右年近六秩,忽然血崩,有如坏都,汨汨不止,面色㿠白,神识昏迷,手足时寒,头巅恒晕,脉象微细,舌苔焦枯。此高年气虚不能摄血,血脱无以周身也。前医气血又补,未尝不是,特胆太细而有如杯水车薪耳,重承黄谔先生之介,为处大剂。

吉林参(冲)一两,煅牡蛎一两,煅龙骨一两,海螵蛸(醋炒)一两,清炙黄芪一两,伏龙肝一两,侧柏炭五钱,五味子二钱,大麦冬一两,大熟地一两,清炙草三钱,炙升麻二钱。(《中医世界》1930 年 2 卷)

三十一、丁济万案

查太。

初诊 崩漏甚多,少腹胀痛,苔薄腻,脉濡滑。胸闷不舒,肝郁,木不调达,气失疏泄。肝不藏血,脾不统血,血不循经而反下陷,冲任亏损,奇经不摄。书云,暴崩当温涩,仿此立法,拟补中益气,胶艾四物汤加十灰丸之意。

广艾绒(米炒)五分,于术一钱五分,厚杜仲三钱,阿胶珠一钱五分,抱茯神三钱，川续断三钱，别直参一钱五分，怀山药三钱，清炙草四分，清炙黄芪三钱，大白芍二钱，白归身二钱，干荷蒂二枚，大生熟地各(砂仁末拌)三钱，十灰丸(包)三钱，陈棕炭四钱。

二诊 血大下如山河之崩溃，较前略减，仍有紫块，腹痛，头眩眼花，筋惕肉眴，口干不多饮，舌薄腻，脉弦小重按无神。书云：中焦受气取汁，变化而赤是为血。血生于心，藏于肝，统于脾；操烦劳心，思虑伤脾，郁怒触动肝；肝不藏血，脾不统血，血不循经，横溢无制，冲任不能约率，血去气益下陷。书云，气为血之帅，血脱则益气。前方合度，再拟固气摄血以调冲任。

吉林人参(煎汁吞服)三钱，熟地炭四钱，侧柏叶二钱五分，黄山于术三钱，朱茯神三钱，炮姜炭四分，清炙黄芪五钱，阿胶珠三钱，水炙远志五分，煅龙骨五钱，白归身三钱，酸枣仁三钱，玳瑁片十灰丸，墨旱莲，藕节炭。

三诊 血大下如山河之崩溃，较前略减，腹痛隐隐且有紫黑之块，随血而下，筋惕肉眴，头眩眼花，腰酸骨楚，面色萎黄，冲任亏损，一时何能约束，气血大虚，顷刻不易来复。盖血乃气之所附，藏于肝而统于脾，血去则气衰，肝不藏而脾不统则血不循经，横行无制，离经之瘀凝结而成块也。肝木无以血养，虚阳虚风乃动。病势尚在重途，再拟大剂益气涩血。

清炙黄芪八钱，吉林人参(水煎服)四钱，牛角䚡四钱，炮姜炭四分，陈棕炭(包)三钱，大生、熟地各四钱，煅龙骨一两，阿胶珠二钱，白归身三钱，煅牡蛎一两，大白芍二钱，厚杜仲三钱，荷叶蒂二枚，藕节四枚，十灰丸(包)三钱。

【按】"暴崩暴漏，宜温宜补，久漏久崩，宜清宜通。"本案为暴崩，故初诊取意补中益气汤、胶艾四物汤和十灰散温涩止血与补中益气相结合。暴崩之后气血两虚，气虚不能摄血，出血更甚。《温病条辨》说："善治血者，不求之有形之血，而求之无形之气。"《景岳全书》则说："有形之血难以速生，无形之气所当急固。"二诊取意归脾汤益气补血，健脾养心。三诊则在益气摄血基础上加平肝潜阳收效之品，防肝风内动。(《丁济万医案·崩漏案》)

三十二、章次公案

案1 盛姓女案。

初诊 经净后，淋沥迄今二十余日，腰为之酸，酸甚量亦频。古人于此，一用固涩法,一用祛瘀法。其揆一也。

益母草 9 g,藏红花 6 g,肉桂末 1.5 g(吞),炮姜炭 4.5 g,瞿麦穗 12 g,小蓟 12 g,大川芎 6 g,生艾叶 4.5 g,仙鹤草 12 g,桑椹子 12 g,震灵丹 6 g。

分 2 次吞服。

二诊 生理之经行,与病理之出血连续不断,经量多而褐者,知为经行,色鲜而淋沥者,为漏下。今经行之第二日。

熟地 24 g,阿胶珠 18 g,荆芥穗 6 g,川断 9 g,厚杜仲 9 g,瞿麦穗 12 g,桑寄生 12 g,小蓟 9 g,海螵蛸 24 g,十灰丸 12 g。

分 2 次吞服。

案 2 姚姓女案。

初诊 经淋沥 3 周之久,曾三度量多如冲,其色鲜红。此为子宫出血,非一般月经可比。

阿胶(烊冲)30 g,干地黄 18 g,小蓟炭 12 g,山茱萸 9 g,炒黑蒲黄 12 g,牛角鰓炭 9 g,仙鹤草 12 g,川断 9 g,金毛脊 9 g,陈棕炭 9 g,苎麻根 12 g。

二诊 崩漏之量较前大减,而总不能根除。脉不整调,其人平素有心悸之疾,是血少使然。

阿胶(烊冲)24 g,熟地 24 g,杜仲 9 g,金毛脊 9 g,桑寄生 9 g,炒黑蒲黄 9 g,山茱萸 9 g,五味子 4.5 g,金樱子 9 g,震灵丹 9 g。

分 2 次吞服。

案 3 李姓女案。

正常月经是生理性出血,崩漏是病理性出血。病者面色白,爪甲无华,舌淡脉细。古籍以为脾不统血,当气血两补。

黄芪 18 g,党参 9 g,熟地 18 g,墨旱莲 9 g,升麻 3 g,炮附块 9 g,炮姜炭 2.4 g,杜仲 9 g,牛角鰓炭 9 g,煅海螵蛸 24 g,苎麻根 24 g,阿胶 30 g(烊冲),仙鹤草 15 g。

案 4 陈姓女案。

去年流产后,腹部较平素胀大,且有沉坠感。近来经淋沥不净,当予收缩子宫之属。

益母草 12 g,制香附 9 g,五味子 4 g,川芎 9 g,山茱萸 9 g,瞿麦穗 9 g,生艾叶 4.5 g,苏木 4.5 g,台乌药 9 g,失笑散 9 g(分吞)。

案 5 吴姓女案。

行经量多如冲,经历 8 日,量虽减少,但淋沥不易尽,腰痛如折,良以为苦。今拟收缩子宫与增加血液凝固合剂。

藏红花 3 g,瞿麦穗 12 g,杜仲 9 g,大川芎 6 g,益母草 9 g,川断肉 9 g,熟地 18 g,金樱子 9 g,生阿胶 15 g,藕节 5 只,震灵丹 6 g(分 2 次吞服)。

案 6 张姓女案。

经曾停 2 个月。既至,淋沥不易净,迄今一月有余,腹痛则其量更加,此症据其舌、脉,当用补涩;但痛,又当和瘀。二者并用可矣。

益母草 9 g,瞿麦穗 9 g,仙鹤草 18 g,大川芎 6 g,干地黄 12 g,生阿胶(烊冲)24 g,五味子 3 g,金樱子 9 g,陈棕炭 30 g(煎汤代水)。

案 7 周姓女案。

初诊 虽静卧,亦有少量之经淋沥。治此症之条件有五,而麻醉亦能止血,镇静其血管,使血行不致过速之意。

罂粟壳 12 g,诃子肉 9 g,五味子 4.5 g,阿胶 24 g,牛角鳃 12 g,熟地 18 g,苎麻根 12 g,炮附片 6 g,延胡索 9 g,香甘松 9 g。

二诊 进药三剂,经淋沥者,静卧则止,起行复见,量仍少。药见其效,仍守原意。(《章次公医案》)

三十三、韩百灵案

邓某,女,16 岁,学生。

初诊(1980 年 11 月 28 日) 主诉:患崩漏两年之久,月经 13 岁初潮即有此疾,经水三五月一潮,潮则崩淋不止,延续月余;止则停久不行,行则崩漏不止,多方求医,几次住院接受中西医治疗,治皆罔效,近半年流血益甚,辍学求医,病竟不起,唯借输血苟全性命,某医院妇产科医生建议其手术切除子宫,患者及家属不允,遂经人介绍前来就医。诊查:此次就诊阴道流血 50 余日,量时多时少,色红无块,面白如纸,体瘦如柴,心悸气短,言语断续,气力不接,头晕耳鸣,五心烦热,自汗盗汗,口干不欲饮,腰膝酸软,足跟痛,舌红少津,脉弦细数。想是重疴重症,堪难治愈。然医乃仁术,救困救危,遂勉力为之。辨证:肝肾阴虚,热伏冲任,胞脉不固,气血耗伤。治法:育阴补肾,益气固冲。方药:育阴止崩汤加味。

生地 25 g,白芍 20 g,鹿角胶 25 g,山药 15 g,川续断 20 g,桑寄生 20 g,杜仲 20 g,海螵蛸 25 g,蒲黄炭 20 g,炒地榆 50 g,黄芪 15 g,党参 20 g,当归 15 g,山茱萸 15 g。

10 剂,水煎服,每日 1 剂,早晚分服。

二诊 半个月后邓某与其母来舍下复诊,告曰:病势大转,虽流血未止,但量减半,精神日振,饮食知味,经诊脉辨证倍加地榆,嘱再服数剂,其血当止。

三诊 1 周后复诊,果如所言,遂减去塞流之品,加入五味子、龟甲、巴戟天各 15 g,令连服药月余后配成丸药久服。经 1 年余,邓某月经以时而下,量质正常,病体康复,重返学校。

【按】 初潮女子即患崩漏一证,多因肾虚而致,且下血不止,但无所苦,致使医者举措茫然。韩百灵历经几十年的临床实践,提出从肾阴不足,封藏失职论治,其因有二:一则初潮即崩,亦肾气尚未充实;二则症见腰膝酸软,足跟痛,头耳鸣,盗汗,口干不欲饮,五心烦热乃阴亏之象也;舌红少津,脉弦细数,主水亏火旺,正合《内经》"阴虚阳搏谓之崩"之旨。以其治也,塞流,澄源,先止其血;固本,澄源,再善其后。阴虚者,阳必不足,是以气弱,水亏者,火必炎上,因而生热。故诊为阴虚阳搏为患。因此韩百灵提出养肾之阴,敛肝之阳,壮水之主,以制阳光的根本法则。运用"育阴止崩汤"以滋补肝肾为主,同时兼以固冲止血。方中生地黄、白芍、山茱萸养血敛阴;杜仲、桑寄生补肾;当归和血,鹿角胶止血,海螵蛸涩血;黄芪、山药补气摄血,炒地榆凉血止血。方中诸药皆入肝肾两经,与其"肝肾学说"相得益彰,丝丝入扣,全方从阴引阳,从阳引阴,所固在肾,所摄在血,有因本塞流之妙用,为治崩之良方也。(《中医妇科名家经验心悟·韩百灵》)

三十四、顾小痴案

张某,女,15 岁。

初诊(1983 年 6 月 4 日) 主诉:经水淋漓不止 3 个月余。病史:患者 15 岁来潮,适值经水初潮之期,因体育过劳,而致经行不止,继则周期紊乱,每 20~40 余日一潮,持续月余方净,末次月经 3 月 1 日来潮,持续 3 个月未净。初量多如注,色淡红,质稀薄,夹有血块,无腰腹疼痛之感。久经外院治疗经血略减,但仍淋漓不止,且伴有头晕目眩,烦躁气短,周身倦怠乏力,面色萎黄,口唇爪甲苍白,舌质淡红,苔薄少,脉虚数。血常规检查见明显贫血,出血时间及血小板均正常。治法:补健心脾,调固冲任。方拟:胶艾四物汤和参芪治之。

陈阿胶(烊化)12 g,艾叶炭5 g,全当归9 g,熟地12 g,杭白芍9 g,生黄芪30 g,太子参15 g,粉甘草5 g。

服药4剂,经血即止,后再以胶艾四物汤加减治其虚弱之本,遂经复正常,贫血之状已去。

【按】临床中暴崩或崩漏经久患者其势危急,由于大量出血,见有血脱于气之象。单以固涩止血之剂,难以取效,而投以大剂参芪助气之品,每获捷效。固有形之血不能速生,但无形之气所当急固,气足则能摄血,故血自止,古人提示的血脱益气之法,实为正确。(《中医妇科名家经验心悟·顾小痴》)

三十五、刘云鹏案

案1 李某,女,3岁,已婚,住沙市邵家巷11号。

初诊(1979年8月13日) 患者于15岁月经初潮,每25日左右行经一次,经量特多,经期约14日,前7日量多,后7日经色淡红如水,每于经前7日开始小腹痛。本次月经1979年8月11日,提前1周来潮,现经量较多,伴腰腹胀痛,脉沉弦(74次/min),舌质红,舌苔灰黄。诊断:崩漏。证属血热夹瘀型。治则:活血化瘀,清热止血。方药:益母生化汤加减。

蒲黄炭9 g,当归9 g,甘草3 g,炮姜6 g,五灵脂9 g,续断9 g,川芎9 g,桃仁9 g,炒栀子9 g,牡丹皮9 g,益母草12 g。

2剂。

二诊(1979年8月15日) 患者服上方后,经量明显减少,小腹疼痛减轻。脉沉弦(74次/min),舌质红,舌苔黄。方药:

守上方2剂。

三诊(1979年9月10日) 患者服上方后,腹痛渐止,经行7日即干净。本次月经9月8日,仅提前3日来潮。现腰痛,小腹痛,经量一般,二便尚可。脉弦软(74次/min),舌质红,舌苔薄。治法:上法已收显效,继以活血化瘀为治。方药:生化汤加减。即:

酒当归 24 g,甘草 3 g,川芎 9 g,贯众炭 30 g,益母草 15 g,牡丹皮 9 g,丹参 18 g,蒲黄炭 9 g,炒白芍 18 g,桃仁 9 g,续断 12 g,炒栀子 9 g。

4 剂。

随访半年后访问,患者述经以上治疗后,月经不再先期而潮,经量正常,经前腰腹亦不痛。

【按】 妇女经期、产后,血室开放,邪气易乘机侵入,与离经之血互结胞中而成瘀,故经期产后瘀血症极多。生化汤乃明末清初妇科大师傅青主治疗产后病的主方。刘云鹏取生化汤祛瘀生新之性治疗崩漏,可起到药物清宫之作用。并提出:经期宜用生化汤。这是对生化汤应用的发展。生化汤又是防治崩漏之首选方剂。此患者月经先期而潮,经行半月方止,症见经来量多,小腹疼痛,口干喜冷饮,烦躁易怒,为血热夹瘀,应防治经乱之甚,用益母生化汤加清热药治之,瘀祛热除,崩漏自止。

案 2 左某,女,25 岁。

初诊(1993 年 9 月 3 日) 患者自 16 岁月经初潮即 45～60 至 90 日一至,经量中等,经期 5～7 日。1992 年 10 月结婚,1993 年 1 月人工流产 1 胎。近 4 个月来,每于经净后 3～5 日复少量出血。本次月经推迟 16 日,于 1993 年 8 月 11 日来潮,量多 3 日,以后即量少,淋漓不净,至今已 23 日。服养血固冲汤、异功散加味未效。现仍少量出血,色暗,两少腹略坠痛,畏冷,头昏倦怠,舌红苔薄,脉弦软(100 次/min)。妇科检查:外阴已婚未产型,阴道通畅,内有少量黑色经血,宫颈光滑,宫颈口松,子宫后位,常大,质中,欠活动,无触痛,双侧附件(一)。B 超检查:子宫及双侧附件未见异常。诊断:崩漏。证属脾虚气陷,冲任不固。治则:益气升阳,固冲止血。方药:补中益气汤加减。

仙鹤草 20 g,黄芪 12 g,党参 9 g,白术 9 g,贯众炭 30 g,升麻 9 g,柴胡 9 g,炙甘草 6 g,地黄炭 12 g,当归 9 g,白芍 15 g,陈皮 9 g,蒲黄炭 9 g,阿胶(兑) 9 g。

5 剂,每日 1 剂,水煎服。

二诊(1993 年 9 月 10 日) 服上方后,现阴道出血明显减少,仅白带中夹少许血丝,小腹及腰痛,舌淡红有齿印,苔薄黄,脉弦(80 次/min)。守上方 6 剂。

三诊(1993 年 9 月 29 日) 9 月 16 日血止,月经推迟 14 日,于 9 月 25 日

来潮,经期第一二日量多,动则心慌气短,腰腹不痛,舌脉如前。

前方去蒲黄炭,加黄柏9g,5剂。

四诊(1993年10月6日) 月经10月3日净,略感腰痛,少腹已不痛不坠,余如前述,守上方5剂。服完后诸症减轻,10月26日如期来经,6日净。

【按】气为血帅,血随气行。若脾虚气弱,气虚下陷,气不摄血,则发为崩漏。补中益气汤中党参、黄芪、白术、甘草健脾益气,陈皮和胃,当归养血,升麻、柴胡升阳举陷,是治崩漏不止、气虚下陷、小腹会阴下坠之良方。对于崩漏迁延甚至三五月不止者,刘云鹏常辨证选用本方治之。该患者崩漏不止,小腹坠痛,头昏,经量多,淋漓不净,故用补中益气汤益气升阳,固冲止血。加仙鹤草、贯众炭涩血固冲,蒲黄炭活血止血,阿胶养血止血。5剂即崩漏向愈,继守前方治疗月余,月经如期来潮,6日经净。

案3 陈某,女,48岁,已婚,沙市二轻局干部。

初诊(1972年3月27日) 患者崩漏近2年,曾在武汉作诊断性刮宫,确诊为"子宫内膜增殖症"。在本市某医院注射"丙酸睾丸素",每次注射后阴道出血停止,但停药后又有出血,如此反复年余。现阴道出血已有2月余,开始量多,色鲜红,有血块,以后量少,淋漓不净,腰腹略有胀痛,头昏心慌,失眠多梦,纳差,大便有下坠感,脉沉缓,舌淡红略暗,苔灰黄。诊断:崩漏。证属气血不调,迁延日久,冲任损伤。治则:调和气血,养血固冲。方药:黑蒲黄散加味。

地榆炭9g,荆芥炭9g,熟地15g,当归12g,血余炭9g,蒲黄炭9g,川芎6g,白芍9g,棕榈炭9g,香附12g,党参15g,丹皮9g,阿胶(烊化)9g。

服2剂。

二诊(1972年3月30日) 阴道出血减少,其他诸症均减轻,脉沉缓,舌淡红,苔黄,继服2剂。

随访患者称服上方后阴道出血止,以后半年行经一次,7日净,共行经2次,绝经。

【按】本例为气血失调,冲任受损的崩漏,腰腹略有胀痛,是气滞血瘀之证,虽然瘀滞不甚,但气血失调迁延日久,必致冲任失养而受损,以致崩漏下血不止。方中川芎、香附理气消胀,熟地、阿胶(烊化)、白芍滋阴补血止血,蒲黄炭、当归、血余炭、丹皮活血止血止痛,地榆炭、棕榈炭、荆芥炭止血固冲。

因头昏心慌,纳差,大便有下坠感,故加党参以补中益气。全方不寒不热,调和气血,养血固冲,使气顺血和,冲任得养,崩漏自愈。本方常用于中年妇女肝郁气滞、气血失调之崩漏,以漏为主者疗效好。

案4 黄某,女,42岁。

初诊(1998年10月5日) 平素月经正常,1998年元月开始月经周期为7~15/15~20日,量多,色红,有血块,末次月经1998年10月2日,今未净,量少,色红无块,纳可,睡眠可,多梦,大便略干,小便色黄,舌红苔黄,脉沉弦软。诊断:崩漏。证属冲任血热型。治则:清热凉血,固冲止血。方药:清经汤加减。

黄芩9g,地骨皮15g,牡丹皮9g,白芍15g,茯苓9g,黄柏9g,生地15g,益母草15g,炒青蒿9g。

7剂。

二诊(1998年10月12日) 今日月经干净,轻度左腰痛,舌红苔黄,脉弦。

守上方去益母草加女贞子15g,墨旱莲15g。7剂。随访半年后访问,月经正常。

【按】本例患者阴道下血量多,为热邪窜入血分,迫血妄行所致,下血色红,舌红苔黄,均为血热之象。故以清经汤加减治之。(《百年百名中医临床家刘云鹏·专病论治》)

三十六、刘奉五案

孙某,女,29岁,门诊简易病历。

初诊(1974年3月2日) 近10年来月经行经日久,每次持续15~20日,周期也不规律,先后不定(间隔20~70日)。末前经为1月13日至1月28日。末次月经为2月21日,至今未净、量多,色红有血块,伴有头晕,多梦,烦急,胸闷,手足心热,口干。近5个月来曾测基础体温均为单相型。某医院确诊为功能失调性子宫出血。舌质暗、尖红,脉弦滑。辨证:阴虚血热,冲任不固。治法:养阴清热,安冲调经。处方:

青蒿9g,地骨皮9g,黄芩9g,牡丹皮9g,白芍9g,墨旱莲9g,椿根白皮9g,煅牡蛎24g,阿胶15g,侧柏炭9g。

治疗经过:3月13日,服药3剂后阴道出血已止。继服3剂,于3月23

日月经复来潮,行经 6 日,周期血量均恢复正常。测基础体温示双相型(提示已有排卵)。持久疗效有待观察。(《刘奉五妇科经验·崩漏四例》)

三十七、徐荣斋案

姜某,女,24 岁。

初诊(1976 年 4 月 24 日) 15 岁月事初潮,经期及血量尚正常。半年多来,每于经净后 13~14 日阴道有少量出血,色红,量不多,3 日能净。平时夜卧不宁,心情易烦,上燥咽干,腰酸,带下色白如涕。诊为排卵期出血。面色潮红,舌尖红,苔薄白,脉弦数。现经潮第 4 日。辨证:肝经郁热,热扰冲任而失于固摄。治法:清肝疏肝为主。处方:

炒牡丹皮 4.5 g,炒荆芥 4.5 g,青蒿梗 4.5 g,柴胡 4.5 g,炒当归 6 g,制香附 6 g,茜草根 6 g,海螵蛸 10 g,夜交藤 15 g,忍冬藤 15 g,淡子芩 9 g,白芍 9 g。

5 剂。嘱经净后开始服。

二诊(1976 年 5 月 8 日) 自照原方又服 5 剂。夜卧已安,带下减少,少腹隐痛已,面色仍潮红。

上方去忍冬藤夜交藤,加川楝子、地骨皮各 9 g。5 剂。

三诊(1976 年 5 月 15 日) 本月未见经中期出血,心烦,少腹偶有酸痛,入夜尚觉咽喉干燥。证系肝经郁热,久而伤阴之候。宗前法加滋养肝肾之品。

青蒿梗、粉丹皮、茜草根、软柴胡各 4.5 g,全当归、杭白芍、香附各 6 g,海螵蛸、川楝子、地骨皮各 9 g;山茱萸 6 g,细生地 15 g。

5 剂。

五诊(1976 年 6 月 5 日) 本月经中期无出血,带下已除,续服逍遥丸、杞菊地黄丸以资巩固。[《浙江中医学院学报》,1981 年第 2 期]

三十八、裘笑梅案

王某,女,39 岁。

初诊(1977 年 3 月 27 日) 婚后足月生产一胎,曾于 1966 年和 1969 年人工流产各一次。自第二次人工流产后注射避孕药针,经期不准,渐至月经淋漓不已,病情缠绵至今未愈。经妇科检查:宫颈尚光滑;宫体大小正常,后倾,活动有压痛;附件阴性。诊断为月经不调,子宫内膜炎(?)。曾经多方治疗无明显效果。经淋九载,经律不规,末次月经1977年2月24日。伴腰酸,头晕,大便溏薄,胸腹胀痛,脉弦细,舌质带紫。辨证:肝郁脾虚,气滞血瘀。治法:疏肝健脾,祛瘀生新。处方:

焦冬术9g,炒蒲黄9g,益母草9g,炒当归9g,柴胡4.5g,白蒺藜9g,山楂炭12g,大麦芽12g,槐米炭30g,川芎2.4g,薄荷梗4.5g。

5剂。

二诊(1977年3月28日)　服药后,1977年3月24日月经来潮量多,大便转正,腰酸减轻。脉细,舌红润。治宜固涩之剂,以防经淋。处方:

煅牡蛎、孩儿参、煅牛角鳃各30g,续断炭、狗脊炭、赤石脂、补骨脂各9g,陈山茱萸12g,白及末4.5g,煅龙骨15g。

5剂。

三诊(1977年4月4日)　服上方后,纳差,带多,面色苍黄,脉细,苔薄。再拟健脾固涩。处方:

焦冬术、补骨脂、煨诃子、赤石脂、狗脊炭、续断炭各9g,炒谷芽12g,槐米炭、煅龙牡各30g,白及末4.5g。

5剂。此后月经前均以疏肝健脾、祛瘀生新为治,经期或经后则以健脾固涩为法,相继治疗三月余,月经恢复正常。(《近现代二十五位中医名家妇科经验》)

三十九、哈荔田案

贾某,女,未婚。

初诊　月事先期,行经时间延长,迄今年余。妇科检查(肛诊):外阴发育正常,宫体较小,水平位,附件阴性。查血红蛋白80g/L。诊断为功能性子宫出血,贫血。曾用激素并服中药,治疗3个月无显效,末次月经在2月18日,行经约40日始止。刻诊又值经期。已2个月,量多如涌,色红有块,少腹微痛,腰背酸楚,倦软无力,头目眩晕,入暮烦热,口干少饮,纳差便干,脉细数,苔薄黄。辨证:阴虚血热,兼夹瘀血。治法:育阴清热,凉血化瘀之法。方药:

女贞子、墨旱莲(各)9g,当归身12g,川续断9g,桑寄生9g,东白薇12g,炒牡丹皮、炒黄芩各9g,炒地榆15g,川茜草、赤芍药各9g,刘寄奴15g,香附米 9 g,凌霄花 4.5 g。

3 剂,水煎服。

二诊 药后经量显减,尚滴沥未净,暮热已平,口亦生津,腰背酸楚视前减轻。惟仍疲倦无力,时感头晕,脉细软,苔薄白。虚热得戢,气液未复,拟仍前法佐益气之品。处方:

川续断、炒杜仲、桑寄生各 9 g,秦当归 12 g,山茱萸 18 g,五味子 6 g,太子参 15 g,黄芩炭 6 g,川茜草 9 g,炒地榆 15 g,棕榈炭、海螵蛸各 9 g,刘寄奴 12 g。

6 剂,水煎服。

三诊 服上方 3 剂血已止,共带经 8 日,患者喜谓:此种情况为前所未有。眩晕未作,食纳有加,二便如常,潮热亦无复发,惟稍劳仍有腰酸神疲,舌脉如前。再议补气血,开胃气,滋化源,以复其血。处方:

生黄芪、太子参各 15 g,净山茱萸、川续断、桑寄生、炒杜仲、金狗脊各 9 g,广陈皮 6 g,炒神曲 12 g,炒黄芩 4.5 g,生侧柏、川茜草各 9 g。

5 剂,水煎服。

药后诸恙悉平,嘱每日上午服归脾丸 1 剂,下午服六味地黄丸 1 剂,半个月。并加强营养,调摄精神,勿过于劳。此后,又三次经潮,周期色量均已复常,查血红蛋白 130 g/L。(《近现代二十五位中医名家妇科经验·哈荔田》)

四十、沈仲理案

陈某,43 岁,已婚。

初诊(1976 年 12 月 14 日) 月经过多,来则如崩,已十余年,血色鲜红,夹有大血块,无腹痛,经前头面烘热,此次经期将临,舌胖,苔薄白,脉沉细。辨证:病久气血两亏,气虚血脱,冲任不固。治法:益气摄血,补肾平肝。处方:

党参 12 g,黄芪 12 g,生白术 9 g,生贯众 30 g,花蕊石 30 g,益母草 9 g,升麻 6 g,槐花 12 g,生炙甘草各 4.5 g,侧柏叶 30 g,山药 15 g,川断 12 g,钩藤 12 g(后下)。

7 剂。另:震灵丹 18 g,每日 9 g(分两次吞服),连服 2 日。雉子筵浸膏 2 瓶,每日 2 次,每次 3 片。

二诊(1976 年 12 月 21 日)　月经 15 日来潮,经量较前为少,淋漓未净,头晕腰酸,周身烘热,夜寐不安,苔薄白,舌胖,脉细弦。气血两亏,冲任不固,阴虚则生内热,肝、脾、肾三经同病。再拟益气摄血,健脾柔肝。处方:

党参 12 g,黄芪 12 g,生白术 9 g,白芍 12 g,炙甘草 4.5 g,贯众炭 12 g,升麻 6 g,侧柏叶 30 g,功劳叶 12 g,槐花 12 g,山药 15 g,川断 12 g,白蒺藜 12 g。7 剂。

三诊(1977 年 1 月 11 日)　月经将近来潮,腹部气坠,心烦不安,四肢酸软,苔薄,脉弦细。肝脾不足,冲任失调。治宜益气养血,健脾柔肝,固摄冲任,以防冲血之患。处方:

党参 15 g,黄芪 12 g,升麻 6 g,白术、白芍各 9 g,生炙甘草各 4.5 g,花蕊石 60 g,贯众 30 g,苎麻根 30 g,侧柏叶 30 g,菟丝子 9 g,橘叶、橘核各 9 g,震灵丹 12 g(分 2 次吞服)。

7 剂。

四诊(1977 年 1 月 18 日)　月经 14 日来潮,血崩之象较前好转,血块亦少,头胀不适,两腿皮肤灼热,心烦失眠,苔薄,脉沉细,弦象已平。气血两亏,气虚不能摄血,阴虚则生内热。再拟益气固摄,养血平肝。处方:

党参 15 g,黄芪 12 g,升麻 4.5 g,山药 15 g,白术、白芍各 9 g,生炙甘草各 4.5 g,贯众炭 15 g,墨旱莲 30 g,侧柏叶 30 g,槐花 12 g,地骨皮 9 g,功劳叶 12 g,钩藤 12 g(后下)。

7 剂。

五诊(1977 年 1 月 25 日)　月经 21 日净,血崩之象已明显减轻。面目虚浮,下肢皮肤灼热未退。气虚脾病则面浮,血虚肝亢则肤热。苔薄,脉沉细。再拟益气养血,健脾柔肝,以治其本。处方:

党参 12 g,黄芪 9 g,白术、白芍各 9 g,升麻 4.5 g,炙甘草 4.5 g,陈皮 3 g,墨旱莲 15 g,功劳叶 12 g,地骨皮 9 g,炙龟甲 12 g,怀牛膝 12 g,生麦芽 12 g。

7 剂。(《近现代二十五位中医名家妇科经验·沈仲理》)

四十一、吴国栋案

案 1　黄某,女,38 岁。

初诊　癸水愆期月余,今潮如注夹块,小腹胀痛,脐下压痛,拒按,便结。

脉细数,舌红边紫滞,苔黄腻。证属瘀热内结,冲任受损。治拟活血化瘀,清热凉血。方用桃核承气汤加味。处方:

桃仁4.5g,桂枝4.5g,炙甘草4.5g,生大黄1.5g,玄明粉9g(冲),生地30g,牛角30g。

2剂。

二诊 药后血止,下腹压痛消失,脉缓,苔薄黄。瘀血已化,内热未清,投三物黄芩汤(为《金匮要略》附方,药有黄芩、苦参、干地黄)合栀子豉汤以清热凉血,3剂而愈。

【按语】 经来有块,腹痛拒按,舌紫,是瘀积所凭;脉数苔黄,是内热之据。故选用下瘀清热的桃核承气汤加凉血化瘀的牛角、生地来治疗。瘀血得化,血止痛消,改用三物黄芩汤合栀子豉汤清热凉血,以杜余波涌溢。滑寿说:"血溢血泄,诸蓄妄者,其始也,率以桃仁、大黄行血破瘀之剂,折其锐气,然后区别治之。"先生此用,正取该意。

案2 郑某,女,56岁。

初诊 经水淋漓,数月不止,头晕目眩,心悸少气,小腹冷,喜蜷喜按。脉濡软,舌淡,苔薄滑。证属脾肾虚寒,气血亏损。治拟温养脾肾,补气益血。方用黄芪建中汤加味。处方:

黄芪15g,桑椹15g,当归12g,肉桂3g,炙甘草3g,补骨脂9g,白芍9g,饴糖30g(冲),生姜3片,大枣4个。

3剂。

二诊 药后血止,精神转佳,脉细软,舌淡红,苔薄滑。

中药守上方加红参(调冲)6g,续进3剂。

【按】 黄芪建中汤方出《金匮要略·血痹虚劳病脉证并治》,是治疗虚劳里急,诸不足的方子。功能温健中州脾胃之气,脾胃功能旺盛,化生无穷,故诸不足皆治。中阳不足,气血亏损,不能温养胞络,故经行涩少;阳气虚弱,无权统摄血液,故漏下不止。二者基本病理一致,虽则症状迥殊,但理无二致,故均可用黄芪建中汤增损来治疗。漏久而见脾肾阳虚,故加补骨脂、桑椹以补脾肾。

案3 卢某,女,33岁。

初诊 子宫出血3日,昨天开始血出如涌,色鲜红,无腹痛,形体虚浮,面色苍白,冷汗淋漓,四肢逆冷,双目无神,懒语,脉沉细若无,舌淡有齿痕,苔白滑。脉证合参,属血脱亡阳危候,急投茯苓四逆汤加味,以回阳救阴,止血固脱。处方:

高丽参 6 g(调冲),淡附片 9 g,干姜 4.5 g,茯苓 15 g(童便浸),五味子 6 g,炙甘草 6 g。

药后 4 小时上方续进 1 剂。

二诊 次日血止,阴道流少量黄水,汗敛,精神明显好转,已进稀粥,脉稍有力,舌苔同上,拟温养气血。处方:

炙黄芪 30 g,当归 9 g,红参 9 g(调冲),附片 6 g,炮姜 9 g,炙甘草 6 g,大枣 10 枚。

2 剂。

三诊 黄水已净,四肢转温,精神恢复,舌淡苔滑,脉细缓,守上方去附片续进 5 剂,以善其后。

【按】茯苓四逆汤是《伤寒论》治疗汗下后病转少阴,阴阳两虚、烦躁的方子。该案为血脱亡阳之危候,速当塞流止血,回阳救脱方得挽生。方以四逆汤回阳救逆;人参、五味子、茯苓、童便益气摄血敛阴液,合而用之,扶阳济阴,止崩中之血,血止神回,复投温补之品促气血内生,以复其旧。(《中医妇科名家经验心悟·吴国栋》)

四十二、罗元恺案

易某,女,12 岁。

初诊(1975 年 3 月 2 日) 主诉:11 岁初潮,周期紊乱,经量偏多。某医院诊为青春期功能失调性子宫出血。近 3 个月来月经过频过多,时间延长。1975 年 2 月 28 日月经来潮,势如泉涌,昨日曾服凉血止血中药,药后流血更多(1 日用 1 包卫生纸并很多棉花),不能坐立,经色鲜红夹有血块,腹微痛,汗多、疲乏,腰酸,自觉烦热,口干,小便微黄。诊查:面色苍白,精神不振。舌淡红略胖,舌尖稍红,苔薄白润,脉细滑略弦。辨证:血崩。肾阴未固,阴虚内热。治法:滋养肝肾,固气摄血。处方:

党参 18 g,白术 15 g,岗稔根 30 g,地稔根 30 g,制何首乌 30 g,干地黄 18 g,桑寄生 15 g,续断 15 g,煅牡蛎 24 g,甘草 9 g,蒲黄炭 9 g。

2剂,每日1剂。并嘱用艾卷悬灸隐白穴(双)及大敦穴(双),交替选用,每次15 min,每日2次。

二诊(1975年3月3日) 药后经量已减少大半,精神明显好转,但仍有腹部隐痛,睡后多汗,口干。舌淡红,舌尖稍赤,苔薄白,脉细滑略数。仍遵前法,佐以祛瘀止血。方药:

岗稔根30 g,地稔根30 g,党参18 g,黄芪15 g,白术19 g,制何首乌30 g,益母草15 g,血余炭9 g,桑寄生15 g。

5剂,每日1剂。服药后月经于1975年3月8日完全干净,以后用滋养肝肾兼以补气为主法,月经期则仍加入岗稔根、地稔根,经量多时则加入蒲黄炭、血余炭、紫珠草等。经过3个月的调治,月经已恢复正常,观察1年,已无复发。(《中医当代妇科八大家·罗元恺》)

四十三、祝谌予案

王某,女,71岁。

初诊(1985年1月28日) 患者绝经17年,间断阴道出血4年。自1981年起,无明显诱因出现阴道流血,1个月中可发生4～6次。1981年10月起,出血量增多,每月必有4日,多如月经,曾经服用健脾补肾之药不效。诊断性刮宫,病理诊断为"凝血炎性渗出物及少许破碎的增殖期宫内膜,间质中有淋巴细胞浸润"。辨证:阴虚内热,迫血妄行。处方:

生地10 g,白芍30 g,茜草根10 g,槐花10 g,大蓟、小蓟各10 g,女贞子10 g,墨旱莲10 g,生蒲黄10 g,艾叶炭10 g,血余炭10 g,海螵蛸10 g,煅龙骨、煅牡蛎各30 g。

14剂,水煎服。

二诊(1985年2月15日) 服上方4剂后,阴道流血止,坚持服药14剂,因手指有麻木感,上方加葛根15 g,15剂,隔日1剂。1985年11月追访,药服完,至今未再出现阴道流血。(《近现代二十五位中医名家妇科经验·祝谌予》)

四十四、俞慎初案

林某,女,45岁。

素体虚弱,月经量较多,因操劳以致崩漏。辨证:中气不足,气虚而下陷

所成。治法:补气摄血为主。处方:

补中益气汤加阿胶 10 g(后入)、山萸萸 10 g、龙骨 30 g(先煎)、牡蛎 30 g(先煎)。

水泡服 5 剂后,崩漏渐止,嘱其再服 3 剂,以竟全功。(《福建中医药》,1981:1)

四十五、李玉奇案

李某,女,31 岁。

1985 年 10 月上旬来诊。因经期参加运动会,月经来潮 10 余天仍淋漓不断。伴乏力,头晕耳鸣,五心烦热,月经量少色红,舌红少苔,脉细无力。诊为经漏,服用此方。组成:

海螵蛸 20 g,莲房炭 50 g,生地炭 50 g,当归 10 g,胡黄连 10 g,知母 15 g,升麻 10 g,白芍 20 g,木香 10 g,牡蛎 20 g,甘草 20 g,大枣 10 枚。

3 剂即停,1 个月后,月经如期而至,身无不适,7 日干净。(《现代名中医妇科绝技·李玉奇》)

四十六、赵绍琴案

王某,女,40 岁。

初诊(1985 年 7 月 5 日) 月经紊乱已年余,周期在 20~70 日不等,经期延长,量时多时少。10 日前月经来潮,势如泉涌。用止血药以及云南白药、人参归脾丸治疗无效,刻下面色㿠白,动则心慌气短,同时伴有心烦急躁,夜寐不安,口渴咽干,少腹作痛,下血不止,有血块,舌红起刺,苔黄且干,脉弦滑细数,血红蛋白 45 g/L。证属素体阳盛,伏热于里,扰动血海,迫血妄行。治拟宣畅三焦气机,清泻血分郁热。处方:

荆芥炭 10 g,小蓟 10 g,蝉蜕 6 g,僵蚕 10 g,片姜黄 6 g,川楝子 6 g,炒槐花 10 g,苎麻根 10 g,白茅根、芦根各 10 g,大黄 1 g。

二诊 服药 2 剂,血量明显减少,4 剂血止,改用养血育阴,活血凉血方法。处方:

蝉蜕 6 g,郁金 10 g,香附 10 g,丹参 10 g,墨旱莲 10 g,赤芍 10 g,女贞子 10 g,炒枳壳 6 g,生地 10 g,僵蚕 10 g,焦三仙各 10 g,大黄 1 g。

服药两周,饮食二便正常,睡眠转佳,血红蛋白 120 g/L,月经适来,量色正常。又以前法进退,观察治疗两个月,追访半年,月经一直正常。

【按】崩漏是妇科常见病,其治当有虚实主次之分,患者面色㿠白,动则心慌气短,血红蛋白只有 4.5 g/dL,此乃血虚之征;而又有心烦急躁、夜寐不安、口渴咽干等症,应为血分热之象,血虚当补,血热当清,应以何为主? 赵绍琴治病非常强调详诊细参,脉、舌、色、症综合分析,并以舌与脉更为见长,常谓:"虚实之辨,微细在舌脉。"此患者舌红起刺,脉弦滑细数,足以说明下血不止的根本原因是血分郁热,气机不畅所为。因此先用清泻血分郁热、宣畅三焦气机之法,服药 2 剂,血量减少,4 剂血止,再改用养血育阴、凉血活血治其本而疗效满意。但值得注意的是饮食当慎,如辛辣油腻之品当忌之;另外慎用温燥走窜之品,以防耗血伤血。(《赵绍琴医案·崩漏》)

四十七、周鸣岐案

林某,女,25 岁。

初诊 1 年来经行量多,此次行经 20 余日未净。经某医院诊断为"功能失调性子宫出血",用大量止血剂,一度经量减少,但仍淋漓不断。8 日前经量又突然增多,连续用卫生纸 10 余包,色紫成块,少腹胀痛,腰酸头晕,五心烦热,精神疲惫,饮食不佳,脉虚滑而数,舌质淡红,面色少华。辨证:经崩。由于肝热有余,阴血不足,冲任不固,血瘀胞宫所致。治法:养阴清热。处方:

地榆炭 20 g,龟甲 30 g,黄柏 10 g,焦栀子 10 g,黄芩 10 g,白芍 20 g。

二诊 上方服 3 剂后,烦热已减,血量减少。但少腹仍痛且拒按,经来夹有紫黑色血块,乃血瘀经脉,不通则痛。以活血化瘀为其治疗大法。血府逐瘀汤加减。处方:

赤芍 15 g,桃仁 10 g,当归 15 g,红花 10 g,川芎 10 g,生地 20 g,柴胡 10 g,枳壳 10 g,延胡索 10 g,艾炭 10 g。

三诊 服上方 2 剂后,经量增多,先下紫黑色血块,后来鲜红色经血,量虽减少,但仍未净。少腹胀痛悉除,腰痛头晕,动则心悸气短,寐而不宁,纳谷欠佳,尚有神疲乏力,脉沉细无力,舌淡苔薄。此乃心脾两虚之故。

人参归脾汤服之。连服 10 余剂后,经血已净,食欲增进,睡眠良好,精力

第六章

历代医案

较前充沛而痊。6个月后随访,经期、经量均正常。(《现代名中医妇科绝技·周鸣岐》)

四十八、姚寓晨案

王某,38岁。

初诊(1989年5月19日)　主诉:经事或多或少,迄今20余日未净,色红质稠气秽,面色少华,头昏乏力,胸闷气短,腰脊酸软,心烦口干,小便黄少,舌偏红,苔薄中剥,脉细数。辨证:气虚营热,肝肾亏损之候。治法:益气清营,滋养肝肾。处方:

炙黄芪30 g,太子参25 g,大生地15 g,炒黄芩12 g,贯众炭15 g,海螵蛸15 g,重楼30 g,熟女贞12 g,墨旱莲30 g,炒川断12 g,煅牡蛎30 g(先煎)。

服药5剂,血止收功。随访3个月,月经期、量均正常。(《近现代二十五位中医名家妇科经验·姚寓晨》)

四十九、宋光济案

案1　陈某,女,48岁,教师。

初诊(1988年9月12日)　自述平素月经提前,量多淋漓。近几个月来月经较乱,先后无定,末次月经8月20日,淋漓10日净后,昨日因家务劳累,阴道又见出血量多色淡红,并伴有头晕,腰酸,神疲乏力,纳呆寐差,时有肛门坠感,口干,脉细缓,苔薄边缺。治法:益气健脾固摄。方用自拟经验方益气止崩汤加减。处方:

炙黄芪、炒赤石脂、小生地炭、杜仲炭、十灰丸、川断炭、陈棕炭各12 g,炒党参、炒白术、朱茯神、侧柏炭各9 g,升麻炭、炙甘草各3 g。

5剂。

二诊(1988年9月17日)　上药服后,出血明显减少,惟胃纳仍欠佳。

原方去炭药加焦谷芽9 g,炒陈皮、焦六曲各6 g,继服5剂。

三诊(1988年9月22日)　服3剂药血即止,5剂后纳振,诸症瘥。

以后在原方基础上出入调服数日,而经准崩愈。

案2　郑某,女,18岁,学生。

初诊(1983年6月11日)　患者初潮17岁。月经不规则,潮期五度,经期延长,量多淋漓,平素带多色白,末次月经 6 月 2 日,量多淋漓至今未净。曾经某医院检查而诊断为无排卵型功能失调性子宫出血。神疲乏力,舌淡苔薄。证属肾气虚衰,冲任不固。治法:温肾调冲,益气摄血。处方:

熟地炭、炒怀山药、杜仲炭、煅龙骨、煅牡蛎、炒赤石脂、炙黄芪各 12 g,狗脊炭、川断炭、菟丝子、覆盆子、枸杞子、炒阿胶各 9 g,陈萸肉 6 g,艾叶炭 3 g。

5 剂。

二诊(1983 年 6 月 18 日)　其母来代其复诊,谓药后出血已止,精神亦振。惟胃纳欠佳,便溏,时感畏寒。治法:

原方去龙牡和炭药,加焦谷芽、补骨脂、煅肉豆蔻、鹿角胶。继服 5 剂。以后按原方调服数月,经期建立,崩漏未复。

案 3　周某,女,51 岁,工人。

初诊(1983 年 5 月 18 日)　因恼怒后月经提前,经行量多如注,半月未净,头晕头胀,口燥咽干,胸胁作胀,大便秘结,小便黄赤,舌红,脉弦数。治法:养阴清肝,凉血固经。处方:

桑叶、甘菊花、墨旱莲、熟大黄炭、熟女贞、焦白芍、川石斛、侧柏炭、炒丹皮各 9 g,生地炭、炙龟板、煅牡蛎、十灰丸各 12 g,麦冬 6 g,生甘草 3 g。

5 剂。

二诊(1983 年 5 月 23 日)　前方服后,出血已减,经色转淡,面潮,大便不爽,小便尚赤,脉舌如前。治法:清热凉血固经。处方:

细生地、十灰丸、藕节炭、瓜蒌仁各 12 g,女贞子、墨旱莲、侧柏炭、焦白芍各 9 g,麦冬、木通各 6 g。

案 4　张某,女,35 岁。工人。

初诊(1980 年 3 月 13 日)　月经不调,经期延长 2 年余。阴道不规则出血已 3 月,量时多时少,淋漓至今未净,有紫血块排出,腹痛拒按,胸闷胁胀。妇检:子宫增大如 3 月孕。脉弦涩,苔薄边有瘀点。诊断:崩漏伴子宫肌瘤。辨证:气血瘀滞,血不归经。治法:逐瘀止血,理气消癥。处方:

炒当归、焦白芍、生熟五灵脂、香附炭、炒阿胶、玄参、贝母各 9 g,茜根炭、丹参炭、牡蛎各 12 g,枳壳炭、青皮、陈皮各 6 g,柴胡、参三七各 3 g。

5 剂。

二诊　上药服 10 剂后,痛减血止,以后改服逍遥散至 1980 年 4 月 16 日

来诊,经期已准,痛止,经 B 超检查肌瘤已消失。(《现代名中医妇科绝技·宋光济》)

五十、何子淮案

案1(血热沸溢型崩漏案) 陈某,49 岁,已婚,职员。

初诊 患者素有崩漏病史,曾行诊断性刮宫,为功能失调性子宫出血,病情有一度稳定。近年旧恙复作,经来量多如崩,常见二三月淋漓不止,脸色潮红;苔薄舌红,脉来弦细代数。证属阴虚火旺,血海失宁。值此炎夏之际,暑热相加,血海更为沸腾,经来量多色鲜,此《内经》所谓"天暑地热,则经水沸溢"是也。急宜清源遏流,宁静血海。处方:仿清海丸法出入急进。

桑叶、墨旱莲、玄参炭各 15 g,炒白芍 30 g,藕节炭 30 g,丹皮炭、槐米炭各 18 g,竹茹 9 g,甘菊炭 5 g。

5 剂。

二诊 清源遏流,大剂而进,血海得宁,经量显著减少。下届月经期近,仍需清熄余焰,原法伸展。处方:

桑叶、炒白芍、墨旱莲各 15 g,枸杞子、槐米各 12 g,玄参炭、知母、地骨皮、丹皮、竹茹各 9 g,甘菊炭 6 g。

三诊 崩漏先后调治四个周期,经来量减,日程亦短。值此经后,血去阴伤,心肝亏损,心悸乱梦,烦躁不寐。治宜养心敛肝,佐以固守善后。处方:

生白芍、辰麦冬、杞子、辰茯苓、党参、黄芪各 9 g,墨旱莲 12 g,炙甘草 6 g,红枣 15 g,淮小麦 30 g。

【按】本例岁在更年。女子七七天癸竭,肝肾亏,水涸火炎,血海为之沸腾,而致妄行崩下。方用桑叶、牡丹皮、甘菊、槐米、竹茹等清肝凉血,宁静血海,以抑沸腾之势;复以仙鹤草、藕节炭、玄参炭等凉血止血,本法仿《傅青主女科》清海丸意,"补阴而无浮动之虞,缩血而无寒凉之苦","使子宫清凉而血海自固"。炒白芍大剂量,治疗崩漏下血,是宁波奉化一已故老中医的经验。作者临床体验,取其酸收入肝,炒黑重用,更增其敛阴遏流之效,功专力著,效果颇为满意。复诊于下届经期前夕,原法加重清凉之品,必然应手。经几个周期调治,崩血得止,经来转归常态。但因久崩伤阴,后有遗症,治以养血敛肝,兼固血海,这是善后之计。

案 2（中虚决堤型崩漏案） 冯某，40岁，已婚，工人。

初诊 因宫颈糜烂，曾行电灼手术，经来量多，淋漓不尽，或多或少，时止时下，已历两年，久治无效。气血日耗，面色憔悴，精神萎靡，头昏懒言，四肢乏力，纳少寐劣；苔薄脉细。证属脾虚气弱，血不循经，先拟益气摄血。病已久远，能否速效，当待观察。处方：

炙黄芪、焦冬术、鹿衔草、小蓟炭各15g，炒白芍、淮小麦、煅牡蛎各30g，丹皮炭、升麻炭、乌梅炭各9g，狗脊炭12g，炙甘草4.5g。

二诊 经行六日，量仍甚多，血未归经，血海难固。再拟益气固涩、摄血塞流。处方：

炙黄芪、松花炭、小蓟炭、升麻炭、肉豆蔻炭各9g，鹿衔草、墨旱莲、血见愁、炒白芍、焦白术各15g，藕节炭30g。

三诊 二进益气摄血塞流之剂，精神振作，大便转干，经水似有循经之势。仍以原意扩充：

炒党参、怀山药各12g，炙黄芪、肉豆蔻炭、小蓟炭各9g，焦白术18g，红枣15g，仙鹤草、淮小麦各30g。

四诊 经量日渐减少，今已清净。病发二阳，心脾亏损。出血持续两年，失血者损气，虽血海已守，但阳气多耗。仍宜益气固守。处方：

炙黄芪、升麻炭、松花炭、乌梅炭、禹余粮各9g，怀山药、墨旱莲各12g，炒白芍、红枣各15g。

【按】《薛氏医案》说："崩之为患，或因脾胃虚损，不能摄血归经。"患者素体脾虚气弱，运化失司，统摄无权。初诊益气固涩，漏势未减，再摄血塞流，漏方为堵塞，经血得以循经而漏下止。本法双用术芍，健脾养肝，着意其统藏称职，倍以益气固涩之品，使血循经归藏，不致漫溢成患。而鹿衔草醋炒为散治崩漏，是杭州市郊乡间老草药医的验方。经作者临床观察鹿衔草不经醋炒，疗效依然；松花粉为本院一已故老中医治疗崩漏的常用药，经过炮制成炭，健脾之功尤佳。本例崩漏，虽三诊之后，漏下得止，但总因久病根深，暂效易得，巩固困难，故调理善后不可疏忽，四诊之治即其意也。

案 3（胞络瘀滞型崩漏案） 姚某，37岁，已婚，工人。

初诊 生产两胎，又行人工流产两次，以后渐见经来量多，夹块作痛。曾用丙酸睾酮、维生素K、安络血（卡巴克络）和凉血止血、益气摄血等中西药物治疗,可取暂时效果,停药后仍复原样,常拖延十余日,有时净后带下夹红。妇科病理切片诊断为子宫内膜增生症(不规则成熟)。本届经行第二日,量多,块大色紫黯,下腹按痛。舌边紫黯,脉弦涩。证属瘀热蕴滞下元,治宜活血化瘀,荡涤胞络。处方:以自拟血竭化癥汤加减。处方:

血竭 4.5 g,制大黄炭、延胡索、桂木、血余炭、赤芍、白芍、失笑散各 9 g,丹参 15 g,当归炭 24 g,藕节 30 g。

二诊 药后块下更多,腹痛时或减缓,仍以化瘀生新续进。

血竭、制大黄炭、小蓟、地榆各 9 g,当归炭、炒白芍各 15 g,仙鹤草、藕节 30 g,炙甘草 6 g。

三诊 服药块下仍多,今已量减似有净状,按之腹不痛,精神也转佳。块下痛除,瘀阻已去,继以养血调冲。

炒当归、焦白术、补骨脂各 15 g,炒白芍、狗脊、党参各 12 g,炙黄芪 9 g,怀山药、川断各 24 g,炙甘草 6 g。

四诊 经期未至,已有来潮之感,慎防量多下。再以养血调冲观察。

上方去参、芪、术、怀山、补骨脂,加丹参、仙鹤草各 15 g,艾炭 2.4 g。

五诊 服药 2 日,经来量不甚多,未见块下,色鲜红,无腹痛。仍以益气养血调经巩固。处方:

党参、炙黄芪、焦白术、墨旱莲各 15 g,炒白芍、侧柏叶各 24 g,炒丹皮 9 g,炙甘草 6 g。

【按】患者因两度人工流产,胞络创伤,生理功能紊乱造成不规则内膜增生。据经来量多夹块,少腹作痛,舌紫脉涩,中医辨证属瘀热下滞,胞络瘀阻。采用荡涤胞络之剂,着意攻瘀通络,俾使宫净、流畅新生。全方针对瘀滞,血竭、制大黄、丹参、赤芍、桂木、失笑散等功专力猛,荡瘀畅流。本法以血竭配伍制大黄,一攻一下;制大黄取炭,取其逐瘀下血。初诊后块下痛未止,则示瘀行尚未尽,复诊化瘀生新续进,待瘀去痛除。三诊转手调理,大剂攻下之后,邪去正虚,及时扶正调理也是很必要的。四诊、五诊均作为调养巩固性治疗,为谋求长远疗效而已。(《何子淮女科·崩漏》)

五十一、班秀文案

王某,女,12 岁,学生。

初诊(1973年3月10日)　去年春月经初潮,周期紊乱,前后不定,每次经行量多,色红,均用止血药或打止血针始止。现为第六次经行,已来潮15日,未净。开始头3日,量多,色淡红,从第4日起,逐渐量少,但仍淋漓点滴,每日换卫生纸1~2次。无其他自觉症状,能正常上学,纳食良好,二便调和。脉沉细而略数,舌苔薄白,舌尖红。

辨证:肾气未充,冲任发育未全,过早成熟而引起的病变。治法:滋阴补肾,调养冲任。处方:

何首乌18g,墨旱莲15g,熟地12g,覆盆子9g,菟丝子9g,五味子5g,川杞子9g,女贞子9g,怀山药15g,白茯苓12g,益母草9g,香附5g,柴胡2g,生甘草5g。

每日清水煎服1剂,连服5~10剂。

二诊(1973年5月3日)　上方共服9剂,服第3剂之后,阴道出血即止。于3月26日月经来潮,周期已对,色量一般,持续5日干净。现逾期1周,经水未来,脉细数,舌苔薄白,舌质尖红。拟用补养经水之源以行之,待阴充血旺,其经自潮。处方:

黄精18g,菟丝子9g,川杞子9g,女贞子9g,覆盆子9g,怀山药15g,生潞党15g,北柴胡5g,甘草3g。

每日清水煎服1剂,连服3剂。

三诊(1973年5月10日)　上方服后,经水来潮,量多色红,持续5日干净。除少腹微胀疼之外,余无不适。脉象细缓,舌苔薄白,舌质尖红。仍以调养冲任之法治之。处方:

归身6g,川芎5g,白芍9g,熟地12g,艾叶5g,阿胶9g(烊化),生潞党16g,益母草9g,墨旱莲16g,北荆芥2g,炙甘草5g。

每日清水煎服1剂,连服6剂。年后追访,经行周期正常。(《妇科奇难病论治·室女崩漏》)

五十二、朱南孙案

潘某,32岁,女,已婚,会计。

初诊(1992年6月24日)　婚后顺产1胎,人流1次。1989年放环以后经水常淋漓不止。1991年9月因诊断为功能失调性子宫出血而取环,然症情并未因此见有好转,2个月后又因经行不止而诊刮,病理提示"子宫内膜息肉",术后又转为经闭不行,需注射黄体酮方转经,而经行则依然是淋漓不净,常长达半个月之久。末次月经5月25日,为注射黄体酮后转,淋漓至今已近月未止,量少色红,伴腰酸,无腹痛,纳可便调。舌质黯红,苔薄腻,脉细弦带数。证属肝旺血热,瘀阻气滞,冲任失调。治宜平肝清热,祛瘀生新。处方:

党参、丹参各15 g,生蒲黄12 g(包),茜草15 g,仙鹤草20 g,墨旱莲12 g,大蓟、小蓟各12 g,熟大黄炭4.5 g,炮姜炭4.5 g,桑螵蛸、海螵蛸各12 g。

7剂。

二诊(1992年7月1日)　药后瘀下增多,量似正常行经,神疲肢软乏力。舌质红,苔薄腻,脉细弦。仍属肾气虚弱,肝旺血热。防绵延,治宜清肝益肾,祛瘀生新。处方:

蒲黄炭12 g(包),地榆炭12 g,茜草炭20 g,生地12 g,侧柏叶12 g,椿根皮12 g,仙鹤草20 g,墨旱莲15 g,槐花炭12 g,怀山药12 g,海螵蛸12 g。

7剂。

三诊(1992年7月8日)　漏下已止2日,仍觉小腹作胀,似以前欲经漏之感,头晕神疲乏力,纳可便调。舌黯红,苔薄,脉细数。证属肝旺血热,肾气不固。治宜清肝益肾调冲。

生地12 g,侧柏叶12 g,地榆12 g,椿根皮12 g,女贞子12 g,墨旱莲12 g,茜草20 g,桑寄生12 g,桑螵蛸、海螵蛸各12 g,白头翁12 g,太子参15 g。

12剂。

四诊(1992年7月22日)　调治后,经水已止半月余,经后两腹侧胀痛,基础体温已上升8日,足底心热,时觉头晕,纳可,便调,寐安。舌质黯红,苔薄腻,脉沉细。治宗原法。

生地12 g,白芍9 g,生牡蛎30 g(先煎),女贞子12 g,墨旱莲12 g,夏枯草12 g,茜草15 g,桑寄生12 g,桑螵蛸、海螵蛸各12 g,地榆12 g,椿根皮12 g。

7剂。

五诊(1992年8月5日)　经水7月25日转,6日净止。经净后右腹作胀不适,足底心热,大便调。舌质黯红,苔薄腻,脉沉细软。症情好转,治宗原法。

原方稍出入,7剂。

以后基本以原法调治,8月25日经水仍如期,6日净止,经前基础体温亦示双相。经后再重复调治,经水已调。

【按】置环于宫,冲任损伤,肝肾耗损,固摄失司,以致经事淋漓难止,虽经取环,而损伤难以短时复原,症情依然如故。数度漏下,营阴已亏,诊刮再次伤损冲脉,冲任二脉隶于肝肾,肝血不足,血海无余,经水遂闭阻不行。肾气虚弱不复,难任封藏之职,经水即淋漓不止,症情缠绵三载,血脉久损。唐容川《血证论》曰:"吐血便漏,其血无不离经,凡系离经之血,与荣养周身之血,已暌绝不合……此血在身,不能加于好血,而反阻新血之化机。故凡血证,总以祛瘀为要。"初诊时经淋已近1个月未止伴腰酸,虽无明显血瘀之外证,但宗久漏宜清,清凉之中须寓行瘀之说,以平肝清热、祛瘀生新为治,药后果然瘀行。然祛瘀务尽,二诊再投清肝益肾,兼以化瘀止漏,扶正达邪并行,遂得漏止。塞流已效,澄源复旧乃为至要,于是补益肾气以使能尽封藏之职,滋养肾水以制阳光,调治1个月,2次经事均准期行止,且测基础体温卵巢恢复排卵功能,药已中病,仍如原方调治,经水自调。(《中医妇科名家经验心悟·朱南孙》)

五十三、王子瑜案

刘某,女,27岁,已婚。

初诊(1992年5月8日) 11岁初潮,主诉:阴道出血9日未净。月经规律,7/30日。1992年3月因家事着急,而月经1个月不净,经外院予中药10余剂后血止。曾B超检查,提示子宫后方有3 cm×2 cm×10 cm囊性肿物。现又阴道出血已9日,至今量中不减,经色红,夹血块,伴腰背酸痛,性情急躁易怒,乏力头晕,纳差,小便频。舌淡黯,苔薄白,脉弦滑。诊断:崩漏。证属肝郁脾虚。冲任不固,兼有瘀滞。治以疏肝解郁,益气养阴,佐以化瘀止血。方选四逆散、二至丸合方加减。处方:

柴胡10 g,枳壳10 g,白芍15 g,墨旱莲15 g,女贞子15 g,黄精15 g,太子参15 g,茜草炭10 g,海螵蛸15 g,蚤休15 g,贯众炭15 g,三七粉3 g。

3剂,水煎服。

二诊 药后阴道出血止,仍觉腰背酸痛,头晕心烦急躁,舌红苔薄白,脉弦滑。经后以调补冲任、滋水涵木为主。处方:

生地、熟地、山药、枸杞子、墨旱莲、女贞子、白芍各 5 g,山茱萸 10 g,桑寄生、太子参、酸枣仁各 15 g。

6 剂。

三诊 诸症减轻,近日赤带量多,舌红苔薄白,脉细弦滑。证属肝郁脾虚,湿热下注。治以疏肝健脾,清热利湿。方选四逆散加减。处方:

柴胡 10 g,枳实 10 g,赤芍、白芍各 10 g,茯苓 15 g,山药 15 g,芡实 15 g,当归 10 g,牡丹皮 10 g,栀子 10 g,椿根皮 15 g,黄柏 10 g,车前子 10 g。

6 剂。

四诊 赤带已瘥,内诊除左附件增厚、轻压痛外,其他未见异常。唯觉五心烦热小腿酸困,视物不清。舌淡尖红,苔薄白,脉细弦。证属出血日久,肝肾受损。治以调补肝肾,方选六味地黄汤加味以善其后。经 3 个月后随访,月经已调,诸症显减趋愈。(《中医妇科名家经验心悟·王子渝》)

五十四、何少山案

陈某,女,40 岁。

初诊(1982 年 3 月 15 日) 患者大产一胎,人流 2 次,平素行经量多。2 月 28 日经水来潮,淋漓不净,迄今旬余,血量反增,昨始出血如注,卧不能动,动辄大下,色质清稀,厂医予以凉血止血药并加止血针未效,今晨由家属搀扶来院。诊查所见:按脉沉微小,舌淡苔白,脸色无华,面浮睑肿,心悸气短,腰酸倦怠,纳呆便溏。证系崩漏,"人年四十,阴气自半"。失血妄行,经久不愈,真阴日亏,阳气不化,复用寒凉,重伤脾阳,脉证合参,脾肾阳虚,冲任不摄。拟投温补之品急塞其流。处方:

红参 10 g,熟附炭 6 g,炮姜炭 5 g,甘草 5 g,清芪炭 20 g,炒白术 10 g,鹿角胶 12 g,炒补骨脂 10 g,炒赤石脂 10 g,肉豆蔻仁炭 6 g,血余炭 10 g。

1 剂。

次诊由家属续方,诉药后崩势已减,精神稍振,亦能进食,原方不更,复进 2 剂,而方安。(《现代名中医妇科绝技·何少山》)

五十五、蔡小荪案

案 1 李某,43 岁,已婚,农民。

初诊(1977 年 11 月 14 日)　曾育四胎,1964 年施直肠及乙状结肠部分切除术,左侧输卵管卵巢切除(病理:良性畸胎瘤积脓、慢性输卵管炎)。1975 年因腹部不适经妇科检查诊断为右侧输卵管炎性肿块,大小约 7 cm×6 cm×5 cm,不活动。经期尚准(最近经期 10 月 15 日,11 月 11 日),而此次狂行如注,有块且大,色红或黑,腰酸腹痛,用中西药均未效,舌质偏红,苔薄,脉略虚。证显见气虚挟瘀,冲任不固。拟益气调固,参以祛瘀生新。

炒党参 15 g,炙黄芪 15 g,生蒲黄 15 g(包煎),生地炭 30 g,花蕊石 12 g,焦白芍 9 g,地榆炭 9 g,熟大黄炭 9 g,炒当归 9 g,陈棕炭 9 g,炮姜炭 3 g,三七末 3 g(吞)。

3 剂。

【按】本例证属虚中挟实,是以单纯止血塞流,未能收效,故拟益气调固,参以祛瘀生新。用参芪补气摄血;当归、白芍养血调经;生地炭、炮姜炭温凉并蓄,互制偏胜,止血固崩;陈棕、地榆、熟大黄等炭凉血止血并寓祛瘀;蒲黄、花蕊石、三七祛瘀止血生新。取法寓攻于补,药后崩势立缓,血块即除,3 日全止,症势显著好转。

案 2　藏某,22 岁,未婚,杭州工作。

初诊(1976 年 6 月 25 日)　经阻 3 个月而崩(最近经期 1976 年 2 月 25 日、5 月 31 日),屡经治疗,服激素及中药并输血后,崩势较缓,犹未净止,迄今 25 日,色淡质稀,接触凉水即下血量多,面色萎黄(血红蛋白 62 g/L,红细胞计数 2.49×10^{12}/L),脉细苔淡白,边有齿印,营血亏耗,气虚不摄,血脱益气。宗斯为治,参助阳温涩。处方:

炒党参 12 g,炙黄芪 15 g,当归炭 9 g,熟附子 9 g,牛角鳃 9 g,炮姜炭 3 g,生地炭 12 g,焦白芍 9 g,煅牡蛎 30 g,仙鹤草 30 g,蒲黄炒阿胶 9 g(烊冲)。

3 剂。

二诊(1976 年 6 月 28 日)　药后经漏翌日即止,脉细,苔淡。气血大亏,再予补益,慎防反复。处方:

炒党参 12 g,炙黄芪 12 g,炒白术 9 g,炒当归 9 g,大熟地 9 g,焦白芍 9 g,熟女贞 9 g,墨旱莲 15 g,仙鹤草 15 g,陈皮 4.5 g,阿胶 9 g(烊冲),大枣 15 g。

4 剂。

三诊(1976 年 7 月 13 日)　症势续减,体虚未复(血红蛋白 78 g/L,红细

胞 2.75×10^{12}/L、白细胞 5.4×10^{9}/L、血小板 137×10^{9}/L），脉虚，苔淡白略润，气血仍亏，还须善为调补，以杜再崩。处方：

移山参 9 g，炒党参 9 g，炒黄芪 9 g，炒白术 9 g，炒当归 9 g，制黄精 12 g，焦白芍 9 g，枸杞子 12 g，墨旱莲 9 g，陈皮 4.5 g，阿胶珠 9 g(烊冲)，大枣 15 g。

7 剂。

四诊(1976 年 7 月 22 日)　今经行期尚可，量适中，腰酸不甚，腹微胀痛，脉微弦，苔薄腻，再予调补兼施。处方：

炒党参 12 g，炒黄芪 9 g，炒白术 9 g，炒当归 9 g，川芎 3 g，白芍 9 g，云茯苓 12 g，川续断肉 9 g，桑寄生 9 g，制香附 9 g，乌药 9 g。

3 剂。

【按】始则经闭，继而血崩，虽由中西法治疗，服激素及中药、输血后崩势较缓仍拖延将月未止，因此由浙来沪就医，当时面萎黄，血红蛋白已增至 62 g/L，红细胞 2.49×10^{12}/L，经色淡而质稀，脉细，苔淡白，气血大亏，显见无疑，且时值炎夏，如接触冷水即下血更多，血得热则行得寒即止，是为常理，今一反常态，脱血亡阳，特征可据，谅无异议，按一般规律，此际梅雨季节，适当湿令，温热滋腻之剂，在所避用，但症因已然明确，上述药品，势所必须。《经》云："有故无殒，亦无殒也。"有病则病当之。是以药后非但无碍胃助湿，热迫血崩之弊，反而漏止症瘥。复诊去温热助阳之剂，仍以滋补为主，病体缓见康复，惟较为缓慢，故三诊加移山人参以增疗效，旋经水又转，期尚准，量亦适中，然体质尚虚，短期内恐难复原，仍须调补兼施，尤待今后善为摄养，冀收全效。

案 3　某，37 岁，女，已婚医务工作者。

初诊(1976 年 8 月 12 日)　据云曾育三胎，流产及人流各一。1957 年怀孕时饮冰牛乳致腹泻，以后每啖冷食约 0.5 h 即作，始则脘疼，继而满腹俱痛，大便溏薄，日三至数次，甚至十次不等，平素从不成形，日二三次完谷不化，且似泡沫，经来尤甚，11 年前结扎输卵管后经期虽准，辄淋漓 2 周许始净，色鲜，昨又临期，俯仰眩晕，加以腰酸。脉细，苔薄，根腻，质微红，脾肾两亏，冲任失固，拟益气，健脾固肾，以理冲任。

炒党参 15 g，炒白术 9 g，炒黄芪 9 g，淡吴茱萸 2.4 g，炮姜炭 4.5 g，姜半夏 4.5 g，云茯苓 12 g，炒当归 9 g，川续断肉 12 g，焦白芍 9 g，菟丝子 9 g，熟女贞 9 g,墨旱莲 15 g。

5 剂。另附子理中丸 90 g,分 10 日服。

二诊(1976 年 8 月 19 日) 此次经行 4 日即止,大便日 2 次欠实,得食不化,脉细微弦,苔薄质红,再拟健脾胃助消化。处方:

炒党参 12 g,炒白术 9 g,云茯苓 12 g,淡吴茱萸 2.4 g,炮姜炭 3 g,菟丝子 9 g,炒淮山药 9 g,焦薏苡仁 15 g,桔梗 4.5 g,山楂炭 9 g,焦六曲 9 g,大枣 15 g。

7 帖。

三诊(1976 年 8 月 26 日) 大便情况好转,每日 1 次,脉细苔薄,从前法出入。处方:

炒党参 9 g,炒白术 9 g,云茯苓 12 g,炒怀山药 9 g,炒扁豆 9 g,莲肉 9 g,菟丝子 9 g,焦薏苡仁 12 g,陈皮 4.5 g,楂炭 9 g,焦六曲 9 g,大枣 15 g。

7 剂。

四诊(1976 年 9 月 2 日) 十数年来大便从未正常,药后成形,4 日前纳食不慎,啖炒面等又致腹泻,惟 1 日即瘥,头重足软,溲频脉细,苔薄根白质红,再拟益气健脾为主。处方:

炒党参 12 g,炒白术 9 g,云茯苓 12 g,炒怀山药 9 g,煨木香 3 g,炒扁豆 9 g,淡吴茱萸 2.4 g,炮姜炭 3 g,菟丝子 9 g,覆盆子 9 g,焦楂曲各 9 g。

4 剂。

五诊(1976 年 9 月 9 日) 腰酸带多色白而稠,大便成形,今略软,经期将届,脉细苔薄,宗前议,参调经。

炒党参 9 g,炒白术 9 g,云茯苓 12 g,丹参 9 g,川芎 4.5 g,白芍 9 g,炒怀山药 9 g,煨木香 3 g,补骨脂 9 g,菟丝子 9 g,炙诃子 4.5 g。

5 剂。

六诊(1976 年 10 月 14 日) 经行准期,6 日即净,腰酸疲惫,形寒喜暖,脉虚,苔薄,脾肾不足,再当温调。

炒杜仲 9 g,川续断肉 12 g,狗脊 12 g,炒牛膝 9 g,桑寄生 9 g,鹿角霜 9 g,川桂枝 2.4 g,炒怀山药 9 g,补骨脂 9 g,炒白术 9 g,云茯苓 12 g,焦六曲 9 g。

7 剂。

七诊(1976 年 10 月 12 日) 1 周来大便成形,日行 1 次,余无所苦,症续

好转,脉略虚,苔薄中微腻,予健脾和中。处方:

炒党参 9 g,炒白术 9 g,云茯苓 12 g,淡吴茱萸 2.4 g,炒怀山药 9 g,炒扁豆 9 g,焦薏苡仁 12 g,陈皮 4.5 g,炙甘草 2.4 g,大枣 15 g。

5剂。

八诊(1976 年 10 月 28 日)　经期将临,大便正常,略感腰酸,脉细左微,弦,苔薄,预为调理冲任。处方:

炒党参 9 g,炒白术 9 g,炒当归 9 g,焦白芍 9 g,川续断 12 g,狗脊 12 g,云茯苓 12 g,炒怀山药 9 g,木香 3 g,菟丝子 9 g,大枣 15 g。

7剂。

九诊(1976 年 11 月 28 日)　经行准期周方净,大便成形,时或间日,近夜班劳累,足跟疼痛,且有口疮,脉细苔薄,质微红,脾胃尚欠健固,加以虚火上炎,仍当兼顾脾肾,并佐育阴泻火,另拟丸剂,以资巩固。处方:

炒党参 9 g,炒白术 9 g,云茯苓 12 g,大生地 9 g,熟女贞 9 g,泽泻 9 g,炒怀山药 9 g,炒扁豆 9 g,陈皮 3 g,黄精丹 2 粒(吞)。

5帖。另参苓白术丸 90 g,分 10 日服。

【按】曾育三胎,加以流产及人工流产,体质难免亏耗,且于 1963 年春人流后患盆腔炎,1964 年及 1965 年 2 年最为严重,每 3 个月必发高热达 40℃,平时体温亦在 37.5℃ 以上,腰酸腹痛时作,经中西医治疗好转,1965 年春产后检查盆腔静腔曲张,同时结扎输卵管后,经来周期尚准,必 2 周许始净,临期前后三数日,腹胀痛甚,时发热。1975 年后发热已瘥,经期仍延长,在 1957 年怀孕时饮冰牛奶致腹泻,兹后每食冷物及肉类,一般过 20～30 min 即泻,每日 3～10 次不等,初拟水样,4～5 次后即感里急后重,有黏液和脓样便,经化验,脱落肠黏膜内含红细胞＋＋＋,每发始则胃疼,继而满腹均痛,渐致平素从不成形,似泡沫状不消化大便,日二三次,经来时次数尤多,曾验多次未找到阿米巴细菌。肾盂造影:肾下垂,胃肠道拍片:胃下垂,慢性结肠炎。直肠镜检查:肠中度水肿充血,过敏性肠炎。上述二种症候绵延十余年,屡治未效。鉴于多产,并扎输卵管,难免气血两虚,冲任受损,加以盆腔炎时发高热,更见亏耗后虽炎症及发热均瘥,冲任仍然欠固,且兼腹泻年久,初则脾虚,久必伤肾,脾肾不足,健固失职。病愈久,损愈甚,气血更耗,运化无权,久必中气下陷,脾肾阳虚,徒增营养仍然于事无济,故初诊,即以参术芪补气健脾,半夏、茯苓、吴茱萸、炮姜,化湿温中;川续断、菟丝子,温补肾经;当归、白芍、女贞子、旱莲养血调经,防漏,并另处附子理中丸,温中健脾止泻。药后经来4日即止,症势显见好转,惟大便仍然欠实,复诊去归芍、女贞子等,增淮山药、米仁、山楂、六曲、大枣,并上述丸剂同服,大便日一次情况转佳。三诊后大便成形,为十数年来未有现象,但因纳食不慎,啖炒面等又泻,惟一天即瘥,续予益气、健脾固肾。五诊将值经期,缘当时便虽成形,但较软,且临经每大便次数增多,恐当归、女贞子对腹泻不妥,故易丹参、川芎以调经,增诃子、补骨脂以固摄。投剂后经仍准期,6天即净,大便正常,因感腰酸疲倦,形寒喜暖,肾虚较显,故拟补肾助阳为主,以杜仲、川续断、狗脊、怀牛膝、补骨脂、桑寄生补肾健腰,鹿角霜温补肾督,桂枝温散通络,症势续见瘥可。八诊后经来1周净,大便成形,由于夜班劳累致足跟痛,并发口疮,舌质微红,显然肾虚尚存,虚火上炎,因慢性肠炎已愈多时,可从前方略参育阴泻火,故增生地、女贞子、泽泻三味,服后诸恙俱息,另处参苓白术丸三两常服以巩固之。经过三月许治疗,经漏、腹泻均告全愈,今受冷饮且啖肥肉,大便仍然正常,每次经行不超过8日,原不断增加营养,体重52 kg,现增至57 kg,十数年宿疾,一举咸除。盖上述二症均缘气虚不摄,脾肾失健,症虽不同,其论则一,治病求源,当可事半功倍。(《中国百年百名中医临床家丛书·蔡小荪·崩漏》)

五十六、许润三案

案1 马某,女,已婚,20岁。

初诊(1998年7月20日) 主诉:子宫不正出血1月余。患者近5年月经周期紊乱,带经期长。1996年诊刮病理为子宫内膜增生过长。曾先后4次做人工周期,用药时月经正常,停药则反复。6月10日至7月13日阴道出血1个月,7月18日阴道又有少量出血,伴少腹隐痛,活动多后感气短乏力,食纳可,大便调。舌质黯淡,苔薄,脉弦滑无力。中医诊断:崩漏(功能失调性子宫出血)。辨证:气虚血瘀。该患者初诊时阴道已淋漓出血1个月,伴少腹隐痛,说明胞宫瘀血尚存,但活动多后感气短乏力,脉象弦滑无力,说明出血日久,已见气虚,故以益气化瘀止血法治疗。治则:益气化瘀止血。
处方:

党参30 g,当归6 g,三七粉3 g(分冲),山茱萸10 g,龟甲10 g,川断30 g,

益母草 30 g。

水煎服,每日 1 剂。

二诊 药后阴道出血 2 日后干净,现感轻度腰酸,白带稍多。脉弦滑细。因出血干净,应改以补肾调肝,调整卵巢功能,恢复排卵。处方:

紫河车 10 g,山茱萸 10 g,女贞子 20 g,川断 30 g,柴胡 10 g,当归 10 g,白芍 10 g,制香附 10 g。

随访:共治疗 3 个月左右,患者排卵恢复,基础体温呈典型双相。先后 2 次怀孕,因属计划外妊娠,均做人工流产。

【按】 该患者为功能失调性子宫出血。初诊时阴道已淋漓出血 1 个月,伴少腹隐痛,说明胞官瘀血尚存,但其脉象弦滑无力,说明出血日久已见气虚,故以益气化瘀止血法治疗。服药后 2 日血止,脉弦滑细。下一步当补肾调经,调整卵巢功能,达到恢复排卵的目的,故以紫河车、山茱萸、女贞子、川断补益肝肾,以调经之本;柴胡、当归、白芍疏肝养血;制香附疏肝理气。肾虚得补,肝郁得调,则月经得以恢复正常。(《当代中医妇科临床家·许润三》)

案2 田某,女,48 岁。

初诊(2005 年 12 月 20 日) 主诉:阴道不规则出血 50 余日。现病史:患者平素月经规律,14 岁月经初潮 4～5/30 日,量中等,色鲜红,痛经(一)。末次月经 2005 年 8 月 10 日,量色正常。此后月经未行,10 月底开始阴道出血,开始量少,色红,1 周后出血量增多,与既往月经量相似,色黯,有血块,无腹痛,数日后血量稍有减少,但一直淋漓不断,自服云南白药等止血药,出血仍未止。近期因劳累,阴道出血量又增多,色鲜红,无腹痛,为求治疗来我院。现患者阴道出血,量中等,色鲜红,无明显腹痛,自觉头晕、心慌,乏力。食欲睡眠可,大小便正常。舌质黯淡,苔薄白,脉滑数。中医辨证:肾虚血热。治则:滋阴清热,调经止血。方药:犀角地黄汤加减。

水牛角粉 30 g(包煎),白芍 10 g,牡丹皮 6 g,生地 10 g,墨旱莲 15 g,茜草 10 g,菟丝子 30 g,海螵蛸 30 g,女贞子 15 g,龙葵 10 g,山药 10 g。

二诊 服药 7 剂后阴道出血止,舌质淡,苔薄白,脉细,自觉口干,大便干。考虑患者年届 48 岁,天癸渐衰,肾阴渐虚,遂改用滋阴补肾调经中药善后。方药:知柏地黄汤加减。

知母 10 g,黄柏 10 g,生地 20 g,山药 10 g,山茱萸 10 g,茯苓 20 g,白术

15 g,泽泻 10 g,白芍 10 g,菟丝子 30 g,当归 10 g,川芎 10 g。

患者经中药治疗 1 月余后,于 2006 年 1 月底月经正常来潮,带经 5 日干净。随访半年月经时有后错,经量、经期未见异常。

【按】患者年近七七,肾阴亏虚,阴虚生内热,热迫血妄行,致使经血不能如期而止。加之近劳累,更损冲任气血,致使气血不足,不能上荣,则见头晕、心慌、乏力。冲任不固,血不归经。出血日久,阴虚内热,故脉滑。综观脉症,病位在冲任胞脉,病性为虚实夹杂,证属肾阴虚内热。方药犀角地黄丸合二至丸加减,方中水牛角粉、牡丹皮、龙葵清热凉血;生地、白芍养阴生津、清热止血;二至丸、山药滋养肾阴;茜草、海螵蛸清热收涩止血;菟丝子补肾调经,又可防清热之品过于寒凉,以防留瘀。崩漏治疗在塞流澄源血止后,复旧善后则拟治本补肾、滋阴降相火,方用知柏地黄丸加味。(《当代中医妇科临床家·许润三》)

五十七、郑长松案

案 1(肝郁化火血热妄行案) 韩某,女,23 岁,已婚。

初诊(1979 年 11 月 10 日) 自 15 岁月经初潮,即经来量多,先期而至。婚后半年来,血量更多,持续时间延长,前 3 日最多,常沿腿下流,继之淋漓不尽,净后隔 10 余日又来。经前头痛、鼻衄、胸乳胀痛。自幼易怒,性情急暴,常感面部及掌心发热。检查:面颊色赤,口唇焦燥,舌质深红,苔黄中剥,脉弦细数。辨证:肝郁化火,血热妄行。立法:平肝泻火,凉血止血。处方:

白茅根 60 g,藕节 60 g(切),仙鹤草 30 g,生地 30 g,生龙骨、生牡蛎(捣)各 30 g,槐花 20 g,墨旱莲 20 g,黄芩 15 g,代赭石 15 g(先煎),茜草 15 g,橘核、橘叶各 15 g,白芍 15 g,生栀子 12 g,牡丹皮 12 g。

水煎两遍,共取 500 mL,分早晚两次温服。

二诊(1979 年 12 月 10 日) 连进 10 剂,面及掌心发热已退,头痛鼻衄、胸乳胀痛未发,月经按期而至,带经 7 日即止,仍血量偏多。既得效机,守方继进。效果:服药 20 剂即愈,并相继怀孕。

【按】本案自幼多怒,性情急暴,经前胸乳胀痛,皆肝气郁结之明征;肝郁化火,迫血妄行,则上为鼻衄,下为崩漏;热邪上扰,则头痛面赤;热灼阴伤,则口唇焦燥,舌质深红,苔黄中剥,脉弦细数。方中白茅根、仙鹤草、生地、槐花、墨旱莲、黄芩、白芍、栀子清肝泻火,凉血止血;藕节、茜草、牡丹皮凉血止血,祛瘀生新;龙骨、牡蛎、代赭石平肝潜阳,收敛止血;橘核、橘叶行气解郁。

案2(心脾两虚气血双亏案) 郑某,女,23岁,未婚。

初诊(1979年4月26日) 患者由春节期间过于劳累,致崩漏不止,延今3个月,血量时多时少,血色深浅不一,并伴头晕目眩,心悸多梦,神疲体倦,纳呆食少。自幼母病,心事烦冗,操劳过甚,素禀体虚。1974年春始患"糖尿病"。检查:面色萎黄,形体瘦弱,舌淡苔少,脉沉细弱。辨证:心脾两虚,气血双亏。立法:养心健脾,大补气血。处方:

生黄芪30 g,枣仁30 g,生龙骨、生牡蛎(捣)各30 g,山药30 g,仙鹤草30 g,熟地20 g,海螵蛸20 g,茯苓15 g,炒白术15 g,寸冬15 g,川续断12 g,党参12 g,五味子10 g,当归10 g。

水煎两遍,共取500 mL,分早晚两次温服。

效果:连服6剂,下血即止,此后经候如期,渐趋康复。

【按】本案由劳伤心脾,主宰统摄之权失司,致冲任不摄,崩漏不已。脾失健运,则纳呆食少,食少则化源不足,故血亏日甚;心失血养,则心神不宁,故心悸多梦;气血俱虚,则形体瘦弱,神疲体倦,面色萎黄,头晕目眩,舌淡苔少,脉沉细弱相继出现。方中黄芪、山药、党参、白术、茯苓补气健脾,气旺脾健则统血有权,生血有源;熟地、当归、枣仁、寸冬、五味子补血充营,养血安神;龙骨、牡蛎、仙鹤草、海螵蛸、川断收敛止血,摄固冲任。

案3(肝肾阴虚损及奇经案) 韩某,女,23岁,未婚。

初诊(1977年10月19日) 自1972年经期渐次延长,血量忽多忽少,有时持续40多日。经来第1~2日,小腹阵阵作痛,经去即带下绵绵。并伴神疲体倦,头晕健忘,两眼干涩,手足心热,腰酸腿软。14岁月经初潮时,周期1~8个月,经期5~6日,两年后周期正常。检查:精神不振,面容憔悴,舌尖鲜红,苔薄乏津,脉沉细弦。辨证:肝肾阴虚,损及奇经。立法:滋补肝肾,调摄奇经。处方:

生龙骨、生牡蛎(捣)各30 g,藕节(切)30 g,鸡冠花30 g,生地30 g,墨旱莲18 g,山药15 g,海螵蛸15 g,川断15 g,桑寄生15 g,蒲黄9 g(包),五灵脂9 g(包),白果9 g。

水煎两遍,共取500 mL,分早晚两次温服。

二诊(1977年12月18日)　服药15剂,白带尽止,经期腹痛已瘥,今次月经周期42日,经期9日,仍血量稍多。

前方去鸡冠花、藕节、海螵蛸、白果。加生黄芪30 g,当归15 g,杜仲炭15 g,乌梅15 g。煎服法同前,嘱每经前服药3～5剂。

三诊(1978年4月17日)　服药18剂,现月经周期30日左右,经期5～6日,血量接近正常,其他诸症均明显减轻。按二诊方去蒲黄、五灵脂继服。

效果:服药50剂,诸症痊愈。

【按】本案症见头晕健忘,两眼干涩,腰酸腿软,手足心热,显系肝肾阴虚之候;"阴虚者,阳必凑之",故经期延长,血量增多;阴耗则血滞,故经期小腹阵阵作痛;失血日久,损及奇经,则冲任不固,带脉失约,故崩漏久治不愈,经后带下绵绵。方中桑寄生、杜仲、川断、墨旱莲、生地、藕节滋补肝肾,凉血固经;鸡冠花、龙骨、牡蛎、白果、乌梅摄护奇经,收涩固下;蒲黄、五灵脂散瘀止痛;山药健脾益肾;血量减少后,加黄芪、当归补气养血。

案4(阴虚阳盛瘀血凝滞案)　石某,女,36岁,已婚。

初诊(1975年1月4日)　往日月经正常,因婚后10年未孕,常吃鹿胎糕、艾附暖宫丸等药致月经先期,经期延长,血量增多3年。去年春节后,月经忽多忽少,持续50多日,治后两月未行,又突然月经暴下有块,小腹剧痛难忍,继之经漏淋漓,非时而下,小腹时痛,下血块后痛减。刻下又淋漓不断27日,妇科诊断为"功能失调性子宫出血"。检查:神倦颧红,形体瘦弱,舌质红,苔薄白,脉数有力。辨证:阴虚阳盛,瘀血凝滞。立法:滋阴清热,凉血化瘀。处方:

墨旱莲30 g,茜根30 g,仙鹤草30 g,白茅根30 g,生地30 g,牡丹皮15 g,白芍15 g,当归12 g,炒桃仁9 g(捣),川芎9 g,草红花9 g,延胡索9 g(捣),生大黄9 g(后下)。

3剂,每剂两煎,共取400 mL,分早晚两次温服。

二诊(1975年1月8日)　经漏已止,腹痛消失。宗原意增损,酌加益肾固摄之品,以资邪去正复。

按前方去桃仁、红花、川芎、延胡索、大黄。加熟地15 g、山药15 g、桑寄生15 g、阿胶9 g(烊化)、炒杜仲9 g。每剂两煎,共取400 mL,分两次温服。2日1剂。

第六章

历代医案

三诊（1975 年 2 月 14 日）　又服药 10 剂，今次月经周期 28 日，经期 5 日，血量较多，未再腹痛。守方不更，按二诊处方继服。

效果：共服药 23 剂痊愈。

【按】本例由久婚不孕，求子心切，常服助阳温经之品，致阴虚阳盛，迫血妄行，故月经先期，经期延长，血量增多，渐成崩漏。热结血瘀，则崩漏下血兼见血块及小腹疼痛；其颧红舌赤，脉数有力，皆阴虚阳盛之明征。方中墨旱莲、茜根、仙鹤草、白茅根、生地、丹皮养阴清热，凉血止血；当归、白芍、桃仁、红花养血活血，祛瘀生新；延胡索散瘀止痛；大黄泻血分之热淫瘀结；血止瘀散后去桃仁、红花、川芎、延胡索、大黄，加桑寄生、熟地、山药、杜仲、阿胶以益肾养阴，固护血海。（《郑长松妇科·崩漏》）

五十八、柴松岩案

白某，女，14 岁，学生。

初诊（2004 年 12 月 14 日）　主诉：阴道不规则出血近 10 个月。患者 11 岁月经初潮，21～30 日一行，14 日净，量中。自 2004 年 2 月起无诱因阴道出血至今，有周期性增多，现阴道出血量多，无腹痛，口渴，眠佳，二便调，平素喜食羊肉。舌红，苔白干，脉细滑稍数。2004 年 7 月 14 日 B 超检查：子宫 3.9 cm×2.4 cm×4.7 cm，内膜 0.7 cm，左卵巢 3.8 cm×2.2 cm，右卵巢 2.8 cm×1.3 cm，内见成熟卵泡 2.0 cm×1.6 cm。辨证：血海伏热，冲任不固。立法：养阴清热，固冲止血。分析：患者阴道出血 10 个月，并有周期性增多，证属中医"崩漏"。患者平素喜食羊肉，羊肉性辛热，长期食用隐伏热邪。热盛灼伤阴液，迫血妄行，血溢脉外，故见阴道不规则出血；值"二七"之时，肾气渐盛，天癸将至，此时血海不安，冲任不固，亦可致出血；热伤津液，故见口渴舌红，脉细滑稍数，亦是阴虚内热之象。辨证为血海伏热，冲任不固，治以养阴清热，固冲止血。处方：

地骨皮 10 g，白芍 10 g，莲子心 3 g，侧柏炭 15 g，益母草 5 g，白茅根 20 g，黄柏 6 g，五味子 5 g，泽泻 5 g，棕榈炭 12 g，生地 10 g，大蓟、小蓟各 15 g。

7 剂。

首诊治疗以养阴清热为法。方中以白茅根、大小蓟为君，清热凉血止血；侧柏炭、白芍、五味子、地骨皮、莲子心、生地黄共为臣药。侧柏炭辅君药清热止血,白芍、五味子敛阴血、固冲任,地骨皮清下焦虚火,莲子心、地黄清热凉血止血。佐以黄柏、棕榈炭、益母草、泽泻。黄柏燥湿除热,棕榈炭收敛止血,益母草化瘀止血,用之促进宫缩。时下患者阴道出血有周期性月经增多,现正值血多第二日,考虑为经期,恐止血收涩太过,故佐用泽泻5 g走下。

二诊(2004 年 12 月 24 日)　首诊药后阴道出血较前明显减少,色鲜红,无腹痛。舌苔薄黄,脉沉滑。处方:

柴胡5 g,生牡蛎20 g,覆盆子10 g,黄柏5 g,墨旱莲20 g,地骨皮12 g,百合12 g,椿皮15 g,大小蓟20 g,益母草5 g,茅根20 g,莲子心3 g,荷叶10 g,藕节30 g。

14 剂。

首诊7 剂药后,阴道出血减少,舌红、脉稍数亦改善,示血热有改善。现二诊仍见血色鲜红,舌苔黄,表热象尚未完全消失。继守原法,清热止血治疗。久病肾气损伤,原方加用生牡蛎、覆盆子、柴胡、墨旱莲。生牡蛎固冲止血,覆盆子补肾固冲,柴胡升提、清热,墨旱莲敛性、养阴清热。

三诊(2005 年 1 月 7 日)　服药后2004 年 12 月 28 日阴道出血净,现基础体温单相,二便调。近日感冒。舌苔薄白、干,脉细滑。处方:

柴胡5 g,阿胶12 g,女贞子10 g,远志6 g,白芍10 g,金银花10 g,侧柏炭10 g,地骨皮10 g,百合10 g,椿皮10 g,莲须10 g,连翘5 g。

14 剂。

二诊服药3 剂后即血净。三诊效不更法,继续以阿胶、女贞子、百合、白芍养阴血;柴胡、金银花、地骨皮、椿皮、连翘清血热,佐远志、百合缓急迫,安神志。

【按】柴松岩妇科临证,善用生牡蛎配生地治疗青春期功能失调性子宫出血,常致奇效。牡蛎味咸、涩,有收敛固涩之效:其性寒质重,又具益阴潜阳之功。《本草备要》言其可"治遗精崩带",《药性论》曰生牡蛎"主治女子崩中,止盗汗,除风热,止痛"。《医学衷中参西录》之安冲汤,用牡蛎配黄芪、白术、海螵蛸治脾虚之漏下;《妇科证治约旨》之加味固阴煎,以牡蛎配伍知母、黄柏、生地治疗阴血内热之崩中漏下。生地味甘、苦,性微寒,具有滋阴清热、凉血补血之功效。《日华子诸家本草》曰其可治"妇人崩中血晕",《名医别录》云其主"女子伤中,胞漏下血",《圣济总录》中之地黄汤,用之与黄芩、当归、艾叶配伍,治疗妇人阴虚血热,崩漏不止。柴松岩所用生牡蛎与地黄药量比以

2:1为宜,若出血量多,药量相应增加;若出血量少,药量相应减少,但两者总体比例始终不变。此外,应用生牡蛎治疗妇科出血性疾病,柴松岩强调,还应因人、因证、因病、因不同月经时期,而有不同使用方法,并有以下经验。① 因生牡蛎敛性较强,对无卵泡、无排卵患者,柴松岩一般不提倡使用。若遇阴道不规则出血者必须以生牡蛎止血,亦需同时配香附以行气通滞,使其固而不滞。② 对于月经周期过短之患者,经血刚净之时可乘势加大生牡蛎使用剂量,专取其收敛固涩之性,以期推迟排卵,延长月经周期。(《柴松岩妇科思辨经验录·崩漏》)

五十九、彭景星案

马某,女,49岁,已婚,农民。

初诊(1988年10月14日) 自诉停经数月,10日前与人争吵后,突然阴道出血不止,量多如注,经当地医院初步妇检未见异常,对症治疗后出血量减。现经血色鲜红,淋漓不尽,伴口干,心烦易怒,舌质红,苔薄黄,脉数。平素性情急躁,偶感耳鸣、腰酸。月经15岁初潮,期量正常,孕6产4,已结扎。初诊为阴虚血热,冲任不固之崩漏。治宜滋肾养阴,清热固冲,方用清海丸加减。处方:

山茱萸12 g,麦冬12 g,石斛12 g,桑叶12 g,竹茹12 g,丝瓜络12 g,白芍15 g,山药15 g,生地15 g,女贞子15 g,墨旱莲15 g,阿胶珠15 g,丹皮炭6 g,龙骨30 g。

5剂。

二诊(1988年10月20日) 出血未减。虑患者虽然产多乳众,素体阴虚,但病缘于情绪激怒之后,且兼心烦易怒,舌质红,脉数等肝火亢盛之象。当属本虚标实之证,应先疏达肝经郁火以治其标,遂改用丹栀逍遥散化裁。

炒牡丹皮12 g,焦栀子12 g,当归身12 g,茜草炭12 g,白芍15 g,山药15 g,茯苓15 g,海螵蛸15 g,柴胡6 g,甘草6 g。

3剂。

三诊(1988年10月24日) 出血量减少,心烦易怒明显好转,而头晕耳鸣,腰酸如故,遂改用初诊之清海丸。

山茱萸12 g,麦冬12 g,石斛12 g,桑叶12 g,竹茹12 g,丝瓜络12 g,白芍15 g,山药15 g,生地15 g,女贞子15 g,墨旱莲15 g,牡丹皮炭6 g,龙骨30 g,

海螵蛸 15 g。

5 剂。

四诊(1988 年 11 月 2 日)　出血全止。续服数剂,余症亦退。

【按】该患者产育过多,精血素亏,肝肾之阴不足,冲任二脉亦虚,加之暴怒激动肝火,使肾阴更伤,以致闭藏不固,冲任失摄,从而形成阴虚血热兼肝经郁火之势。"治病必求于本",阴虚血热证固然当用滋阴凉血之法,但肝经郁火未经疏达,则血海之沸腾不能平宁。清海丸泻火不足,滋阴有余,故初诊用之周效。因丹栀逍遥散具疏肝清热泻火之功,所以服后血量稍减,余症改善。然而,此仅为治标之法,在肝火疏达之后,再用清海丸滋养肝肾,调理冲任,服之果效。(《荆楚中医妇科名医经验荟萃》)

六十、黄绳武案

案1　胡某,女,42 岁。

初诊(1983 年 5 月 25 日)　患者近 3～4 个月月经量开始增多,月经提前 20 余日一潮,近来月经紊乱,4 月份停经 47 日后月经量多,大出血有大血块,当时诊刮,病检报告为"子宫内膜增殖症",刮后出血仍未干净,服避孕药及甲羟孕酮血仍未止,B 超提示"子宫肌瘤待排",现患者阴道仍有少许出血,伴烦躁、口干口苦、小便黄、头昏、舌红苔黄、脉细数,此阴虚火旺,迫血妄行。治宜滋肾养阴调经。处方:

地骨皮 12 g,墨旱莲 24 g,生地、熟地共 30 g,阿胶 15 g,白芍 15 g,麦冬 15 g,五味子 4.5 g,生牡蛎 30 g,益母草 10 g。

二诊(1983 年 6 月 5 日)　服药后 6 月 1 日出血干净,精神好转,但仍头昏,小腹隐痛,舌红,苔薄,脉细数。

继服上方加甘草、黄柏、太子参,以善后。

【按】《经》曰:"阳主气火,阴本涵阳,今阴不足,则阳独盛,热迫血行,始发崩中。""人莫不谓火盛动血也。"该患者崩漏兼见月经先期、烦躁、口干苦、苔红、脉细数,属热证无疑,然此火非实火,乃虚火耳。患者数月经量多,又大出血,气随血耗,阴血大损,阳气亦因之而势微,可见此火非阳之有余,乃阴之不足,阴虚何脏?烦者,心也;燥者,肾也;口苦尿黄,肝也。经本于肾,肾者水脏,今肾水不足,不能镇守相火,故血走而崩,方中重用生地、熟地,大壮肾水,养肾精兼泻肾火；助以阿胶补精血止血；陪以麦冬养心阴、清心火；白芍养阴柔肝；地骨皮清至里之热，降浮越之火；墨旱莲性凉，最善止血；五味子固肾摄精；生牡蛎属类金石，固涩之品，能收敛耗散之气；又使益母草调经，全方妙在全不在止血而惟补血，又不止补血而更补阴，非惟补阴而更润肾。使阴复而血复，血复而火灭，火灭而血自止。

案2 梁某，女16岁。

初诊（1985年6月19日） 患者13岁初潮，开始月经正常，14岁时因经期赛跑后即发生大出血，不能自止，曾多次住院治疗，经中西医结合治疗稍有好转，但经期经量仍不能控制。有时1个月两潮，有时1个月不干净，非用激素方可止血，现患者量多如崩，有时经净后复行，伴心慌、纳差、口中无味、便溏、头痛，舌淡红，苔薄，脉细数，此乃脾肾俱虚，不能摄血统血。治拟滋肾健脾，固冲止血。处方：

党参12 g，黑姜炭5 g，熟地30 g，白术10 g，山药15 g，芡实15 g，白芍15 g，山茱萸15 g，枸杞子15 g，阿胶15 g，补骨脂10 g，荆芥炭4.5 g。

加减治疗3月余，月经基本正常，余症状亦消失。

【按】 此患者二七之年，正值经期劳累致崩，二七肾气初盛，肾精未实，肾气未充，在此肾气不足之时，又劳伤冲任以致不能制约精血而崩。又患者长期便溏、纳差，口中乏味，此中气不足，不能统血，脾肾俱虚。治拟滋肾健脾，固冲止血，滋肾以养经血，固冲为主，健脾以助脾气，引血归经为法，方中以熟地、枸杞子、阿胶、山茱萸滋养肾精。党参、白术、山药健脾益气，其中白术、山药同用，白术甘温偏燥，健脾益气以助祛湿，山药甘平柔润多汁，益脾养阴，此方燥润并施，姜炭温中止血，且能引血归经，补中而兼收敛之功，荆芥炭引血归经，止血而无寒凉之苦。全方以补脾肾为主，扶脾以益血之源，补肾以固肾之本。

案3 陈某，女，30岁。

初诊（1984年8月26日） 近一年半，月经过多，过频，有时一月两潮，持续7～15日，月经量多、色红。每经潮前几日量多如崩，后则淋漓不尽，月经周期提前，末次月经1984年8月9日至今仍淋漓不尽。口臭，多梦，平时经常牙龈出血，阵发性心慌，舌上有较深的裂纹，苔薄白，脉有间歇。此乃心肾不交。治拟：滋肾水，清心火。

生地、熟地各 30 g,柏子仁 10 g,麦冬 15 g,五味子 6 g,墨旱莲 30 g,阿胶 10 g,莲子心 6 g,桑椹子 15 g,白芍 15 g,甘草 6 g,沙参 15 g。

二诊(1984 年 8 月 30 日)　服药后第一日阴道反有淡黄色稀水,第二日出血止,近 2 日感胸闷嗳气、牙出血,身烦躁,心慌有所好转。舌淡,苔薄白,舌中有裂纹,脉有间歇。

继服上方加青盐 1 g。

三诊(1984 年 9 月 14 日)　服上药 20 余剂,感觉全身轻松,精神好转,末次月经 9 月 10 日来潮,量中等,色红,现已干净,口臭,牙出血已好转,饮食增加,舌中裂纹变浅,脉细。

继服上方加乌梅 10 g。服药 20 余剂月经自调,衄血停止。

【按】患者月经不调年余,量多,持续时间长,现出血已半月余仍淋漓不止,《妇人规》指出:"崩漏不止,经乱之甚者也。"冲任损伤,不能制约经血,是崩漏之症发生的主要机制,然引起冲任损伤的原因有热、有瘀、有虚。《素问·阴阳别论》谓:"阴虚阳搏谓之崩。"是言阴虚而阳盛;盖阴主精血,阳主气火,阴本涵阳,今阴不足而阳独盛,迫血妄行而成崩中。《傅青主女科》亦言"人莫不谓火盛动血也",大出血或长期失血,气随血耗,阴血大伤,阳气亦因之而微,故"此火非实火,乃虚火耳"。患者长期出血,形体消瘦,阴血必虚,月经超前,量多,色红,口臭,热象即可概见。肾虚则经行量多,下血不止,水亏火旺则牙龈出血,舌乃心之苗,心火旺故舌上裂纹,心主血脉,心血不足则阵发心慌。病在心肾二脏,根在肾水不足,故治宜滋肾水兼降心火。方中用生熟地、墨旱莲、桑椹滋肾清热止血,用熟地、桑椹、阿胶重在养精血,麦冬、五味子、沙参养心阴,柏子仁益心气,莲子心清心火。交通心肾之主方黄连阿胶汤以黄连、阿胶为主药,患者口臭、舌上裂纹、多梦可知心胃火旺,本应用黄连,但患者脉结代,黄连苦寒虽能清心胃之火,但有伐心气之弊,故改用莲子心作用平和,清心火,又无苦寒太过之弊。药后阴道出血停止,但仍牙龈出血,烦躁,烦属心,躁属肾,病仍在心肾,肾水不足,虚火上浮,仅加青盐 1 g 引火归源。(《黄绳武妇科经验集·临床验案》)

崩
漏

参考书目

［1］黄帝内经素问[M].田代华整理.北京：人民卫生出版社,2005.

［2］巢元方.诸病源候论：新校版[M].刘晓峰点校.北京：人民军医出版社,2006.

［3］严用和.济生方[M].北京：人民卫生出版社,1956.

［4］朱震亨.丹溪心法[M].上海：上海科学技术出版社,1959.

［5］陈素庵,陈文昭.陈素庵妇科补解[M].上海：上海科学技术出版社,1983.

［6］万全.万氏女科[M].上海：上海古籍出版社,1996.

［7］宋林皋.中国古医籍整理丛书：宋氏女科撮要[M].北京：中国中医药出版社,2015.

［8］沈金鳌.妇科玉尺[M].上海：上海卫生出版社,1958.

［9］严用和.重订严氏济生方[M].湖北中医院整理.北京：人民卫生出版社,1980.

［10］陈自明.妇人大全良方[M].北京：人民卫生出版社,1985.

［11］张仲景.金匮要略[M].太原：山西科学技术出版社,2010.

［12］李东垣.兰室秘藏[M].文魁,丁国华整理.北京：人民卫生出版社,2005.

［13］沈又彭.女科辑要[M].上海：上海古籍出版社,1996.

［14］张介宾.景岳全书[M].上海：上海科学技术出版社,1996.

［15］李梴.医学入门[M].金嫣莉,等校注.北京：中国中医药出版社,1995.

［16］吴谦.医宗金鉴[M].刘裕铎,等编.上海：上海古籍出版社,1991.

［17］王叔和.脉经[M].北京：科学技术文献出版社,1996.

［18］王焘.外台秘要[M].北京：人民卫生出版社,1955.

［19］王怀隐.太平圣惠方[M].北京：人民卫生出版社,1958.

［20］许叔微.普济本事方[M].上海：上海科学技术出版社,1959.

［21］齐仲甫.女科百问[M].北京：中国书店,1986.

［22］严用和.中医非物质文化遗产临床经典读本：严氏济生方[M].刘阳校注.北京：中国医药科技出版社,2012.

［23］李杲.东垣十书[M].肇经堂校刊.

［24］万全.万氏妇人科[M].罗田县卫生局校注.武汉：湖北人民出版社,1983.

［25］徐春甫.古今医统大全精华本[M].余瀛鳌,等编选.北京：科学出版社,1998.

［26］王肯堂.证治准绳[M].上海：上海古籍出版社,1991.

［27］余世用.中医药古籍珍善本点校丛书：敬修堂医源经旨[M].李日宣编；谢敬点校.北京：学苑出版社,2015.

［28］武之望.济阴纲目[M].上海：上海科学技术出版社,2000.

［29］陶本学.孕育玄机[M].周国琪点校.上海：上海科学技术出版社,2004.

［30］何松庵,浦天球.女科正宗[M].王满城整理.石家庄：河北人民出版社,1960.

［31］萧壎.女科经纶[M].北京：人民军医出版社,2010.

［32］程国彭.医学心悟[M].北京：中国中医药出版社,1987.

［33］叶桂.叶氏女科证治[M].刘丹,施仁潮等校注.北京：中国中医药出版社,2015.

［34］傅山.傅青主女科[M].上海：上海人民出版社,1978.

［35］崔建庵.妇科宗主[M].北京：中医古籍出版社,2013.

［36］陈廷儒.诊余举隅录[M].赵琳校注.北京：中国中医药出版社,2015.

［37］梁尚华,杨杏林.近代中医未刊本精选第11册：妇科[M].上海：上海科学技术出版社,

2016.

[38] 钱伯煊. 女科方萃[M]. 北京：人民卫生出版社,1986.

[39] 孙思邈. 备急千金要方[M]. 魏启亮,郭瑞华点校. 北京：中医古籍出版社,1999.

[40] 丹波康赖. 医心方[M]. 北京：人民卫生出版社,1955.

[41] 赵佶. 圣济总录[M]. 北京：人民卫生出版社,1962.

[42] 郭稽中. 产育宝庆集[M]. 北京：中华书局,1985.

[43] 张锐. 鸡峰普济方[M]. 上海：上海科学技术出版社,1987.

[44] 杨倓. 杨氏家藏方[M]. 北京：人民卫生出版社,1988.

[45] 李东垣. 脾胃论[M]. 文魁,丁国华整理. 北京：人民卫生出版社,2005.

[46] 薛辛. 女科万金方[M]. 北京：中国中医药出版社,2015.

[47] 朱橚. 普济方[M]. 北京：人民卫生出版社,1960.

[48] 金礼蒙. 医方类聚[M]. 呼和浩特：远方出版社,2001.

[49] 龚廷贤. 万病回春[M]. 北京：人民卫生出版社,1984.

[50] 龚廷贤. 寿世保元[M]. 上海：上海科学技术出版社,1959.

[51] 陈士铎. 辨证录[M]. 王永谦,等点校. 北京：人民卫生出版社,1989.

[52] 陈士铎. 石室秘录[M]. 张灿玾,等点校. 北京：中国中医药出版社,1991.

[53] 罗国纲. 罗氏会约医镜[M]. 北京：人民卫生出版社,1965.

[54] 竹林寺僧人. 竹林寺女科二种[M]. 北京：中医古籍出版社,1993.

[55] 文乐兮. 中医妇科方剂选讲[M]. 北京：中国中医药出版社,2012.

[56] 徐大椿. 医略六书[M]. 赵翰香居藏版,1645.

[57] 孙思邈. 千金翼方[M]. 上海：第二军医大学出版社,2008.

[58] 王冰. 元和纪用经[M]. 千顷堂书局,1925.

[59] 庞安时. 伤寒总病论[M]. 邹德琛,刘华生点校. 北京：人民卫生出版社,1989.

[60] 魏岘. 魏氏家藏方[M]. 1982.

[61] 产宝诸方[M]. 上海：上海科学技术出版社,2000.

[62] 徐用诚,陈葵,刘纯. 玉机微义[M]. 上海：上海古籍出版社,1991.

[63] 方贤. 奇效良方[M]. 北京：商务印书馆,1971.

[64] 李时珍. 本草纲目[M]. 实用书局,1963.

[65] 张璐. 张氏医通[M]. 上海：上海科学技术出版社,1963.

[66] 孙伟. 良朋汇集经验神方[M]. 齐馨点校. 北京：中医古籍出版社,1993.

[67] 洪金鼎. 医方一盘珠全集[M]. 高晶晶校注. 北京：中国中医药出版社,2015.

[68] 李文炳. 仙拈集[M]. 晚清木刻本.

[69] 蔡小荪,张文康,黄素英. 中国百年百名中医临床家丛书：蔡小荪[M]. 北京：中国中医药出版社,2002.

[70] 中华中医药学会妇科分会. 中医妇科名家经验心悟[M]. 北京：人民卫生出版社,2009.

[71] 丁丽仙. 丁启后妇科经验[M]. 北京：中国中医药出版社,2014.

[72] 朱南孙. 海派中医朱氏妇科[M]. 上海：上海科学技术出版社,2016.

[73] 胡国华. 全国中医妇科流派名方精粹[M]. 北京：中国中医药出版社,2016.

[74] 黄缨,王顺华. 荆楚中医妇科名医经验荟萃[M]. 武汉：湖北科学技术出版社,2017.

[75] 彭成,黄正明. 中国临床药物大辞典·中药成方制剂卷·下[M]. 北京：中国医药科技出版社,2018.

[76] 国家食品药品监督管理总局执业药师资格认证中心. 中药学专业知识(2)[M]. 北京：中国医药科技出版社,2015.

[77] 皇甫谧. 针灸甲乙经[M]. 王晓兰点校. 沈阳：辽宁科学技术出版社,1997.

[78] 罗天益. 卫生宝鉴[M]. 北京：人民卫生出版社,1963.

[79] 危亦林.世医得效方[M].王育学等校注.北京：中国中医药出版社,1996.
[80] 张介宾.类经图翼[M].北京：人民卫生出版社,1965.
[81] 谢萍.中医妇科外治法[M].成都：四川科学技术出版社,2018.
[82] 吴尚先.中医经典文库·理瀹骈文[M].北京：中国中医药出版社,2018.
[83] 苏广洵.常见病民间传统外治法[M].南宁：广西民族出版社,1989.
[84] 查少农,查纬民.中草药外治验方选[M].合肥：安徽科学技术出版社,1984.
[85] 郑守谦.女科综要[M].郑兆炽整理.长沙：湖南科学技术出版社,1985.
[86] 杨士瀛.新校注杨仁斋医书·仁斋直指方论[M].福州：福建科学技术出版社,1989.
[87] 赵学敏.串雅内编[M].北京：人民卫生出版社,1956.
[88] 乐依士,王水等.药粥疗法[M].北京：人民卫生出版社,1983.
[89] 钱伯文,孟仲法.中国食疗学[M].上海：上海科学技术出版社,1987.
[90] 陈学奇.陈木扇女科临证辑要[M].北京：人民卫生出版社,2016.
[91] 单书健.古今名医临证金鉴(妇科卷)：上[M].北京：中国中医药出版社,2011.
[92] 单书健.古今名医临证金鉴(妇科卷)：下[M].北京：中国中医药出版社,2011.
[93] 何子淮.何子淮女科经验集[M].陈少春,吕直整理.杭州：浙江科学技术出版社,1982.
[94] 江瓘.名医类案[M].北京：人民卫生出版社,2018.
[95] 薛已.女科撮要[M].北京：中国中医药出版社,2015.
[96] 王式钰.东皋草堂医案[M].北京：中国中医药出版社,2016.
[97] 程茂先.程茂先医案[M].上海：上海古籍书店,1979.
[98] 李用粹.旧德堂医案[M].北京：中国中医药出版社,2015.
[99] 叶天士.未刻本叶氏医案[M].上海：上海科学技术出版社,2010.
[100] 叶天士.临证指南医案[M].华岫云编订.北京：华夏出版社,1995.
[101] 薛雪.扫叶庄一瓢老人医案[M].上海：上海古籍出版社,1996.
[102] 沈金鳌.沈芊绿医案[M].北京：中国医药科技出版社,2019.
[103] 孔继菼.孔氏医案[M].济南：山东科学技术出版社,1988.
[104] 吴篪.中国古医籍整理丛书：医案医话医论·临证医案笔记[M].辛智科,王晓琳校注.北京：中国中医药出版社,2015.
[105] 齐秉慧.齐氏医案[M].姜兴俊,毕学琦校注.北京：中国中医药出版社,1997.
[106] 何书田.簳山草堂医案[M].钱晓云校点.上海：上海中医学院出版社,1989.
[107] 何书田.清代名医何书田医案[M].何时希校辑.上海：上海科学技术出版社,1994.
[108] 古今医案按[M].刘永辉,周鸿飞点校.郑州：河南科学技术出版社,2017.
[109] 谢星焕.得心集医案[M].北京：中国中医药出版社,2016.
[110] 程评王九峰出诊医案(未刻本)[M].丁学屏,张景仙整理.北京：人民卫生出版社,2017.
[111] 蒋宝素.问斋医案[M].焦振廉,等注释.上海：上海浦江教育出版社,2013.
[112] 姜成之.珍本医书集成13·龙砂八家医案[M].上海：上海科学技术出版社,1986.
[113] 王泰林.王旭高临证医案[M].北京：中国医药科技出版社,2019.
[114] 王孟英.王氏医案译注[M].北京：商务印书馆,1959.
[115] 黄凯钧撰.医话名著注释丛书：友渔斋医话[M].乔文彪,张亚密,马建栋注释.上海：上海中医药大学出版社,2011.
[116] 王堉.醉花窗医案[M].太原：山西科学技术出版社,1985.
[117] 宋咏梅.陈莲舫医著大成[M].北京：中国中医药出版社,2019.
[118] 缪遵义,曹仁伯.吴中珍本医籍四种[M].北京：中国中医药出版社,1994.
[119] 尤在泾等.柳选四家医案[M].柳宝诒评选,盛燕江校注.北京：中国中医药出版社,1997.
[120] 张乃修.张聿青医案[M].国华校注.北京：中国医药科技出版社,2014.
[121] 方耕霞.倚云轩医话医案集[M].北京：人民卫生出版社,1991.

[122] 吴门曹氏三代医验集[M].龚丽娟,等整理.南京：江苏科学技术出版社,1988.

[123] 徐锦.医案医话医论17：心太平轩医案[M].卢棣,卢玉琮,任杰校注.北京：中国中医药出版社,2015.

[124] 黄素英,张利,苏丽娜.海派中医蔡氏妇科流派医案集[M].北京：人民卫生出版社,2015.

[125] 贺季衡.指禅医案[M].贺玥整理.北京：中国中医药出版社,2018.

[126] 贺季衡医案[M].许济群,王新华整理.北京：中国中医药出版社,2013.

[127] 马培之,巢崇山,巢渭芳.马培之医案,巢崇山医案,巢渭芳医话[M].太原：山西科学技术出版社,2013.

[128] 恽铁樵.药盦医案全集[M].袁久林点校.福州：福建科学技术出版社,2007.

[129] 温存厚.中国古医籍整理丛书：温氏医案[M].北京：中国中医药出版社,2015.

[130] 乔模,吴大真.现代名中医妇科绝技[M].北京：科学技术文献出版社,1993.

[131] 傅松元,张士骧.医案摘奇·雪雅堂医案[M].太原：山西科学技术出版社,2010.

[132] 孙采邻.竹亭医案[M].上海：上海科学技术出版社,2004.

[133] 袁桂生.珍本医书集成十三：丛桂草堂医案[M].上海：上海科学技术出版社,1986.

[134] 刘子维,李俊.圣余医案诠解[M].北京：人民军医出版社,2009.

[135] 张锡纯.医学衷中参西录[M].太原：山西科学技术出版社,2009.

[136] 李其忠,程磐基,王颖晓.丁甘仁医学全集[M].北京：人民卫生出版社,2018.

[137] 浙江省中医研究所,浙江省宁波市中医学会.范文甫专辑[M].北京：人民卫生出版社,2006.

[138] 浙江省中医研究所,浙江省嘉兴地区卫生局.金子久专辑[M].北京：人民卫生出版社,2006.

[139] 上海中医药大学.近代中医流派经验选集[M].上海：上海科学技术出版社,2011.

[140] 徐莲薇,陈应超,刘慧聪,等.陈大年论治中医妇科疾病拾萃[M].北京：人民卫生出版社,2017.

[141] 赵绍琴.赵文魁医案选[M].北京：人民卫生出版社,2010.

[142] 张寿颐等.张山雷医集[M].北京：人民卫生出版社,1995.

[143] 周小农.周小农医案[M].上海：上海科学技术出版社,2008.

[144] 冉雪峰.冉雪峰医案[M].北京：人民卫生出版社,2006.

[145] 叶熙春.叶熙春专辑[M].浙江省中医学会,等编.北京：人民卫生出版社,1986.

[146] 施今墨.施今墨临床经验集[M].祝谌予整理.北京：人民卫生出版社,1982.

[147] 汪逢春.泊庐医案[M].北京：学苑出版社,2012.

[148] 孔伯华.孔伯华医集[M].步玉如,等整理.北京：北京出版社,1988.

[149] 薛伯寿,薛燕星.蒲辅周医学经验集[M].北京：北京科学技术出版社,2018.

[150] 杨枝青,毕丽娟.陆渊雷医案[M].上海：上海科学技术出版社,2010.

[151] 中国中医研究院西苑医院.钱伯煊妇科医案[M].北京：人民卫生出版社,2005.

[152] 高春媛,陶广正.中医当代妇科八大家[M].北京：中医古籍出版社,2001.

[153] 赵恩俭.津门医粹：天津市名老中医学术经验选编(第2辑)[M].天津：天津科学技术出版社,1993.

[154] 朱南孙,朱荣达.朱小南妇科经验选[M].朱小南工作室整理.北京：人民卫生出版社,2005.

[155] 苏丽娜,周晴.丁济万医案[M].上海：上海科学技术出版社,2010.

[156] 朱良春.章次公医案[M].门人集体整理.南京：江苏科学技术出版社,1980.

[157] 刘云鹏,张文康.中国百年百名中医临床家丛书·刘云鹏[M].北京：中国中医药出版社,2001.

[158] 北京中医医院,北京市中医学校.刘奉五妇科经验[M].北京：人民卫生出版社,2006.

参考书目

[159] 丛春雨.近现代 25 位中医名家妇科经验[M].北京：中国中医药出版社,1998.

[160] 李刘坤.赵绍琴医案实录[M].北京：人民军医出版社,2015.

[161] 何子淮.何子淮女科经验集[M].陈少春,吕直整理.杭州：浙江科学技术出版社,1982.

[162] 班秀文.妇科奇难病论治[M].南宁：广西科学技术出版社,1989.

[163] 经燕,王清,夏冰,等.当代中医妇科临床家丛书·许润三[M].北京：中国医药科技出版社,2014.

[164] 郑其国,郑书翰.郑长松妇科[M].北京：中国中医药出版社,2007.

[165] 滕秀香.柴松岩妇科思辨经验录[M].北京：人民军医出版社,2009.

[166] 黄绳武,梅乾茵.黄绳武妇科经验集[M].北京：人民卫生出版社,2004.

[167] 罗颂平.中国百年百名中医临床家丛书·罗元恺[M].北京：中国中医药出版社,2001.

[168] 张璐.千金方衍义[M].王忠云,等校注.北京：中国中医药出版社,1995.